Visual 栄養学テキスト

ヴィジュアル

人体の構造と機能および疾病の成り立ち I

解剖生理学

編集
福島光夫

監修
津田謹輔
京都大学名誉教授／前帝塚山学院大学学長
伏木 亨
甲子園大学学長・栄養学部教授
本田佳子
女子栄養大学名誉教授

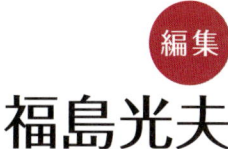

中山書店

Visual栄養学テキストシリーズ

刊行にあたって

　近年，栄養学はますますその重要性を増しています．わが国は少子化と同時に超高齢社会を迎えていますが，健康で寿命をまっとうするには毎日の食事をおろそかにはできません．わたしたちの物質としての体は，おおよそ7年で細胞が総入れ替えになるといわれています．毎日食べているもので入れ替わっていくのです．まさに"You are what you eat."なのです．このような営みが，生まれた時から生涯を終えるまで続きます．

　胎児の栄養状態は，成人になってからの健康や疾病に大きな影響をもたらす—すなわちDOHaD（ドーハッド：Developmental Origin of Health and Diseases）という考え方が，最近注目されています．学童期には心身の健全な発達のため，また将来の生活習慣病予防のために，「食育」という栄養教育が始まっています．青年期から中年期にかけての生活リズムは，たとえば50年前と今とでは大きく変化しており，生活リズムの変化が栄養面に及ぼす影響は，近年の「時間栄養学」の進歩によって明らかにされつつあります．高齢者では，たんぱく質・エネルギー不足が注目されており，身体活動低下とともに，サルコペニアやフレイルが問題となっています．このように栄養は，ヒトの一生を通じて大変に大切なものなのです．

　このような時期にふさわしい栄養学の教科書として，このたび「Visual栄養学テキスト」シリーズを刊行いたします．栄養士・管理栄養士養成校の授業で使えるわかりやすい教科書ですが，単なる受験書ではなく，栄養学の面白さや魅力が伝わるようなテキストをめざしています．また，単なる知識ではなく，現場で役立つ観点を盛り込んだものにしたいと願っています．

　そのほかに，本シリーズの特徴として，次のようなものがあります．
① 新しい管理栄養士養成カリキュラムと国家試験ガイドラインに沿った内容．
② 冒頭にシラバスを掲載し，授業の目的や流れ，学習内容を把握できる．
③ 各章（各項目）冒頭の「学習目標」「要点整理」で，重要ポイントを明示．
④ 文章は簡潔に短く，図表を多くしてビジュアルでわかりやすくする．
⑤ サイドノート欄の「豆知識」「用語解説」「MEMO」で，理解を深められる．
⑥ シリーズキャラクター「にゅーとり君」が本文中の重要ポイントをつぶやく．
⑦ 関係法規などの参考資料はネットに掲載し，ダウンロードできるようにする．

　栄養士・管理栄養士の果たす役割は，今後もますます重要になっていくことでしょう．この新しいシリーズが，その育成に少しでも貢献できれば幸甚です．

2016年2月吉日

監修　津田謹輔・伏木　亨・本田佳子

監修 ──── 津田　謹輔　京都大学名誉教授/前帝塚山学院大学学長
　　　　　伏木　　亨　甲子園大学学長・栄養学部教授
　　　　　本田　佳子　女子栄養大学名誉教授

編集 ──── 福島　光夫　京都大学医学部附属病院先制医療・生活習慣病センター

執筆者（執筆順）── 是枝　　哲　これえだ皮フ科医院
　　　　　大屋　道洋　医療法人大平会　大森クリニック
　　　　　細川　雅也　帝塚山学院大学人間科学部食物栄養学科
　　　　　荒井　秀典　国立長寿医療研究センター
　　　　　松岡　　孝　倉敷中央病院糖尿病内科
　　　　　三井　理瑛　聖路加国際病院附属クリニック予防医療センター・内分泌代謝科
　　　　　福島　光夫　京都大学医学部附属病院先制医療・生活習慣病センター
　　　　　下野　　大　二田哲博クリニック姪浜
　　　　　高橋　　輝　医療法人みどり会　中村病院
　　　　　八十田明宏　京都大学大学院医学研究科糖尿病・内分泌・栄養内科学
　　　　　石垣さやか　浜松医科大学医学部第一内科
　　　　　加藤　明彦　浜松医科大学医学部附属病院血液浄化療法部
　　　　　左川　　均　医療法人朋愛会　朋愛病院
　　　　　中　　　隆　市立東大阪医療センター
　　　　　真多　俊博　医療法人財団医道会　十条武田リハビリテーション病院
　　　　　國井　美羽　白河厚生総合病院耳鼻咽喉科
　　　　　大森　孝一　京都大学大学院医学研究科耳鼻咽喉科・頭頸部外科学
　　　　　四倉　次郎　医療法人社団明正会　かきす眼科医院
　　　　　辻野　　進　辻野クリニック
　　　　　山田　　潔　産科婦人科　山田医院

（編集・執筆者の所属は2016年12月現在）

人体の構造と機能および疾病の成り立ち Ⅰ
解剖生理学

はじめに

　解剖学は人体の構造を，生理学は人体の機能を学ぶ生命科学の最も基本的な領域の学問です．人体の構造（形状・しくみ）と機能（はたらき）は互いに密接に関係しており，極めて精巧な調節機構が統合されて，個体の恒常性（ホメオスタシス）が維持されています．たとえば心臓の形が，心臓のはたらきと密接に関係しているように，それぞれの器官がなぜそのような構造をとっているかは，その器官や細胞が果たす役割と深い関係にあります．そして，これらの構造と機能の破綻が疾病をもたらすことになります．病気の治療，診断や予防に携わるためには，まず正常の構造がどうなっているのかを知り，次にこれらの機能と調節機構がどのようにはたらくのかを知り，そして破綻のメカニズムを理解することが必要です．解剖学と生理学を並行して学ぶことにより，人体の構造と機能の基本を学び，構造と機能の関係を学び，ひいては疾病の成り立ちに対する理解が深まることになります．

　本書では，人体を器官系別に15の領域に分けて解説しています．人体を構成する最小単位である細胞の理解にはじまり，組織・皮膚，消化管，肝胆膵，心臓・血管系，呼吸器系，内分泌系，代謝，腎臓，血液，免疫，神経，骨格・筋肉，感覚器，泌尿器，そして生殖器について取り上げました．とくに，食事により摂取された栄養素が，体内でどのように利用されるかを学ぶ「代謝」について，章を設けて簡潔に解説しています．この「代謝」については「Ⅱ 生化学」の教科書で，詳細に学習されることでしょう．

　本書の執筆を，診療に，研究に，教育に，第一線で活躍されている各分野のエキスパートに依頼しました．たいへんご多忙のなか，本文内，そしてMEMOや豆知識の欄で，人体の構造と機能，さらに疾病との関係についても，わかりやすく，理解が深まる解説をしていただきました．また，「Visual」シリーズにふさわしく，理解に重要な図示，イラスト解説に力を入れていただきました．学習の一助になればと願っております．

　解剖学，生理学は，生化学や病理学などとともに，医学の基本となる学問であり，栄養学のみならず，看護学，臨床検査医学，薬学などの領域の基礎を習得しようとされる方々にとっても，最初の学習基盤となる領域です．本書が，栄養士，管理栄養士をはじめ，看護師，臨床検査技師，薬剤師を目指す方々と，さまざまな医療スタッフの学習に役立つことを祈念してやみません．

2016年11月吉日

編者　福島光夫

Visual栄養学テキストシリーズ

解剖生理学

シラバス

一般目標
- 人体の構造と機能および疾病の成り立ちを理解するうえで必要となる,解剖生理学について学ぶ.
- 解剖生理学では,人体を細胞,組織,器官,器官系などのレベルでとらえ,それぞれの形状としくみ,はたらきについて解説している.これを理解し,人における恒常性維持のしくみを,神経・内分泌・免疫などの機構から説明できるようにする.

回数	学習主題	学習目標	学習項目	章
1	細胞,組織,皮膚	●人体を構成する最小単位である細胞,そしてその細胞が集まって作られた組織の構造とはたらきを理解する. ●組織はいろいろな臓器(器官)を構成するが,ここでは人体の最外層を覆う臓器である皮膚の構造と役割を理解する	●細胞,細胞膜,細胞小器官(ミトコンドリア,小胞体,リボソーム,ゴルジ体,リソソーム,細胞骨格,核) ●上皮組織(単層上皮,多列上皮,移行上皮,重層上皮),支持組織(結合組織,軟骨組織,骨組織,血液・リンパ),筋組織,神経組織 ●表皮,表皮真皮接合部,真皮,皮下組織,付属器(毛包脂腺系,汗腺系,爪)	1
2	消化管	●消化管の構造や機能を系統的に理解する ●食物の咀嚼・嚥下と各栄養素の消化・吸収を理解する ●各臓器の調節機構を理解する	●消化管の運動,食物の流れと消化・吸収,脳腸相関 ●口腔,歯,舌,唾液腺,咽頭,嚥下 ●食道,胃,小腸,大腸 ●胃液分泌,排便のしくみ	2
3	肝・胆・膵	●肝臓の解剖とその多彩な機能を理解する ●胆嚢の解剖と機能を理解する ●膵臓の解剖と機能,消化管ホルモンによる調節を理解する	●肝臓の微細構造,肝小葉内での胆汁・血液の流れ,代謝機能や解毒作用など ●胆嚢・胆道の構造,胆汁 ●膵臓の構造,膵液	3
4	心臓・血管系	●心臓の解剖,血管支配,刺激伝導系,機能を理解し,心電図の基本を学ぶ ●血液の循環,血管の構造・役割を学ぶ ●血圧測定で示される2つの値の意味,血圧を規定する要因,調節機構について学ぶ	●心臓の外形と内腔,弁,心臓を栄養する血管,刺激伝導系によるポンプ機能,心電図の記録方法と診断 ●肺循環,体循環 ●動脈,静脈,毛細血管 ●収縮期血圧と拡張期血圧,内分泌系や自律神経系による調節,圧受容体反射	4
5	呼吸器	●呼吸器(鼻から喉頭までの上気道と気管から肺胞までの下気道)の構造を理解する ●呼吸調節,換気運動,ガス交換,酸塩基平衡(pHの呼吸性調節)など,呼吸器の機能を理解する	●鼻・鼻腔,副鼻腔,咽頭,喉頭,気管,気管支,肺 ●気道の役割(加湿加温,異物排除),外呼吸と内呼吸,呼吸筋群 ●呼吸数,肺気量分画などの肺機能 ●肺循環 ●呼吸運動に関与する神経調節,化学受容器・伸展受容器 ●呼吸性アシドーシス,呼吸性アルカローシス	5
6	内分泌	●内分泌臓器の構造とホルモンの種類,ホルモン分泌の調節やホルモンの機能について理解する ●甲状腺の構造や甲状腺ホルモンのはたらきについて理解し,甲状腺機能亢進および低下の病態を学ぶ ●男性と女性の内分泌機構の違いを理解する ●膵臓の内分泌細胞と血糖調節機構を理解する ●骨の基本的な構造と役割を理解し,骨・ミネラル代謝にかかわる血中Ca濃度を調節するホルモンを学ぶ	●ホルモンの化学構造,ホルモン受容体 ●フィードバック調節や血液成分,自律神経による調節 ●視床下部,下垂体,松果体,副腎,甲状腺,性腺,膵臓,副甲状腺 ●膵島(α細胞,β細胞,δ細胞) ●カルシトニン,ビタミンD	6
7	代謝	●食事で摂取した栄養素が,体内でどのように代謝され,利用されているかを理解する ●糖質の種類と,糖質のエネルギー代謝・物質代謝について理解する. ●脂質の種類と,それぞれの生体内における役割を理解する ●コレステロール,トリグリセリドの代謝,外因性・内因性のリポたんぱく代謝を理解する ●たんぱく質の構造,はたらきや代謝について理解する ●栄養素としてのたんぱく質摂取と栄養状態の評価について理解する ●尿酸の代謝について理解し,高尿酸血症や痛風の病態を学ぶ	●同化と異化,酵素のはたらき ●基礎代謝,安静時代謝,エネルギー代謝率,食事誘発性熱産生,身体活動レベル,メッツ ●単糖類,二糖類,多糖類 ●解糖系,クエン酸回路,電子伝達系 ●トリグリセリド,コレステロール,リポたんぱく ●たんぱく質の消化と吸収,分解,臨床栄養との関連 ●尿酸,核酸の分解,プリン体	7

回数	学習主題	学習目標	学習項目	章
8	腎臓	●腎臓の構造を理解する ●尿の生成過程と，それに関与する糸球体と尿細管のはたらきを理解する ●腎臓ではたらくホルモンを理解する	●ネフロン（腎小体〈糸球体＋ボウマン嚢〉＋尿細管），ヘンレのループ，集合管 ●尿の異常，腎機能の評価 ●体液量・浸透圧の調節，レニン-アンジオテンシン-アルドステロン系，バソプレシン，心房性ナトリウム利尿ペプチド ●酸塩基平衡の調節，代謝性アシドーシス，アルカローシス ●レニン，エリスロポエチン，活性型ビタミンD	8
9	血液	●血液の成分と機能について理解する ●止血機構について理解する	●血液の組成とはたらき，造血のメカニズム ●赤血球，ヘモグロビン，酸素解離曲線 ●骨髄系白血球（好中球，好酸球，好塩基球，単球），リンパ系白血球（T細胞，B細胞，NK細胞） ●血小板の成分と一次止血のしくみ ●血漿たんぱく（アルブミン，グロブリン，トランスサイレチンなど） ●血液凝固・線溶系のしくみ	9
10	免疫	●免疫の概念を理解する ●自然免疫と獲得免疫のしくみを理解する	●免疫にかかわる細胞（好中球，好酸球，好塩基球，単球，マクロファージ，リンパ球など），分子（抗体，補体，サイトカインなど），組織（胸腺，骨髄，リンパ節，脾臓など） ●免疫寛容のしくみ ●皮膚・粘膜，病原体関連分子パターン認識，NK細胞による自然免疫のしくみ ●T細胞，B細胞による獲得免疫のしくみ ●液性免疫と細胞性免疫	10
11	神経	●神経系の構成と機能，さらに神経組織の構成と構造について理解する ●大脳，間脳，脳幹，小脳，脊髄，髄膜の構造と機能について理解する ●脳と脊髄の血管系や脳脊髄液の循環について理解する ●末梢神経系の分類や構造，自律神経の構造と機能について理解する	●中枢神経系，末梢神経系 ●ニューロン，グリア，ミエリン鞘，シナプス ●大脳皮質の機能局在 ●間脳（視床，視床下部，下垂体），脳幹（中脳，橋，延髄，脳幹網様体） ●脊髄の上行路（薄束，楔状束，後脊髄小脳路，前脊髄小脳路，脊髄視床路）と下行路（皮質脊髄路〈錐体路〉） ●髄膜（硬膜，クモ膜，軟膜） ●脳と脊髄を栄養する動脈，脳脊髄液が流れる経路 ●12対の脳神経，31対の脊髄神経 ●交感神経，副交感神経	11
12	骨格，筋肉系	●骨の構成やはたらき，構造と病的変化を学ぶ ●筋肉のはたらきと構造，種類，病的変化を学ぶ ●関節のしくみとはたらき，病的変化を学ぶ	●骨の組成，骨の構造（骨膜・骨質・骨髄） ●加齢や代謝異常による骨の変化 ●軟骨の性状と分類 ●骨格筋，平滑筋，心筋のはたらき ●筋収縮のメカニズム，筋肉萎縮や肥大，サルコペニアなど ●さまざまな関節の種類，加齢などによる病的変化	12
13	感覚器	●感覚の種類と特徴，聴覚，平衡感覚，味覚，嗅覚，視覚のはたらきと，脳への伝達について学ぶ ●感覚を受容する器官である耳，口腔，鼻，眼の形状・しくみを学ぶ ●聴機能評価のための聴力，視機能評価のための視力，視野，色覚，屈折や調節を理解し，検査の基本を学ぶ	●適刺激，刺激の強さと順応，感覚の投射，情動・反射との関係 ●外耳，鼓膜，中耳，内耳，蝸牛，聴覚伝導路，聴力 ●前庭，半規管 ●味蕾，味覚伝導路 ●嗅覚受容体，嗅覚伝導路 ●角膜，強膜，ぶどう膜，網膜，水晶体，硝子体，視路（視覚伝導路） ●視力，屈折・調節機能，視野，色覚，それぞれの機能と検査 ●眼瞼，結膜，涙器，外眼筋	13
14	尿管・膀胱・尿道，男性生殖器	●尿管，膀胱，尿道の位置関係を理解する ●腎臓で作られた尿がどのように流れ，体内から出ていくかを考える ●男性生殖器のしくみについて学ぶ	●尿管，膀胱，尿道の構造（上皮組織，平滑筋など），蓄尿と排尿のメカニズム，尿道の性差 ●精巣，精巣上体，精管，前立腺，陰茎	14
15	女性生殖器，乳房	●子宮・卵巣を中心とした女性生殖器および乳房の形状・しくみとはたらきを学ぶ ●妊娠と分娩のしくみを学ぶ ●月経のしくみを学ぶ	●外性器（外陰），内性器（腟，子宮，卵巣，卵管） ●乳房の構造，乳腺実質と間質 ●受精と着床，分娩 ●視床下部-下垂体-卵巣系のフィードバック機構による月経の周期	15

Visual栄養学テキストシリーズ
解剖生理学

目　次

刊行にあたって　iii
はじめに　v
シラバス　vi

1章　細胞，組織，皮膚　是枝　哲　1

1　細　胞 ……1
1　概　要 …… 1
2　細胞の形状・しくみとはたらき …… 1

2　組　織 ……4
1　概　要 …… 4
2　組織の形状・しくみとはたらき …… 4

3　皮　膚 ……7
1　概　要 …… 7
2　皮膚の構造とはたらき …… 7

2章　消化管　大屋道洋　12

1　概　要 ……12
1　消化管の形状・しくみ …… 12
2　消化管の運動 …… 13
3　食物の流れ …… 13
4　消化と吸収 …… 14
5　脳腸相関 …… 15

2　口腔，咽頭 ……16
1　口腔の形状・しくみとはたらき …… 16
2　歯の形状・しくみとはたらき …… 16
3　舌の形状・しくみとはたらき …… 17
4　唾液腺の形状・しくみとはたらき …… 17
5　咽頭の形状・しくみとはたらき …… 17

3　食　道 ……18
1　食道の形状・しくみ …… 18
2　食道のはたらき …… 18

4　胃 ……19
1　胃の形状・しくみ …… 19
2　胃のはたらき …… 19
3　胃液分泌 …… 20

5　小　腸 ……20
1　小腸の形状・しくみ …… 20
2　小腸のはたらき …… 21

6　大　腸 ……22
1　大腸の形状・しくみ …… 22
2　大腸のはたらき …… 23
3　排便のしくみ …… 23

3章　肝・胆・膵　細川雅也　25

1　肝　臓 ……25
1　肝臓の形状・しくみ …… 25
2　肝臓の微細構造 …… 26
3　肝臓のはたらき …… 27

2　胆嚢・胆道 ……28
1　胆嚢・胆道の形状・しくみ …… 28
2　胆嚢・胆道のはたらき …… 28

3 膵　臓 — 29
1 膵臓の形状・しくみ …… 29 　 2 膵臓のはたらき …… 29

4章 心臓・血管系
荒井秀典　31

1 心臓の形状・しくみとはたらき — 31
1 心臓の外形と内腔 …… 31 　 4 心臓の機能および特性 …… 32
2 心臓の弁 …… 32 　 5 心電図の記録方法と診断への応用 …… 33
3 心臓の血管 …… 32 　 6 心臓のポンプ機能 …… 34

2 血液の循環 — 34
1 肺循環 …… 34 　 2 体循環 …… 34

3 血管の構造とはたらき — 35
1 動　脈 …… 35 　 3 毛細血管 …… 35
2 静　脈 …… 35

4 血　圧 — 35
1 概　要 …… 35 　 3 心臓と血管に対する自律神経の作用 …… 36
2 内分泌系による血圧調節 …… 36 　 4 圧受容体反射 …… 36

5章 呼吸器
松岡　孝　38

1 呼吸器の形状・しくみ — 38
1 鼻と鼻腔，副鼻腔 …… 38 　 4 気管，気管支 …… 40
2 咽　頭 …… 39 　 5 肺 …… 41
3 喉　頭 …… 40

2 呼吸器のはたらき — 42
1 呼　吸 …… 42 　 4 呼吸運動 …… 46
2 肺機能 …… 45 　 5 酸塩基平衡 …… 48
3 肺循環 …… 46

6章 内分泌
50

1 総論，視床下部・下垂体，松果体，副腎 — 三井理瑛・福島光夫　50
1 内分泌臓器の概要 …… 50 　 4 松果体とそのホルモン …… 54
2 ホルモンの分類とはたらき …… 50 　 5 副腎とそのホルモン …… 54
3 視床下部・下垂体とそのホルモン …… 53

2 甲状腺 — 下野　大　57
1 甲状腺の形状・しくみとはたらき …… 57 　 2 甲状腺機能異常 …… 58

3 性　腺 — 高橋　輝・福島光夫　60
1 男性ホルモンのはたらき …… 60 　 3 性腺ホルモンのフィードバック機構 …… 60
2 女性ホルモンのはたらき …… 60

4 膵　臓 — 高橋　輝・福島光夫　62
1 膵島の形状・しくみ …… 62 　 2 血糖調節機構 …… 62

5 骨・ミネラル代謝 — 八十田明宏　64
1 骨の形状・しくみ …… 64 　 3 血中Ca濃度を調節するホルモン …… 64
2 骨のはたらき …… 64

7章 代謝 … 66

1 代謝総論，糖代謝 ——————— 高橋 輝・福島光夫 66
1 物質代謝とエネルギー代謝 …… 66
2 糖代謝 …… 68

2 脂質代謝 ——————— 荒井秀典 70
1 脂質とは …… 70
2 脂質のはたらき …… 70
3 脂質代謝 …… 71
4 リポたんぱく代謝 …… 71

3 たんぱく質代謝，尿酸代謝 ——————— 下野 大 74
1 たんぱく質の代謝 …… 74
2 尿酸の代謝 …… 76

8章 腎臓 ——————— 石垣さやか・加藤明彦 78

1 腎臓の形状・しくみ —— 78
1 腎臓の形状と位置 …… 78
2 腎臓の血管 …… 79
3 ネフロン …… 79

2 腎臓のはたらき —— 80
1 尿の概要 …… 80
2 尿の生成 …… 82
3 体液量・浸透圧の調節 …… 83
4 酸塩基平衡の調節 …… 85
5 腎臓で産生，分泌されるホルモン …… 86

9章 血液 ——————— 左川 均 87

1 血液の組成とはたらき，造血 —— 87
1 血液の組成 …… 87
2 血液のはたらき …… 87
3 造血のメカニズム …… 88

2 赤血球 —— 89
1 赤血球の分化と成熟 …… 89
2 赤血球の形状・しくみとはたらき …… 89
3 ヘモグロビンの生合成と分解・代謝 …… 90

3 白血球 —— 91
1 白血球の種類 …… 91
2 白血球のはたらき …… 91

4 血小板 —— 93
1 血小板の形状・しくみ …… 93
2 血小板のはたらき …… 93

5 血漿たんぱく —— 93
1 血漿たんぱくの成分 …… 94
2 血漿たんぱくのはたらき …… 94

6 凝固・線溶系 —— 95
1 血液凝固のしくみ …… 95
2 線溶のしくみ …… 96

10章 免疫 ——————— 左川 均 97

1 概要 —— 97
1 免疫の概念 …… 97
2 免疫にかかわる細胞・分子・器官（組織） …… 98
3 免疫寛容 …… 101

2 自然免疫 —— 101
1 皮膚・粘膜による防御 …… 101
2 病原体関連分子パターン認識による防御 …… 101
3 NK細胞による非特異的防御 …… 102

3 獲得免疫 —— 102
1 概　要 …… 102
2 T細胞による抗原認識 …… 103
3 リンパ球の分化 …… 103
4 液性免疫と細胞性免疫 …… 103

11章　神　経
中　隆　106

1 神経系 —— 106
1 神経系の構成 …… 106
2 神経系の機能 …… 106

2 中枢神経系 —— 106
1 中枢神経系を構成する細胞とはたらき …… 107
2 大　脳 …… 108
3 間　脳 …… 110
4 脳　幹 …… 110
5 小　脳 …… 111
6 脊　髄 …… 112
7 髄　膜 …… 112
8 脳と脊髄の血管系 …… 114
9 脳室系および脳脊髄液の循環 …… 115

3 末梢神経系 —— 115
1 脳神経 …… 117
2 脊髄神経 …… 119
3 脊髄神経叢 …… 119
4 自律神経系 …… 119

12章　骨格，筋肉系
真多俊博　121

1 骨 —— 121
1 概　要 …… 121
2 骨のはたらき …… 121
3 骨の発生 …… 122
4 骨の構造 …… 122
5 骨の栄養と代謝 …… 124
6 軟　骨 …… 124
7 骨の病的変化 …… 124

2 筋　肉 —— 127
1 骨格筋のはたらき …… 127
2 骨格筋の構造 …… 127
3 骨格筋の収縮と弛緩のメカニズム …… 128
4 筋肉の分類 …… 128
5 筋肉の動きの様式 …… 129
6 筋肉の病的変化 …… 129

3 関　節 —— 131
1 関節のしくみとはたらき …… 131
2 関節の病的変化 …… 131

13章　感覚器
134

1 総　論 —— 國井美羽・大森孝一　134
1 感覚の種類 …… 134
2 感覚の特徴 …… 135

2 聴　覚 —— 國井美羽・大森孝一　135
1 聴覚の受容器と伝導路 …… 135
2 音を認知するしくみと聴力 …… 137

3 平衡感覚 —— 國井美羽・大森孝一　138
1 平衡感覚の受容器と伝導路 …… 138
2 平衡感覚による姿勢調節のしくみ …… 139

4 味　覚 —— 國井美羽・大森孝一　139
1 味覚の受容器と伝導路 …… 140
2 味を認知するしくみと脳への関与 …… 140

5 嗅　覚 —— 國井美羽・大森孝一　140
1 嗅覚の受容器と伝導路 …… 140
2 においを認知するしくみ …… 141

6 視　覚 —— 四倉次郎　142
1 眼球の形状・しくみとはたらき …… 142
2 視機能とその検査 …… 146
3 眼球付属器の形状・しくみとはたらき …… 147

14章 尿管・膀胱・尿道，男性生殖器

辻野 進　149

1 尿管・膀胱・尿道 — 149
1 尿管の形状・しくみとはたらき……… 149
2 膀胱の形状・しくみとはたらき……… 150
3 尿道の形状・しくみとはたらき……… 152

2 男性生殖器 — 152
1 精巣の形状・しくみとはたらき……… 152
2 精巣上体の形状・しくみとはたらき… 153
3 精管の形状・しくみとはたらき……… 153
4 前立腺の形状・しくみとはたらき…… 153
5 陰茎の形状・しくみとはたらき……… 155
6 陰嚢の形状・しくみとはたらき……… 156

15章 女性生殖器，乳房

山田 潔　157

1 外性器（外陰）の形状・しくみ — 157

2 内性器の形状・しくみ — 158
1 腟……… 158
2 子宮……… 158
3 卵巣……… 159
4 卵管……… 160

3 乳房 — 160

4 妊娠と分娩 — 161
1 受精と着床……… 161
2 分娩……… 161

5 月経のしくみ — 162
1 月経……… 162
2 月経周期……… 162

索引 — 165

Column
- リンパ系 … 35
- 気管支喘息 … 41
- 閉塞性換気障害と拘束性換気障害 … 47
- 甲状腺機能異常を呈する疾患 … 58
- 神経とは？ … 107
- 痛いの痛いの飛んでいけ〜 … 116
- 顔面神経麻痺 … 118
- 大腿骨近位部骨折 … 124
- ロコモティブシンドローム（運動器症候群） … 132
- 伝音難聴と感音難聴 … 138
- 嗅覚障害とストレス … 141

第1章 細胞，組織，皮膚

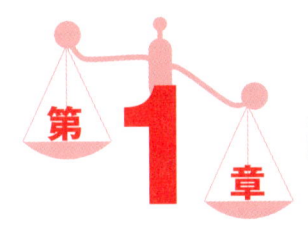

学習目標
- 人体を構成する最小単位である細胞，そしてその細胞が集まって作られた組織の構造とはたらきを理解する
- さらに組織はいろいろな臓器（器官）を構成するが，ここでは人体の最外層を覆う臓器である皮膚の構造と役割を理解する

要点整理
- 細胞には，神経細胞，筋細胞，肝細胞，脂肪細胞，上皮細胞などさまざまな種類がある．細胞は，細胞膜，細胞質，核で構成され，細胞質内には，いろいろな細胞小器官が存在する．
- 細胞と間質から構成される組織には，上皮組織，支持組織，筋組織，神経組織があり，それぞれの特徴に基づいた役割がある．これらの組織が組み合わさり臓器が形成される．
- 人体の表面を構成する臓器である皮膚は，上皮組織である表皮と結合組織である真皮，皮下組織から構成され，そのほかに毛包脂腺系，汗腺系，爪などの付属器を有する．

1 細 胞

1 概 要

- 細胞（cell）は人体を構成する最小単位で，その種類は神経細胞，筋細胞，肝細胞，脂肪細胞，上皮細胞など数百種類に及ぶ．
- 細胞は基本的に細胞膜，細胞質，核から構成される．細胞は細胞膜で外界と隔てられ，細胞内は細胞質で満たされている．細胞質の中にはミトコンドリア，小胞体とリボソーム，ゴルジ（Golgi）体，リソソーム，細胞骨格，中心体などの細胞小器官がある（❷）．
- 核（nucleus）は遺伝情報を収納している．
- 細胞のはたらきは，物質の代謝，物質の移動，増殖による新生・維持（細胞分裂）などである．

2 細胞の形状・しくみとはたらき

細胞膜
- 細胞膜（cell membrane）は細胞内を外から隔てる役割とともに，物質や信号を伝達する役割も担っている（物質の移動）．
- 生体膜*¹である細胞膜は脂質とたんぱく質から成る．その基本構造はリン脂質二重層であり，モザイク状にたんぱく質分子が分布している．表在性膜たんぱく質と膜貫通型たんぱく質がある（❸）．

細胞小器官（❷）

ミトコンドリア
- 内外二重の膜から成る．内膜は折れ込んで隔壁あるいはクリステを形成している．
- 異化（細胞内呼吸）によって活動のエネルギー源であるアデノシン三リン酸（ATP：adenosine triphosphate）を産生する（物質の代謝）．

豆知識

血球系の細胞は非常に小さく4〜5 μmで，それに比べ卵細胞は100 μmと非常に大きい．神経細胞の軸索は数十cmに及ぶほど長い（❶）．

*¹ 細胞膜のほか，ミトコンドリア膜，核膜，小胞体膜なども生体膜で，同じ構造（❸）をもつ．

【用語解説】
クリステ：ミトコンドリア内膜の特徴的なヒダ構造で，これによって化学反応が起こる表面積を広げている．

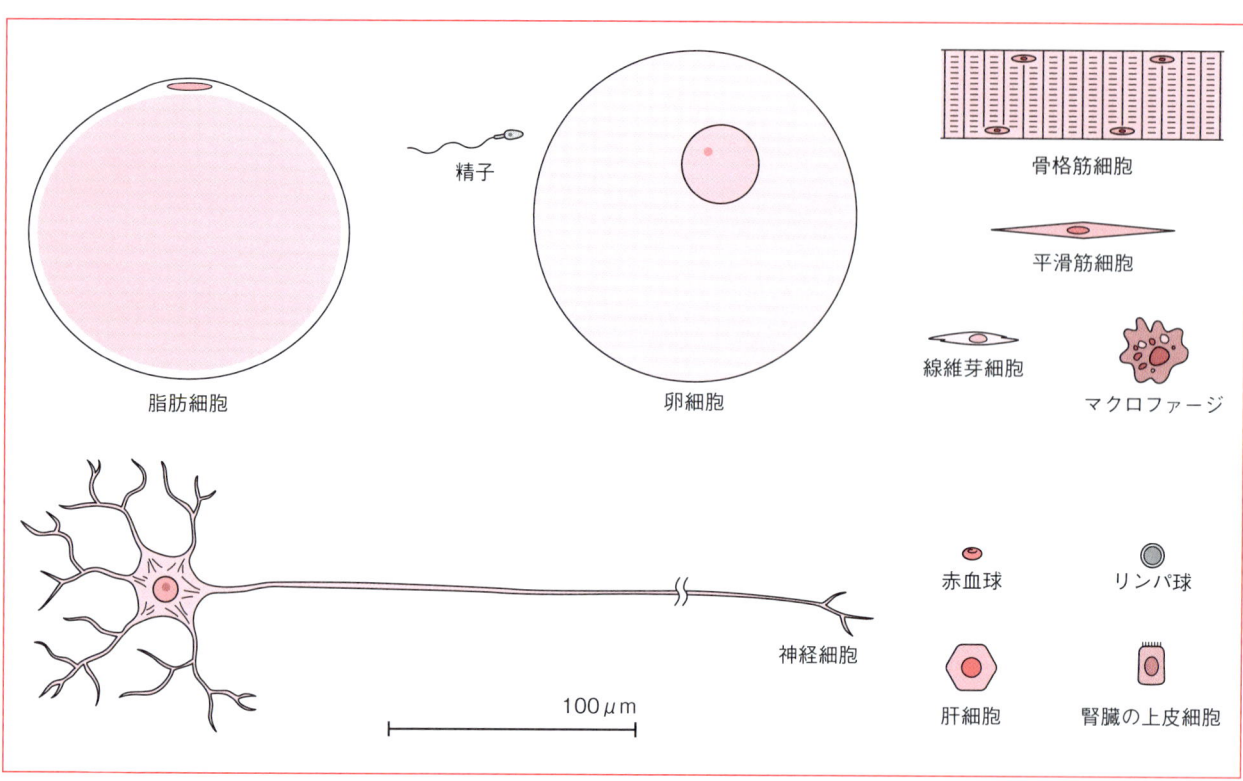

❶ さまざまな形や大きさの細胞

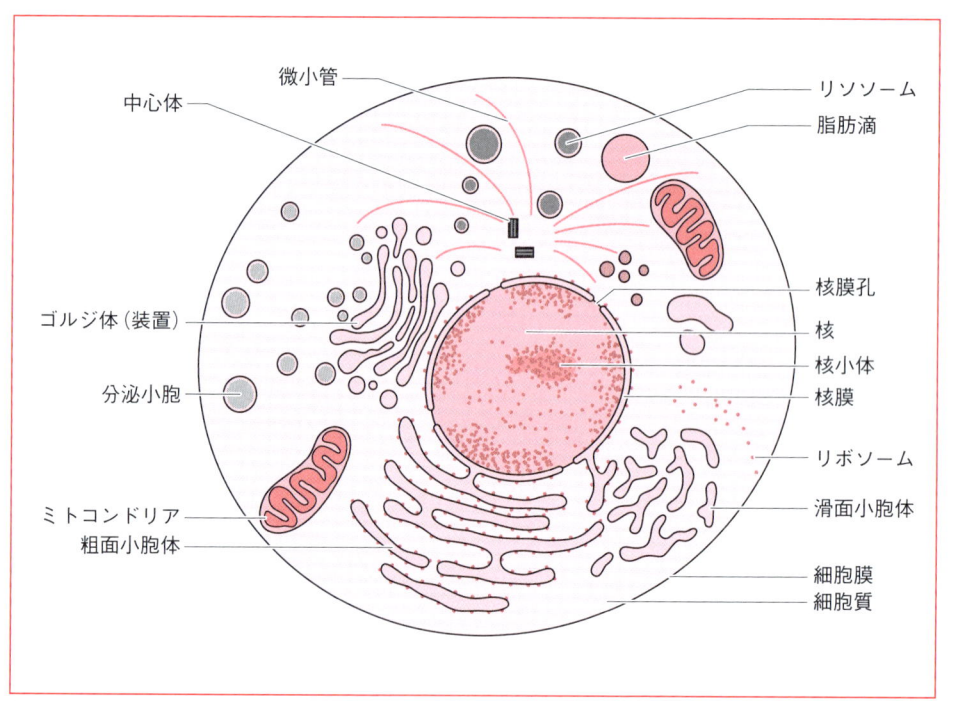

❷ 細胞の構造

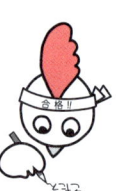

小胞体には2種類あり，粗面小胞体ではたんぱく質が，滑面小胞体では脂質が合成されるんだ！

小胞体とリボソーム

- 小胞体は細胞質内で網状に広がっている膜様の小器官である．表面にリボソームという小顆粒が並ぶ粗面小胞体とこれをもたない滑面小胞体がある．
- リボソームはrRNA[*2]とたんぱく質が結合した複合体で，mRNA[*2]の情報に従って毎秒3〜5個のアミノ酸が連結したたんぱく質を合成している．すなわち，粗面小胞体ではたんぱく質が合成され，滑面小胞体ではリン脂質やコレステロールが合成される．

[*2] rRNA, mRNAはリボ核酸（ribonucleic acid）の種類で，頭のrはribosomal, mはmessenger（伝令）の略である．

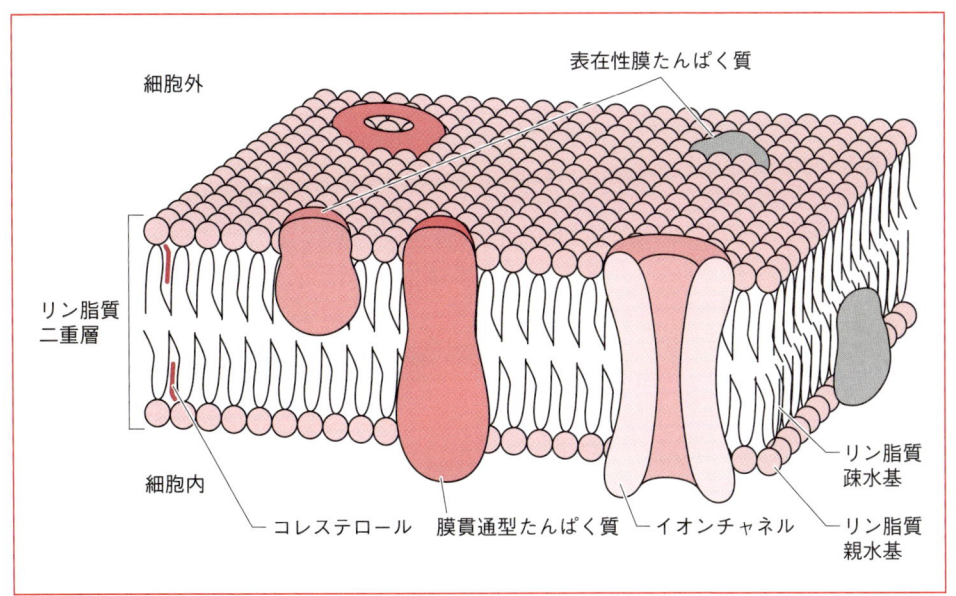

❸ 細胞膜の構造
4つの主要なリン脂質（ホスファチジルコリン，ホスファチジルエタノールアミン，ホスファチジルセリン，スフィンゴミエリン）は1つの分子に親水基と疎水基をもち，ほかの分子と疎水基どうしでつながってリン脂質二重層を作る．ここに膜たんぱく質が埋まっている．周りには糖脂質，コレステロールなどが含まれている．

ゴルジ体（ゴルジ装置）
- 粗面小胞体で合成されたたんぱく質の濃縮・修飾・分泌に関係する．たんぱく質はここで糖鎖をつけるなどの加工がなされ，分泌される．

リソソーム
- 加水分解酵素を含み，不要な物質を分解する．

細胞骨格
- 太さの違う何種類かの線維から成る．微小管（25 nm径），中間径フィラメント（10 nm径）[*3]，アクチン（7 nm径）がある．

中心体
- 微小管からできている長さ300〜500 nm，太さ約150 nmの円筒形物質（中心小体）が1対，長軸を直交した方向に並び，周りにはもやもやした物質（紡錘糸となる）が取り囲んで核の近くに存在している．核分裂で重要な役割を果たす．

核
- 核には遺伝情報としての核酸が含まれる．核の構造は，表面は核膜で覆われ，核膜孔を通して核質は細胞質と連絡している．
- 核は遺伝情報を担うデオキシリボ核酸（DNA：deoxyribonucleic acid）をクロマチン（染色質）の形で収納している．DNAはヒストンというたんぱく質と結合し，細胞分裂の際に凝集して染色体になる．

●MEMO●
糖鎖：各種の糖がグリコシド結合によりつながったもので，10個程度までのものをオリゴ糖と呼ぶ．

[*3] 中間径フィラメントは細胞により異なる．上皮細胞にはケラチン，間葉系細胞にはビメンチン，筋細胞にはデスミン，神経細胞にはニューロフィラメントなど，それぞれの細胞に異なる中間径フィラメントが存在する．

2 組織

1 概要

- 細胞と間質により組織は構成されている.
- 上皮組織，支持組織，筋組織，神経組織に分類され，人体のすべての臓器（器官）はこれらの組織が組み合わさってできている.
- いくつかの器官が集まって器官系となる．消化器系や循環器系などがあり，連携して特定の機能を果たす.

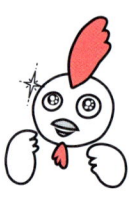

細胞と間質で組織となり，4つの組織が組み合わさって器官となり，器官が集まって器官系となるんだ！

2 組織の形状・しくみとはたらき

上皮組織

- 上皮組織は体表面，管腔，体腔表面などを覆う．上皮組織の細胞は接着複合体によって密接に接合している．はたらきとして，①保護作用，②吸収作用，③分泌作用，④感覚作用がある.
- 器官によって単層扁平上皮，重層扁平上皮，移行上皮などとなる（❹）.

単層上皮

- 1層の上皮細胞が配列している．扁平な細胞が1層に並んだ単層扁平上皮，高さと幅がほぼ同じ立方体の細胞が並んだ単層立方上皮，幅より高さが長い円柱状の細胞が並んだ単層円柱上皮に分けられる.

多列上皮

- 背の高い細胞と低い細胞があり，核の位置がそろっていないため2～3列にみえる．線毛をもつ多列線毛上皮も多くみられる.

移行上皮

- 機能に応じて上皮の形態が変化する．たとえば膀胱の上皮細胞は，尿が充満した状態では幅が伸びて扁平上皮のようにみえるが，空になると幅が縮んで十数層に重なってみえる.

豆知識

接着複合体：上皮細胞どうしの接着複合体として，接着結合，タイトジャンクション，デスモソームなどがある．接着結合は細胞骨格のアクチンフィラメントと，デスモソームは中間径フィラメントと結合している.

❹ 上皮組織の主な種類と特徴，主な存在部位

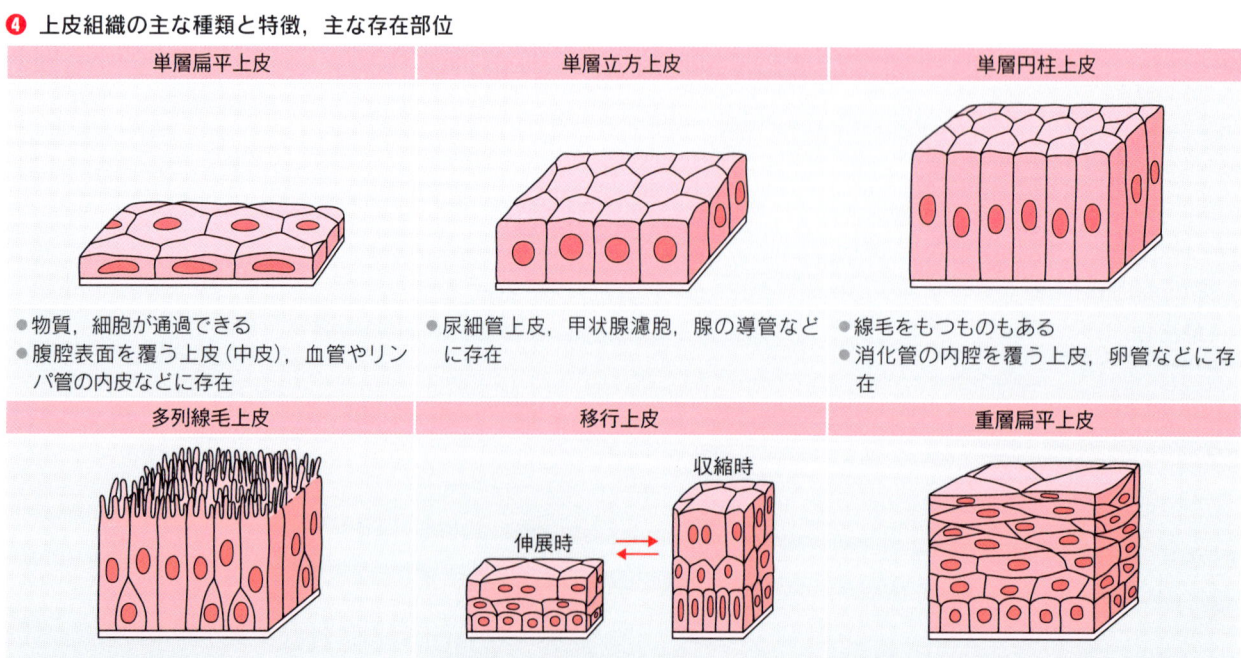

❺ 支持組織の種類と構造

種類	結合組織		
形状	疎性結合組織	密性結合組織	脂肪組織
細胞成分	線維芽細胞，脂肪細胞，マクロファージ（大食細胞），肥満細胞（マスト細胞），リンパ球，形質細胞		
細胞間質 — 線維	膠原線維，細網線維，弾性線維		
細胞間質 — 基質	たんぱく質，糖，水		
存在部位	皮下組織など	腱や靱帯	皮下脂肪など

種類	軟骨組織	骨組織	血液・リンパ
形状			
細胞成分	軟骨細胞	骨芽細胞，骨細胞，破骨細胞	血球，リンパ球
細胞間質 — 線維	膠原線維，弾性線維	膠原線維	
細胞間質 — 基質	プロテオグリカンなど	プロテオグリカンなど	血漿，リンパ液

- 最表層は下層よりも大型の被蓋細胞で覆われているのが特徴的である．

重層上皮
- 扁平な細胞が何層にも重なっている構造のため，保護機能に優れる．

支持組織
- 支持組織は細胞成分と豊富な細胞間質から成る．身体の至るところに存在して，組織と組織，組織と器官のあいだを埋め，それぞれを結びつけたり支えたりする役割を担っている．
- 結合組織，軟骨組織，骨組織，および血液・リンパに分類される（❺）．

結合組織
- 疎性結合組織（皮下組織など），密性結合組織（腱，靱帯など），脂肪組織などに分けられる．
- 細胞成分と細胞間質から成る．細胞成分は線維芽細胞が大部分で，そのほかは脂肪細胞，マクロファージ，肥満細胞，リンパ球，形質細胞などである．
- 結合組織の線維は，線維芽細胞が合成し細胞間質に分泌する．膠原線維，細網線維，弾性線維の3種類がある．
①膠原線維：主成分はコラーゲンで，配列が規則正しく密に並んでいて張力に対する抵抗が強く，伸びる力は1割程度とわずかである．
②細網線維：主成分はコラーゲンだが，膠原線維と異なり細胞が自由に通ることができる空間をもつ．
③弾性線維：主成分はエラスチンで，集まると黄色になる．靱帯，大動脈壁，弾性軟骨の構成成分である．

軟骨組織
- 軟骨細胞と，軟骨細胞によって作られた軟骨基質[*4]から成り，骨組織とともに人体の骨格を形成する．軟骨基質には血管や神経は存在しない．
- 軟骨基質はゲル状の物質の中に線維が埋まってできている．ゲル状物質の主体はプロテオグリカンで，コアたんぱく質にブラシ状にグリコサミノグリカン（コンドロイチ

●MEMO●
疎性結合組織，密性結合組織：線維成分の密度によって，疎性と密性に分けられる．疎性結合組織は細胞成分に富む．密性結合組織は線維が多いため強靱である．

[*4] 軟骨細胞は軟骨基質の中にある軟骨小腔に存在し，ここで分裂し，軟骨基質を分泌する．

ン硫酸，ケラタン硫酸）がついたものである．
- 軟骨組織には3つのタイプがある．
①硝子軟骨：最も一般的な軟骨で，膠原線維を多量に含み半透明で乳白色を呈する．気管軟骨，肋軟骨，滑膜性関節の関節表面などにみられる．
②弾性軟骨：弾性線維を多量に含み，弾性に富む．耳介軟骨，外耳道軟骨，喉頭蓋軟骨，鼻軟骨などがある．
③線維軟骨：膠原線維を多量に含むが，硝子軟骨と違い不透明である．軟骨と密性結合組織の中間型である．椎間円板，恥骨結合，関節半月などがある．

骨組織
- 骨を作る硬い組織である．細胞成分は骨芽細胞，骨細胞，破骨細胞である[*5]．
- 骨芽細胞：細胞間質である骨基質を産生する．骨基質は膠原線維に富み，その線維のあいだで大量のリン酸カルシウムなどの無機質がヒドロキシアパタイトの結晶となって沈着する（骨形成）．
- 骨細胞：骨芽細胞は骨基質内で骨細胞となり，多くの突起をもち，互いにネットワークを作って同心円状に並ぶ．その中心に栄養血管の通る管であるハバース管がある[*6]．骨細胞はハバース（Havers）管に接し，そこから酸素や栄養を受けている．
- 破骨細胞：造血幹細胞由来で骨表面に存在し，骨を分解（骨吸収）する．
- 骨は人体とその器官を支持し守るはたらきのほかに，カルシウムおよびリンを貯蔵するはたらきもある．

[*5] 6章「5 骨・ミネラル代謝」の❶（p.64）も参照．

[*6] 12章「1 骨」の❷（p.123）も参照．

血液・リンパ
- 血液とリンパも液体の細胞間質をもつ支持組織とみなされる．

筋組織
- 骨格に付着している骨格筋，内臓に存在している平滑筋，心臓を構成している心筋に分類される．運動や姿勢の保持は骨格筋の収縮，血管や胃腸など内臓器官の運動は平滑筋，心臓の拍動は心筋のはたらきによって行われている．
- 骨格筋と心筋は横紋構造が認められるので，横紋筋と呼ばれる．平滑筋には横紋構造は認められない．
- 骨格筋は意志によって動かすことができる随意筋であるが，心筋と平滑筋は自律神経の支配を受け，意志によってコントロールできない不随意筋である（❻）．

血液やリンパも支持組織なんだ！

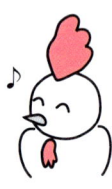

神経組織
- 神経組織は，脳・脊髄の中枢神経と，中枢神経から伸びる末梢神経から成り，情報伝達する神経細胞と神経細胞（ニューロン）に栄養を与えるグリア細胞から構成される．
- 神経細胞（ニューロン）は，細胞体，樹状突起，軸索から成る．
- 細胞体：核などの細胞小器官が集まっており，たんぱく質を合成するニッスル（Nissl）小体（粗面小胞体とリボソームの集まり）がみられる．
- 樹状突起：細胞体から出た短い突起で，枝分かれしながら広がっている．ほかの神経細胞などからの興奮を受け取る．
- 軸索：神経突起とも呼ばれ，細胞体から伸びた構造で，長いものは10 cmに達する．
- 神経細胞の情報伝達の仕方は，樹状突起から興奮（信号）を受け取って細胞体に伝え，軸索が信号を伝播し，神経終末からシナプスを介して次の神経細胞に伝える．

❻ 骨格筋と心筋と平滑筋の比較

	骨格筋	心筋	平滑筋
筋線維	横紋筋	横紋筋	平滑筋
神経支配	運動神経（随意的）	自律神経（不随意的）	自律神経（不随意的）
疲労	起こりやすい	起こりにくい	起こりにくい

（内田さえほか編．人体の構造と機能．第4版．医歯薬出版；2015．p.12より）

3 皮 膚

1 概　要

- 皮膚（skin）は成人で面積が1.6 m²，皮下組織までを含めた重量は体重の約16％を占める，人体で最大の臓器である．表皮は上皮組織であるが，その下部にある真皮，皮下組織は結合組織にあたる．
- 皮膚は外界から体内を保護するだけでなく，①水分の喪失や透過を防ぐ，②体温を調節する，③微生物や物理的・化学的な刺激から生体を守る，④感覚器としてはたらく，などさまざまな役割を果たす．

2 皮膚の構造とはたらき

- 皮膚は表面から表皮，真皮，皮下組織の3層構造である（❼）．表皮を構成する細胞（表皮細胞）のほとんどは角化細胞（ケラチノサイト）であり，真皮は線維芽細胞と間質から成る．表皮真皮接合部には基底膜が存在する．皮下組織はほとんどが脂肪組織である．
- そのほか，皮膚付属器として毛包脂腺系，汗腺系などがあり（❽），手指・足趾先の爪もこれに含む．

表　皮（❾）

- 表皮（epidermis）は，厚さは平均0.2 mmで，主な構成細胞は角化細胞であり，時間とともに角化し，下部から，基底層，有棘層，顆粒層，角層を作る．成熟するに伴い上方の層に移行していく．基底細胞が分裂し表皮表面で脱落するまでの時間をターンオーバー時間と呼び，約45日といわれている．
- 表皮を構成する細胞には，角化細胞のほかに，色素細胞（メラノサイト），ランゲルハンス（Langerhans）細胞などがある．
- 角化細胞：角化する性質をもち，細胞質には中間径フィラメントのケラチンが含まれる．
- 色素細胞：色素（メラニン）を産生する．

> 角化細胞は基底細胞から分裂して生じ，成熟（角化）しながら，基底層，有棘層，顆粒層，角層へと移行するんだ！

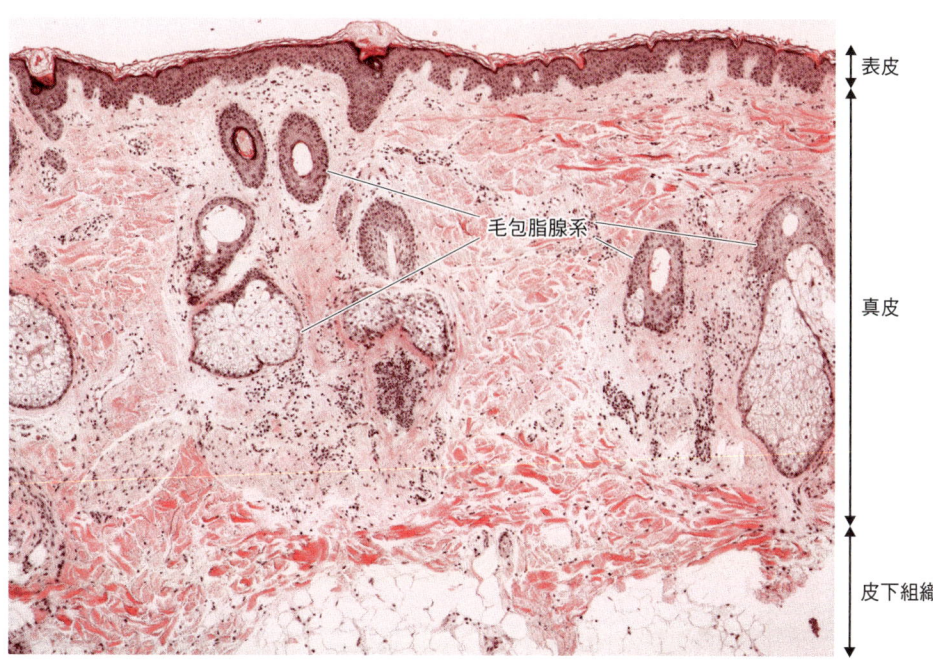

❼ 皮膚の光学顕微鏡写真

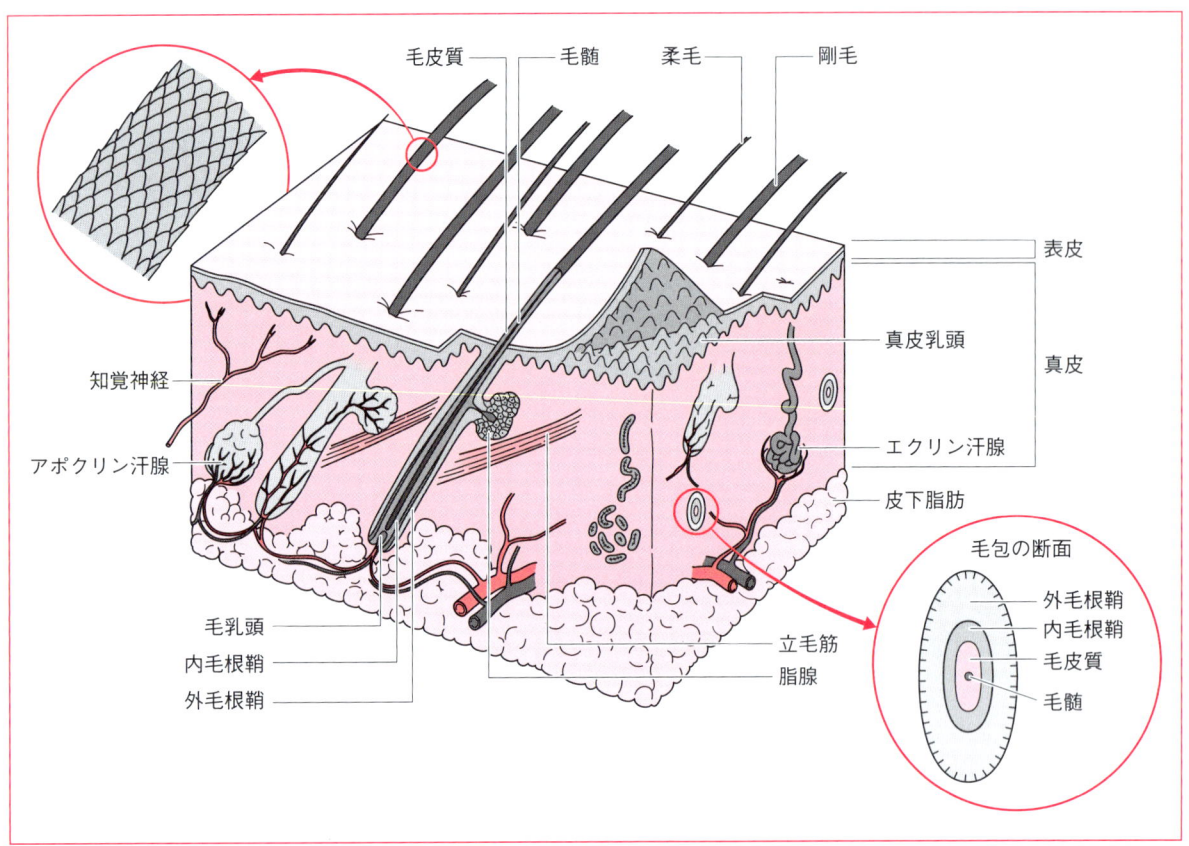

❽ 皮膚の構造
（塩田浩平編．わかりやすい人体の構造と機能．中山書店；2013．p.361より）

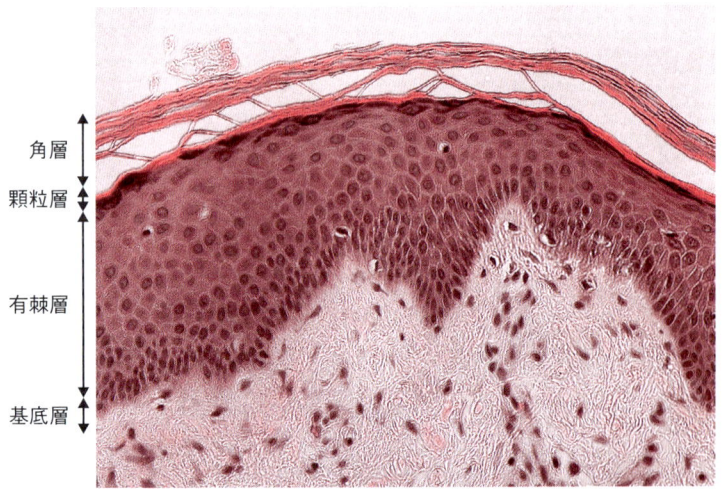

❾ 表皮の光学顕微鏡写真

● MEMO ●
抗原提示細胞：マクロファージや樹状細胞は，侵入してきた異物を抗原として提示してT細胞を活性化する．抗原提示細胞であるランゲルハンス細胞が表皮層に存在することから，表皮が免疫反応の場として重要であることがうかがえる．

● MEMO ●
デスモソーム，ヘミデスモソーム：デスモソームはp.4の豆知識でも解説したように細胞どうしの接着複合体であり，ヘミデスモソームは細胞と基底膜との接着複合体である．

● MEMO ●
クロマチン：DNAとたんぱく質の複合体で，元来は「細胞核内の染色されやすい物質」を指す語である．

- ランゲルハンス細胞：樹状細胞の一つで，抗原提示細胞である．通常は表皮にあるが，真皮に移動し，さらにはリンパ節にまで移動して，免疫における重要な役割を果たす．

基底層
- 角化細胞の幹細胞を含む1層の基底細胞から成る．基底細胞下にある基底膜と結合するための構造としてヘミデスモソームを有する．
- 基底細胞は縦に長い円柱形で，細胞質は塩基性に濃染し，核は楕円形でクロマチンに富み，1〜2個のよく発達した核小体をもつ．基底細胞の3〜5％は有糸分裂している．

有棘層
- 基底層より上の顆粒層に至るあいだで5〜10層から成り，表皮の大部分を占める．

- 細胞が互いに棘でつながっているようにみえることから有棘細胞と呼ばれる．細胞間をつなぐための構造物としてデスモソームが存在する．

顆粒層
- 2〜3層から成る．好塩基性に染まるケラトヒアリン顆粒が存在するため，この名称で呼ばれる．
- 細胞はさらに扁平になり細胞膜は肥厚し始める．
- 有棘層上層から顆粒層にかけてオドランド（Odlando）小体が豊富となる．この小体は角化や保湿に関与する．

角層
- 角質層とも呼ばれ約10層から成る．脱核した[*7]角化細胞が膜状となり，重層化する．
- 手掌足底では顆粒層と角層のあいだに透明層がみられる．

表皮真皮接合部
- 表皮と真皮が接している部位は基底膜と呼ばれ，基底板を中心とした複雑な構造がみられる．
- 基底板は厚さ60〜80 nmで，基底細胞の産生するIV型コラーゲン，ラミニンなどから構成される．基底板の下にはVII型コラーゲンで形成される係留線維が存在し，真皮のI型/III型コラーゲンと基底板を強固に結合している．
- 基底細胞の細胞膜と基底板のあいだを透明帯という．

真 皮
- 真皮（dermis）は表皮の下方にあり，厚さは表皮の約15〜40倍である．表皮側から順に以下の3層に分けられる．
① 乳頭層：表皮突起間に食い込んでいる真皮部分（真皮乳頭）を指す．線維成分はほとんどなく，毛細血管，知覚神経末端，細胞成分に富む．
② 乳頭下層：乳頭層直下の部分で，成分は乳頭層と同じである．
③ 網状層：真皮の大部分を占め，線維成分が密な結合組織である．下方は皮下組織に接する．
- 間質成分と細胞成分で構成される．間質成分は膠原線維（コラーゲン線維）がほとんどで，弾性線維，細網線維，**基質**（細胞外マトリックス）などもある．細胞成分のほとんどは線維芽細胞で，ほかには組織球（マクロファージ），肥満細胞，形質細胞がある．
- 膠原線維：真皮乾燥重量の70％を占める．HE染色されたプレパラート標本の光学顕微鏡観察では，エオジンによく染まる．
- 弾性線維：皮膚の弾力性を作り出す．
- 線維芽細胞：細長い紡錘形の細胞で，膠原線維や弾性線維，ムコ多糖類を産生する．
- 毛包脂腺系，汗腺などの付属器や，脈管，神経が存在する．

皮下組織
- 皮下組織（subcutaneous tissue）には脂肪細胞から成る脂肪組織がある．その役割は，中性脂肪の貯蔵や，物理的外力に対する衝撃の吸収，体温喪失の遮断や熱産生といった保温の機能である．
- 脂肪細胞は大型の脂肪滴が細胞質のほとんどを占めるため，核や細胞小器官は端へ押しやられている．脂肪細胞の集塊を結合組織性の隔壁（皮膚支帯）が分葉状に隔てられた構造から脂肪小葉と呼ばれる．皮膚支帯の中には血管，神経とパチニ（Pacini）小体が存在する．

付属器
毛包脂腺系
- 毛組織は手掌，足底など以外の全身に分布する．毛は毛包が主体で，これに脂腺，立毛筋がつき，また一部アポクリン汗腺を有する．これを一体として毛包脂腺系と呼ぶ

豆知識
オドランド小体：大きさ300〜500 nm．層板構造から成る．グルコシルセラミド・ホスホグリセリド・スフィンゴミエリンなどの脂質，酸性ホスファターゼ，グリコシダーゼ，スフィンゴミエリナーゼなどの酵素を含む．

[*7] 核や小器官は自己消化により失われて存在しない．

【用語解説】
基質：真皮の線維や細胞のあいだに存在するゲル状の無定型物質．主に糖たんぱくおよびプロテオグリカンで構成される．

豆知識
HE染色：ヘマトキシリン・エオジン（Hematoxylin-Eosin）染色の略である．組織学的観察は主にこのHE染色を行った標本で行われる．ヘマトキシリンは青紫色に，エオジンは赤色に組織を染色する．

【用語解説】
パチニ小体：神経細胞の軸索を取り囲む楕円形の構造物で，圧変化や振動を感知する．主に皮膚に存在するが，粘膜，骨格筋内，関節包，腸間膜などにも存在する．

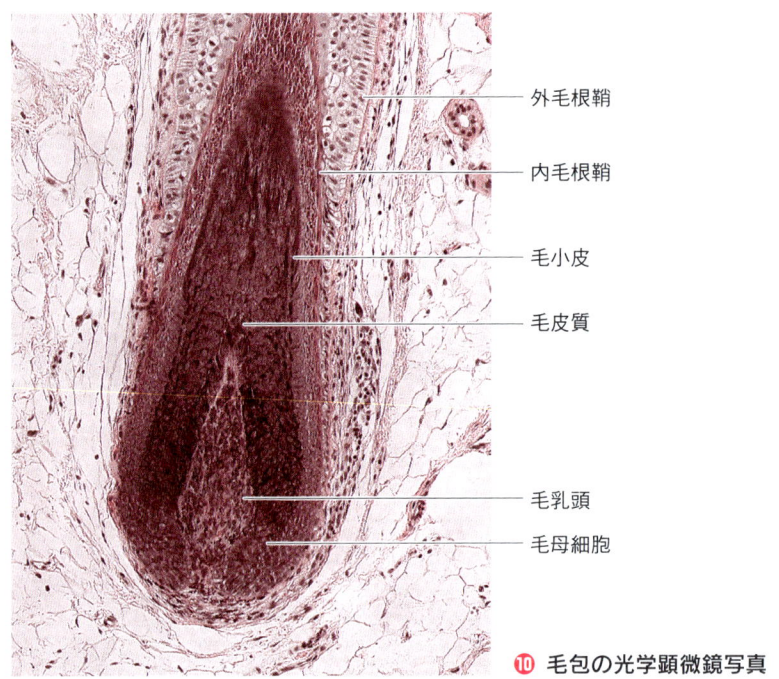

❿ 毛包の光学顕微鏡写真

（❽，❿）．

(1) 毛包

- 毛を取り囲む組織のことを毛包といい，皮膚面に対し斜めに配置される．毛包の中間あたりに一部がやや隆起した毛隆起があり，そこに立毛筋が結合する（❽）．
- 毛隆起には表皮の幹細胞が存在している．それより上方に脂腺孔，そのさらに上にアポクリン汗管が開く．毛根の最下部は球状の毛球となり，中に毛乳頭が存在する．毛孔は漏斗状に開き，表皮と類似の分化を示す．
- 毛包は二重構造をとり，内側は上皮性成分，外側は結合組織性成分で構成され，さらに上皮性成分は外毛根鞘と内毛根鞘から成る．
- 結合組織性毛包：毛包の外側を覆い，真皮と連続する層である．
- 外毛根鞘：外毛根鞘が上皮性毛包の最外層となる．外側は基底膜を境にして結合組織性毛包と接し，内側は内毛根鞘最外層のヘンレ（Henle）層とデスモソームを介して結合する．
- 内毛根鞘：外毛根鞘の内側にあり，内側より順番に鞘小皮，ハクスレー（Huxley）層，ヘンレ層に分かれる．
- 毛球：毛包基部の膨らんだ部分で中央には毛乳頭がある．毛包が上から毛乳頭を覆うような形で取り囲み，このうち毛乳頭を囲む1列の細胞が毛母細胞である．毛母細胞から毛や内毛根鞘細胞が発生し，ともに上方に発育していく．

(2) 毛

- 毛の断面は3層構造となっている．内側から毛髄（質），毛皮質，毛小皮と呼ばれる（❽）．
- 毛皮質には毛軸方向にケラチンが並ぶ．ここで形成されるケラチンは硬ケラチンと呼ばれ，ほかの上皮細胞におけるケラチンとは成分が異なり，シスチン，グリシン，チロシン含有量が多い．
- 毛小皮では扁平な細胞が鱗状に存在して毛皮質の表面を覆い，内毛根鞘の鞘小皮と絡み合っている．

(3) 脂腺

- 皮脂を産生する器官である．皮脂はワックスエステル，トリグリセリド，脂肪酸などから構成される．皮脂は汗などの水分と混合，乳化し，表面脂肪酸を形成して皮表を

コーティングする．
- 手掌や足底を除く全身の皮膚および一部の粘膜に分布し，多くは毛包に付属し毛包上部に開口する．

汗腺系
- エクリン汗腺とアポクリン汗腺がある．
- エクリン汗腺：亀頭や口唇など一部を除く全身の至るところに存在する．温熱刺激によって発汗をきたし，体温調節に関与している．精神的緊張や味覚刺激によっても発汗する．アセチルコリン作動性．
- アポクリン汗腺：哺乳類の芳香腺が退化したもので，腋窩，外耳道，乳輪，外陰部，肛囲などに存在する．アドレナリン作動性．

爪（⓫）
- 爪甲，爪母，爪郭，爪床から成る角化性の上皮組織である．1日に0.1〜0.15 mm伸び，加齢とともに成長速度は遅くなる．
- 指趾先端の保護や指先の微妙な感覚などに重要な役割を果たす．

参考文献
- 内田さえほか編．人体の構造と機能．第4版．医歯薬出版；2015. pp.1-14.
- 志村二三夫ほか編．栄養科学イラストレイテッド　解剖生理学—人体の構造と機能．羊土社；2014. pp.29-44.
- 高野康夫編．エキスパート管理栄養士養成シリーズ　解剖生理学．第2版．化学同人；2012. pp.1-21.
- 清水　宏．あたらしい皮膚科学．第2版．中山書店；2011. pp.1-26.
- 塩田浩平編．わかりやすい人体の構造と機能．中山書店；2013.

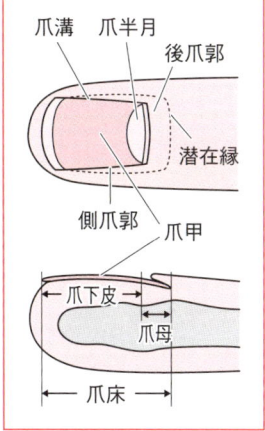

⓫ 爪の構造

カコモンに挑戦!!

◆ 第28回-21
ヒトの細胞の構造と機能に関する記述である．正しいのはどれか．1つ選べ．
(1) 細胞膜は，リン脂質の二重層からなる．
(2) 赤血球には，ミトコンドリアが存在する．
(3) リソソームでは，たんぱく質の合成が行われる．
(4) 滑面小胞体では，グリコーゲン合成が行われる．
(5) iPS細胞（人工多能性幹細胞）は，受精卵を使用する．

◆ 第29回-21
ヒトの細胞の構造と機能に関する記述である．正しいのはどれか．1つ選べ．
(1) ミトコンドリアでは，解糖系の反応が進行する．
(2) 粗面小胞体では，ステロイドホルモンの合成が行われる．
(3) ゴルジ体では，脂肪酸の分解が行われる．
(4) リソソームでは，糖新生が行われる．
(5) iPS細胞（人工多能性幹細胞）は，神経細胞に分化できる．

解答&解説

◆ 第28回-21　正解(1)
解説：正文を提示し，解説とする．
(1) 細胞膜は，リン脂質の二重層からなる．
(2) 赤血球は，分化・成熟が進んでおり，核やミトコンドリアが存在しない．
(3) リソソームでは，たんぱく質の分解が行われる．
(4) 滑面小胞体では，脂質合成が行われる．グリコーゲン合成は細胞質基質で行われる．
(5) iPS細胞（人工多能性幹細胞）は，体細胞を使用する．

◆ 第29回-21　正解(5)
解説：正文を提示し，解説とする．
(1) ミトコンドリアでは，クエン酸回路の反応が進行する．解糖系は細胞質基質で反応が進行する．
(2) 粗面小胞体では，たんぱく質の合成が行われる．ステロイドホルモンの合成は滑面小胞体で行われる．
(3) ゴルジ体では，たんぱく質の濃縮・修飾・分泌が行われる．脂肪酸の分解はミトコンドリアで行われる．
(4) リソソームでは，たんぱく質の分解が行われる．糖新生は細胞質基質で行われる．
(5) iPS細胞（人工多能性幹細胞）は，神経細胞に分化できる．

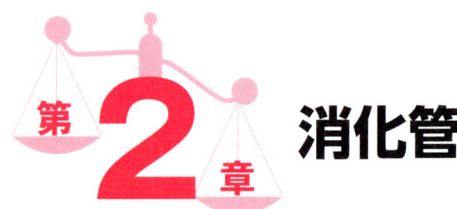

第2章 消化管

- 消化管の構造や機能を系統的に理解する
- 食物の咀嚼・嚥下と各栄養素の消化・吸収を理解する
- 各臓器の調節機構を理解する

- ✓ 消化管は口から肛門までつながる1本の長い管で,食物を消化し各栄養素を吸収する.
- ✓ 口腔と咽頭は食物の咀嚼と嚥下を,胃は食物の殺菌とたんぱく質の消化を,小腸は膵液や胆汁の力を借りて各栄養素の消化と吸収を,大腸は水分と電解質の吸収を担当し,消化・吸収しきれないものは便として排泄する.
- ✓ 消化管は外敵の侵入を防ぐ免疫系が発達し,腸管神経,消化管ホルモンを介して脳とも密接に連携している.

1 概 要

1 消化管の形状・しくみ

- 消化管 (digestive tract) は口腔,咽頭,食道,胃,小腸(十二指腸,空腸,回腸),大腸(盲腸,虫垂,上行結腸,横行結腸,下行結腸,S状結腸,直腸),肛門から成る中空性器官である(❶a).

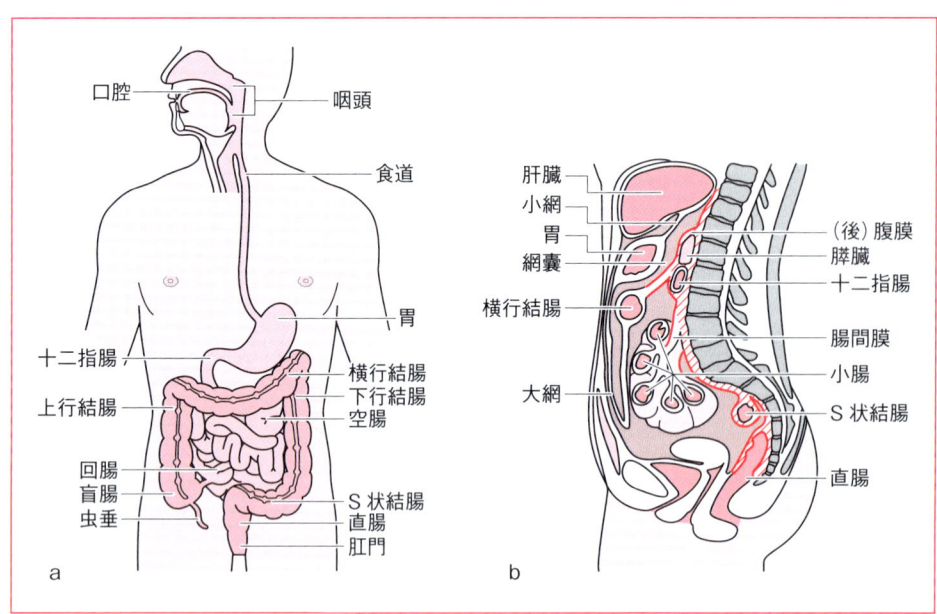

❶ 消化管の全体像(a)と横断面からみた消化器系の構造(b)
a:消化管の模式図なので,肝臓などは描かれていない.
b:腹腔内の臓器は腹膜(漿膜)に覆われている.胃小弯と肝臓のあいだの腹膜を小網,胃大弯と横行結腸のあいだの腹膜を大網,小網と大網によって形成される空間を網嚢という.大網は消化管の前面にエプロン状に垂れ下がっており,ここには脂肪組織とリンパ球などの炎症細胞が集まっている.炎症の原因となる部分があれば大網が移動して包み,腹腔内全体への波及を防ぐ.後腹膜は膜ではなく,腹膜の後ろの空間(▨)を指す.

【用語解説】
中空性器官:消化管は中が空洞の1本の管でできている(下図).それは,「お腹の中」が「身体の中」ではなく「身体の外」であることを意味する.つまり,「身体の外」で消化して「身体の中」に吸収する.

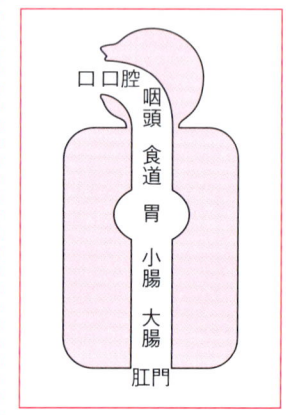

❷ 消化管壁の構造

	食道	胃	小腸	大腸
粘膜	重層扁平上皮	単層円柱上皮	単層円柱上皮	単層円柱上皮
筋層	内：輪状筋 外：縦走筋	内：斜走筋 中：輪状筋 外：縦走筋	内：輪状筋 外：縦走筋	内：輪状筋 外：縦走筋
外膜/漿膜	外膜	漿膜	十二指腸：外膜 空腸, 回腸：漿膜	上行結腸, 下行結腸：外膜 横行結腸, S状結腸：漿膜

❸ 消化管の運動

		食道	胃	小腸	大腸
分節運動	(内容物)	—	—	◎	○
振り子運動	(内容物)	—	—	◎	△
蠕動運動	(内容物)	○	○	○	○

出現頻度：◎（高），○（中），△（低），—（無）.

- 食物を消化し栄養素を吸収するだけでなく，自律神経やホルモンを介して腸の状態は脳と密接に関連している（脳腸相関）．
- 消化管は各部位により差はあるが（❷），内腔面から粘膜，粘膜下層，筋層（輪状筋と縦走筋：内輪外縦）と漿膜で構成される．
- 空腸，回腸，横行結腸とS状結腸は，腸間膜[*1]を介して後腹壁に固定され腹膜腔内で可動性がある．十二指腸は**後腹膜臓器**のため腹膜に覆われない（❶b）．上行結腸と下行結腸も後面が後腹壁に直接固定され，外膜に覆われている．

2　消化管の運動（❸）

- 消化管の運動には分節運動，振り子運動，蠕動運動の3つがあり，アウエルバッハ（Auerbach）神経叢という筋層間神経叢を介して，副交感神経（迷走神経）により促進され，交感神経により抑制される．

①分節運動：一定の間隔で輪状筋が収縮し分節状となり，内容物と消化液が混和される．
②振り子運動：縦走筋が収縮し，内容物と消化液が混和される．
③蠕動運動：消化管の口側を強く収縮させ肛門側を緩め，内容物を肛門側へ移動させる．

3　食物の流れ

- 食物は口腔内で咀嚼され，嚥下運動により咽頭と食道を通って胃に送られ，強酸性の胃液により殺菌とたんぱく質の消化が行われる．
- 小腸内では膵液や胆汁などにより，糖質とたんぱく質はそれぞれ単糖類とアミノ酸

【用語解説】
消化と吸収：消化とは食物を栄養素として身体に取り込むことができる形にまで分解すること，吸収とは消化によって分解された栄養素，水，ミネラルを体内に取り込むこと．

[*1] 血管やリンパ管，神経の通路となる．腸間膜は2枚の腹膜のあいだに，血管，リンパ管，神経がはさまれた構造をしている．メタボリックシンドロームで注目される内臓脂肪はこの腸間膜につく．

【用語解説】
後腹膜臓器：後腹壁の壁側腹膜より後方に位置する臓器で，十二指腸，膵臓，腎臓，副腎，尿管，腹部大動脈，下大静脈，交感神経幹が含まれる．

【用語解説】
咀嚼：口腔内の食物を噛み砕き，唾液と混ぜて飲み込みやすい食塊にすること．

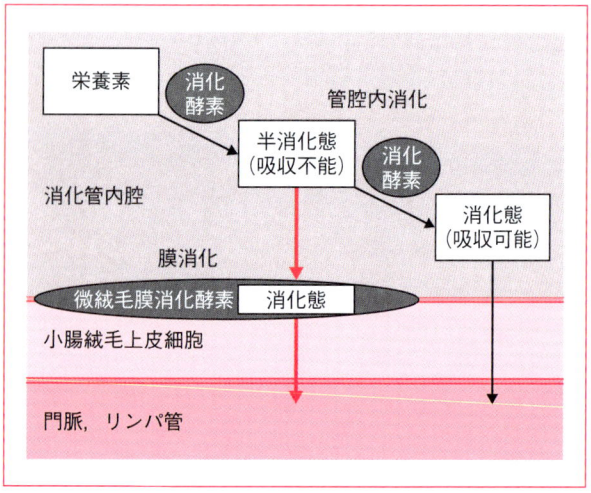

④ 化学的消化：管腔内消化と膜消化
膜消化により効率的に消化吸収できる．

に，脂肪はグリセリンと脂肪酸，モノグリセリド（モノアシルグリセロール）に消化された後，吸収される．
- 大腸へ送られた半流動性の内容物からは主に水とミネラルが吸収され，未消化物や不要な物（食物残渣）は糞便として肛門から排泄される．

4 消化と吸収

- 消化には咀嚼運動や蠕動運動などによる物理的（機械的）消化（❸）と消化酵素のはたらきによる化学的消化がある．
- 化学的消化には管腔内消化と膜消化がある．管腔内消化ではほとんどが半消化態となり，小腸絨毛上皮細胞の微絨毛膜の消化酵素により膜消化を受けて，吸収可能な形である消化態となる（❹）．膜消化を受けるのは糖質とたんぱく質である．

糖質の消化と吸収 （❺）
- 糖質は唾液および膵液中のα-アミラーゼによりデキストリン，マルトトリオース，マルトースに分解される．
- デキストリンはデキスキナーゼによりグルコースに，マルトトリオースとマルトースはマルターゼによりグルコースに，スクロースはスクラーゼによりグルコースとフルクトースに，ラクトースはラクターゼによりグルコースとガラクトースに分解される．
- グルコースとガラクトースはナトリウムグルコース共輸送担体（SGLT：sodium-glucose cotransporter）1を介する能動輸送，フルクトースは糖輸送担体（GLUT：glucose transporter）5を介する受動輸送で，毛細血管から門脈を経て肝臓へ輸送される．

たんぱく質の消化と吸収 （❺）
- 胃液のペプシンによりペプチド結合が切断された短いポリペプチドは，膵液に含まれるトリプシンやキモトリプシン，カルボキシペプチダーゼによりオリゴペプチドやトリペプチド，ジペプチド，アミノ酸に分解される．
- トリプシノーゲンはエンテロキナーゼにより活性化されてトリプシンになり，トリプシンはキモトリプシノーゲンとプロカルボキシペプチダーゼをそれぞれキモトリプシンとカルボキシペプチダーゼに変える．
- オリゴペプチド，トリペプチド，ジペプチドは小腸粘膜に含まれるアミノペプチダーゼやジペプチダーゼによりアミノ酸に分解され，小腸上皮細胞に吸収される．
- トリペプチドやジペプチドはそのままでも小腸上皮細胞に吸収され，細胞内のペプチダーゼによってアミノ酸に分解され，毛細血管から門脈を経て肝臓へ輸送される．

●MEMO●
ギリシア数字は化学分野でよく使用される．

1	2	3	4
モノ	ジ	トリ	テトラ
5	6	7	
ペンタ	ヘキサ	ヘプタ	
8	9	10	
オクタ	ノナ	デカ	

【用語解説】
デキストリン：グルコースが結合してできたもの．α-アミラーゼでさらにマルトースに分解される．
輸送担体（トランスポーター）：細胞膜での物質の輸送をするたんぱくで，トランスポーターにはチャネルとポンプがある．
能動輸送：アデノシン三リン酸（ATP：adenosine triphosphate）のエネルギーを使い，濃度勾配に逆らって輸送すること．
受動輸送：ATPのエネルギーを使わず濃度勾配に従って輸送すること．

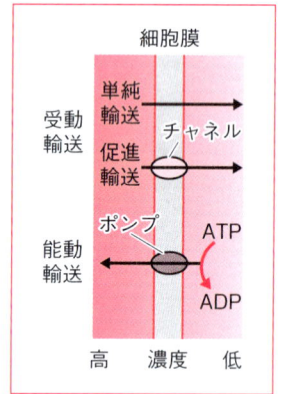

ADP：adenosine diphosphate（アデノシン二リン酸）．

【用語解説】
ポリ：ギリシア語の「多い」の意で，アミノ酸が50個以上から成るペプチドをポリペプチドという．
オリゴ：ギリシア語の「少ない」の意で，オリゴ糖は少糖類ともいう．

●MEMO●
トリプシンは塩基性アミノ酸のカルボキシ基側を，キモトリプシンは芳香族アミノ酸のカルボキシ基側を，アミノペプチダーゼは基質のN末端から1残基ずつ，カルボキシペプチダーゼは基質のC末端から1残基ずつ切断する．

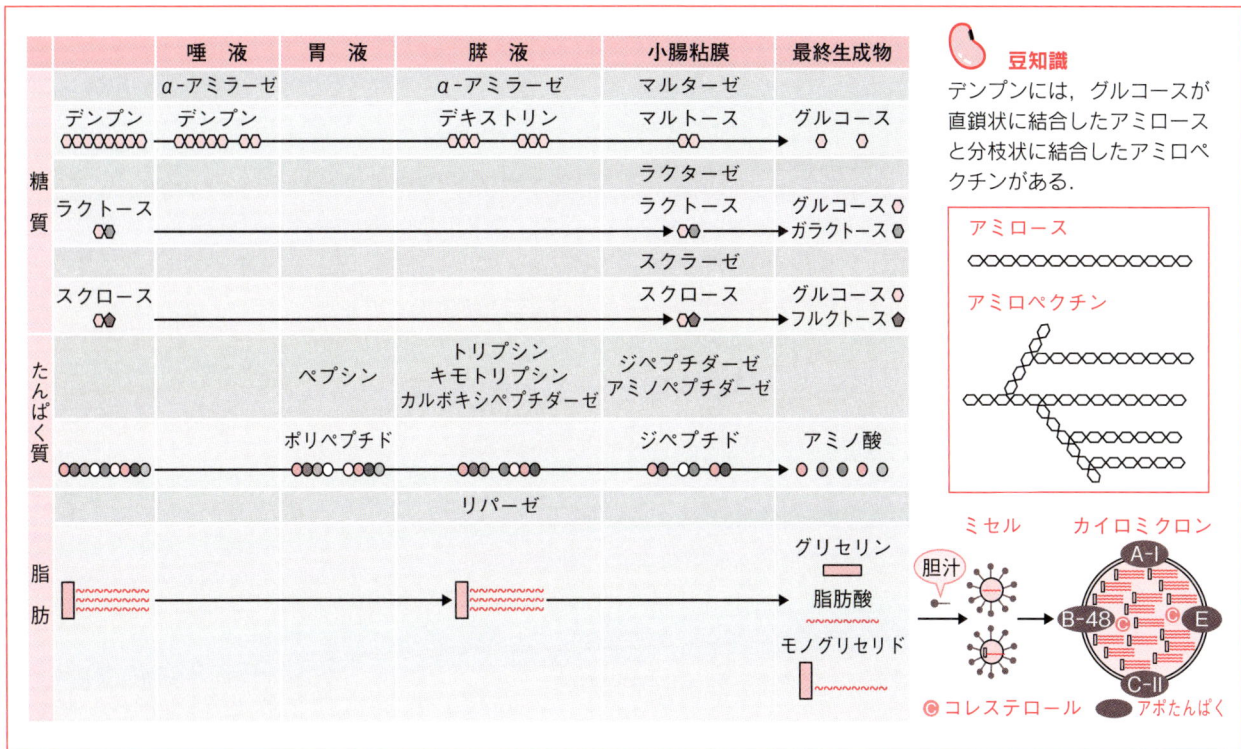

❺ 糖質，たんぱく質，脂肪の消化

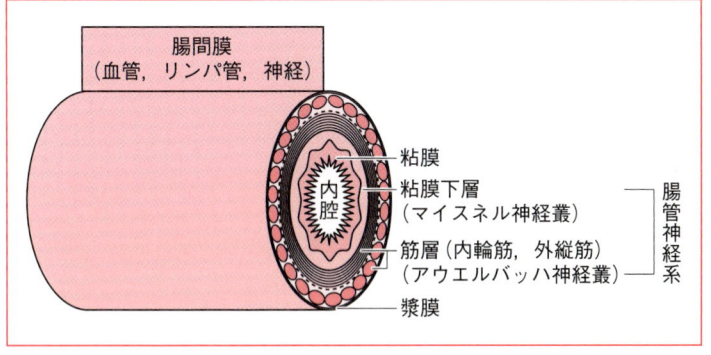

❻ 腸管の構造

脂肪の消化と吸収（❺）

- 中性脂肪は膵リパーゼにより分解されるが，全体の2割しか脂肪酸とグリセリン（グリセロール）に分解されず，残り8割はモノグリセリドにとどまる．
- グリセリンは小腸上皮細胞内に直接吸収されるが，脂肪酸とモノグリセリドは胆汁によりミセルという水溶性の脂質集合体を形成しないと小腸上皮細胞内に吸収されない．
- 小腸上皮細胞内に取り入れられた脂肪酸とモノグリセリドは脂肪に再合成され，カイロミクロンという白い乳状脂粒を形成した後にリンパ管に入る．

5 脳腸相関

- 腸管は「第二の脳」といわれ，アウエルバッハ神経叢や，粘膜筋板の運動や腺分泌に関与するマイスネル（Meissner）神経叢（粘膜下神経叢）により構成される腸管神経系には，中枢神経系の脊髄に匹敵する1億個の神経細胞が存在し，自律神経を介して脳と密接に関連する（❻）．
- 大腸には約100兆個の重さ1.0 kgを超える数百種類もの腸内フローラ（細菌叢）が常在し，この腸内フローラが大脳に影響を与えるという「脳-腸-腸内細菌軸」も提唱されている．

 豆知識
デンプンには，グルコースが直鎖状に結合したアミロースと分枝状に結合したアミロペクチンがある．

 豆知識
本来，水分に溶けない脂肪を胆汁のはたらきにより水溶性にすることを乳化，できた水溶性の脂質集合体をミセルという．

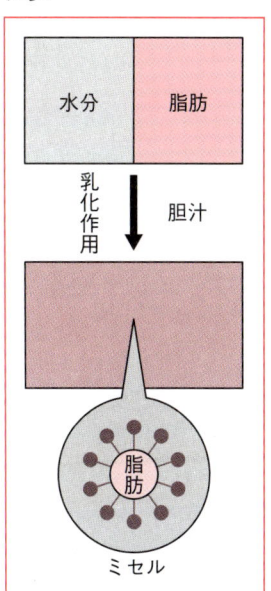

 豆知識
下痢と便秘を繰り返す過敏性腸症候群は，脳腸相関により引き起こされる．

2 口腔，咽頭

1 口腔の形状・しくみとはたらき

- 口 (mouth) は食物を取り込む入り口で，その内腔を口腔と呼び，歯列の手前を口腔前庭，奥を固有口腔という (❼a).
- 舌下面の正中部は舌小帯によって口腔底とつながり，その基部には1対の舌下小丘があり，顎下腺と舌下腺の導管が開く (❼b).
- 口腔と鼻腔のあいだには口蓋があり，奥に上顎骨や口蓋骨のある前方2/3を硬口蓋，横紋筋から成る後方1/3を軟口蓋という (❼a).
- 軟口蓋の上下に動く部分を口蓋帆，その先端を口蓋垂，口蓋垂の両外側に前後2対の弓状のヒダがあり手前を口蓋舌弓，奥を口蓋咽頭弓という (❼c).
- 軟口蓋は食物を飲み込むとき鼻腔から咽頭への通路をふさぐようにはたらく.
- 咽頭円蓋にある咽頭扁桃，耳管開口部の周囲の耳管扁桃，口蓋舌弓と口蓋咽頭弓のあいだにある口蓋扁桃，舌根にある舌扁桃を合わせてワルダイエル (Waldeyer) 咽頭輪[*2]と呼び (❼d)，口腔と鼻腔を取り囲み生体防御に関与する.

[*2] リンパ小節の集団から成る扁桃組織で，さかんにリンパ球を産生したり，免疫グロブリンA (IgA：immunoglobulin A) などの抗体を作ったりする.

2 歯の形状・しくみとはたらき (❽)

- 歯 (teeth) は咀嚼する器官で，切歯と犬歯は食物を噛み切りやすく，臼歯は食物をすり潰しやすい形をしている.
- 乳歯は上下左右に各々切歯2本，犬歯1本，小臼歯2本の合計20本，永久歯は大臼歯3本が加わり合計32本ある.
- 歯肉より上を歯冠，顎骨の歯槽内の部分を歯根，歯冠と歯根の境界部を歯頸という.
- 歯の主体は象牙質で，歯冠部はエナメル質に歯根部はセメント質に覆われる.
- 象牙質の内部には歯髄腔があり，血管と神経に富む歯髄で満たされている.

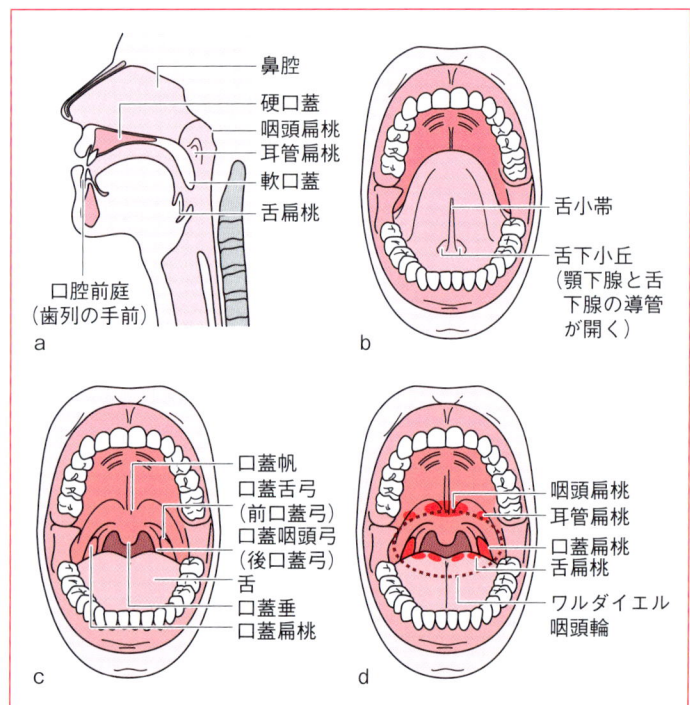

❼ 口腔の構造

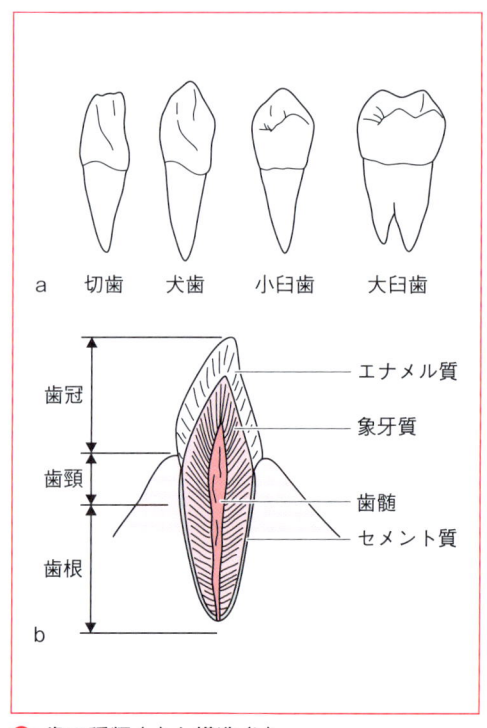

❽ 歯の種類 (a) と構造 (b)

2 口腔，咽頭

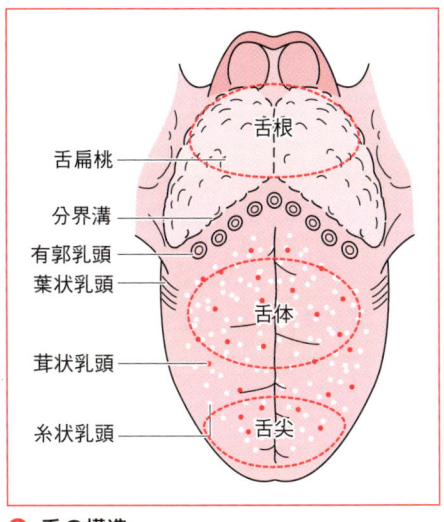

❾ 舌の構造

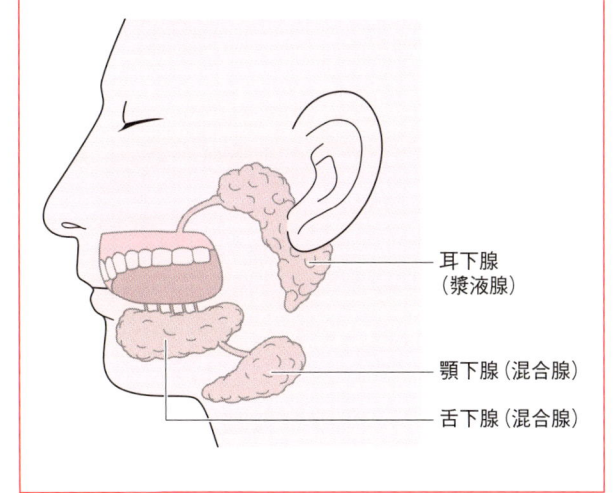

❿ 大唾液腺の種類

3 舌の形状・しくみとはたらき（❾）

- 舌（tongue）は舌下神経により支配される舌筋（横紋筋）から成り，嚥下や発音に関与する．
- 舌根と舌体はV字型の分界溝で区分されるが，舌体と舌尖との境は明確でない．
- 舌表面には小さな突起（舌乳頭）がたくさんあり，表面が角質化してザラザラで白くみえる糸状乳頭のほか，赤く点状に散在する茸状乳頭，舌外側縁の葉状乳頭，分界溝の前の大きな有郭乳頭がある．
- 有郭乳頭や茸状乳頭，葉状乳頭には味覚センサーである味蕾が存在し，味覚をつかさどる．
- 味覚を伝える神経は，舌の前2/3は顔面神経からの枝である鼓索神経が，後1/3は舌咽神経が支配する．
- 糸状乳頭には味蕾が存在しないが，触覚に関与し，食物をすくい取り，そぎ取る役割がある．

4 唾液腺の形状・しくみとはたらき

- 口腔には唾液を分泌する唾液腺（salivary gland）が開口し，肉眼で見える大唾液腺と，肉眼ではみえない小唾液腺とに分けられる．
- 大唾液腺には，耳の前方の耳下腺，口腔底の粘膜下の舌下腺，下顎骨の下の顎下腺がある（❿）．
- 唾液はpH 6〜7の無色透明な液体で，視覚，嗅覚，聴覚からの情報や，食塊が口腔粘膜，舌，咽頭粘膜に触れると反射性に分泌される．
- 耳下腺はα-アミラーゼを多く含む漿液性唾液を，舌下腺と顎下腺は漿液と粘液の混じった混合性唾液を分泌する．

5 咽頭の形状・しくみとはたらき

- 咽頭（pharynx）は口腔と鼻腔の後ろに広がる空間で，頭蓋底の下から始まり第6頸椎の高さで食道につながる．
- 消化器系・呼吸器系にも属する器官で，食物の通路と気道の通路とが前後に交差する．
- 咽頭には中耳からの耳管が開口する．

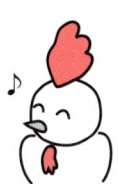

味覚を伝える舌の神経は2つあるんだね♪

17

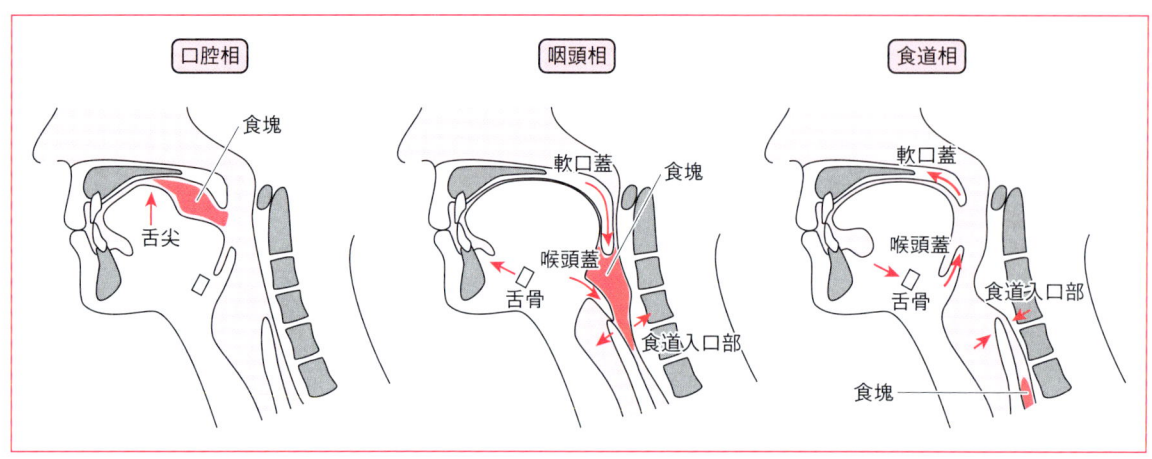

⓫ 嚥下の各相での食塊の動き

嚥下

- 嚥下（swallowing）は口腔相，咽頭相，食道相の3相に分けられる（⓫）．
- ①口腔相：舌尖を挙上し食塊を後方へ送る．
- ②咽頭相：舌は口蓋につき，軟口蓋は上へ上がるのと同時に後方へ膨らみ口腔と鼻腔を遮断する．舌骨が引き上げられ，喉頭が上前方へ移動し，喉頭蓋が後方へ倒れ喉頭口を閉じる．咽頭内圧の高まりにより食道の入り口が開く．
- ③食道相：食塊は口側の輪状筋が収縮し肛門側の輪状筋が弛緩する蠕動運動により胃に送られる．

3 食 道

1 食道の形状・しくみ

- 食道（esophagus）は咽頭と胃をつなぐ長さ25 cm，太さ2〜3 cm，厚さ4 mm程の管状臓器である．第6〜11胸椎レベルの高さで，気管と心臓の後ろ，脊椎の前に位置する．
- 上部1/3は横紋筋，下部1/3は平滑筋で成り，中間は横紋筋と平滑筋が混在する．
- 食道起始部，気管分岐部，横隔膜貫通部の3か所が生理的に狭くなる（⓬）．

2 食道のはたらき

- 入口と出口周りには上部食道括約筋と下部食道括約筋があり，嚥下時以外は常に閉じて胃内容物の食道への逆流を防いでいる．
- 食道に入ると蠕動運動により食塊は，液体なら1秒で，固形物でも5〜6秒で胃に送られる．
- 食道下部の固有食道腺や食道噴門腺から分泌される粘液が食塊を滑らかに通りやすくする．

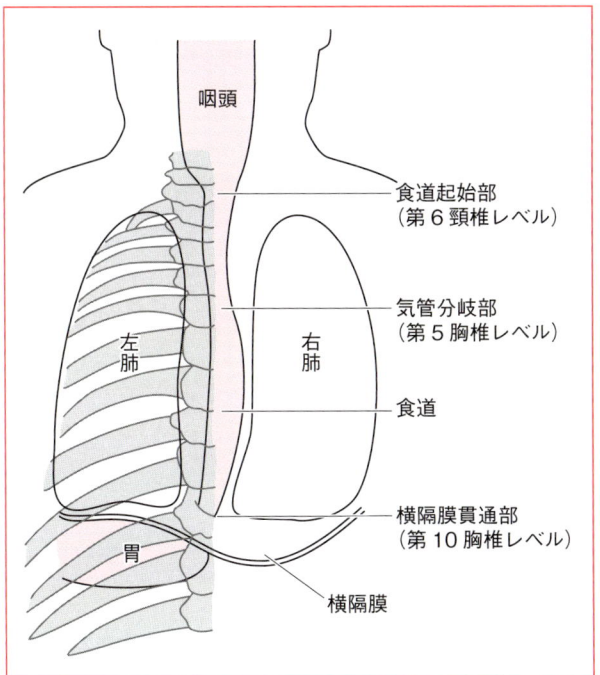

❶❷ 背部からみた食道の生理的狭窄部位

4 胃

1 胃の形状・しくみ ❶❸

- 胃（stomach）はJ字形をした臓器で，左上腹部にあり横隔膜直下で肝臓の左横，膵臓の前に位置する．
- 胃の入口を噴門，出口を幽門，弯曲した胃の内縁を小弯，外縁を大弯，曲がり角を胃角，胃角より口側を胃体部，肛門側を幽門部（前庭部），噴門より左上の膨隆した部分を胃底部（穹窿部）という．
- 噴門は第11胸椎左側，幽門は第1腰椎右側に位置する．
- 胃粘膜表面には胃小窩と呼ばれる無数の小孔があり，奥に胃腺が存在し，胃液や粘液を分泌する．
- 噴門部の胃腺を噴門腺，胃体部の胃腺を固有胃腺（胃底腺），幽門部の胃腺を幽門腺という．

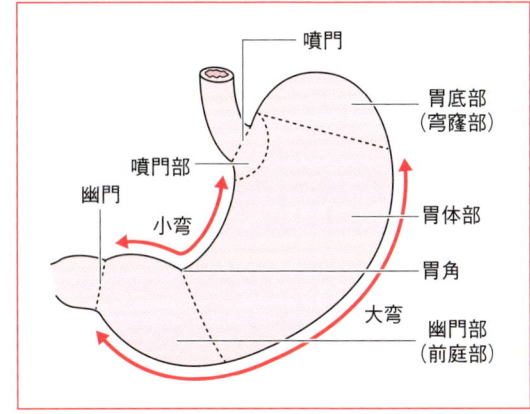

❶❸ 胃の構造

2 胃のはたらき

- 胃は食塊が入ると袋状に膨らみ，pH 1〜2の胃酸で腐敗を防ぎながらたんぱく質を消化し，食塊の形を崩す．
- 幽門では輪状筋層が著しく肥厚して幽門括約筋を形成し，幽門括約筋の収縮・弛緩によって幽門の開閉を行い，胃内容の十二指腸への排出の調節と十二指腸液の逆流防止にはたらく．
- 消化が不十分で幽門を通過できない場合は，幽門部から胃体部に戻され，食塊が粥状（糜粥）になるまで物理的・化学的消化が行われ，少しずつ十二指腸に送られる．

⓮ 消化管ホルモンの名称と作用

	産生場所	主な標的器官	胃液分泌	胃運動	
ガストリン	胃幽門部G細胞	胃：主細胞 壁細胞	↑	↑	ペプシノーゲン分泌↑ 胃酸分泌↑
セクレチン	十二指腸 上部小腸S細胞	膵：導管細胞	↓	↓	膵液（重炭酸）分泌↑ 胆汁分泌↑ 胃酸分泌↓
コレシストキニン	十二指腸 上部小腸I細胞	膵：腺房細胞 胆嚢	↓	↓	膵液（消化酵素）分泌↑ 胆嚢収縮
ソマトスタチン	消化管D細胞 膵D細胞 視床下部	消化管 膵A, B細胞 下垂体	↓	↓	ガストリン，セクレチン， インスリン，グルカゴン， 成長ホルモン分泌↓
GIP	上部小腸K細胞	胃 膵A, B細胞	↓	↓	インスリン分泌↑ グルカゴン分泌↑ 食欲抑制
GLP-1	下部小腸L細胞	胃 膵A, B細胞	↓	↓	インスリン分泌↑ グルカゴン分泌↓ 食欲抑制
グレリン	胃腺内分泌細胞	迷走神経 脳下垂体			食欲増進 成長ホルモン↑

GIP：gastric inhibitory polypeptide または glucose-dependent insulinotropic polypeptide（胃抑制ポリペプチドまたはグルコース依存性インスリン分泌刺激ポリペプチド），GLP-1：glucagon-like peptide-1（グルカゴン様ペプチド-1）．

- 糜粥が十二指腸粘膜を刺激すると，迷走神経反射や十二指腸粘膜から分泌される消化管ホルモンの作用（⓮）により胃の蠕動運動が抑制され，小腸の処理能力を超えない程度に糜粥の量を調節している．
- 食塊の胃内滞留時間はその組成により異なり，脂質含有量が高い食塊ほど長く，糖質含有量が高い食塊ほど短い．

3 胃液分泌

- 胃液を分泌する胃腺には主細胞，壁細胞，粘液細胞があり，ペプシノーゲン，塩酸，粘液を分泌する（⓯）．
- ペプシノーゲンは塩酸によりペプシンとなり，たんぱく質をより低分子のペプチドに分解する（⓯）．
- 胃底腺の副細胞や噴門腺，幽門腺から分泌される粘液は，胃粘膜を胃液による消化から保護する．
- 胃液分泌は，脳相・胃相・腸相の3相に分類される（⓰）．
①脳相：視覚，聴覚，嗅覚，味覚および口腔粘膜が刺激されると，迷走神経を介して唾液，胃液，膵液の分泌が増加する．
②胃相：食塊が胃に入ると胃壁が伸展され，幽門部G細胞からガストリンが分泌され，胃液分泌が増加する．
③腸相：酸性の糜粥により十二指腸のpHが低下すると十二指腸S細胞からセクレチンが分泌され，胃液分泌を抑制する．
- 壁細胞はビタミンB_{12}の吸収に必要な内因子という糖たんぱくを分泌し，内因子はビタミンB_{12}と結合し回腸で吸収される[*3]．

5 小 腸

1 小腸の形状・しくみ

- 小腸（small intestine）は長さ6～7mの管状臓器で，十二指腸，空腸，回腸に区分さ

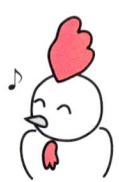
糖質が多い食事は胃の中にとどまる時間が短いんだ！

豆知識

鉄には動物性由来のヘム鉄（二価鉄）と植物性由来の非ヘム鉄（三価鉄）があり，ヘム鉄はそのままでも吸収されるが，非ヘム鉄は胃液により溶解され，食品中のビタミンCや小腸上皮細胞のチトクロームなどの還元物質により二価鉄へ還元吸収される．

[*3] 胃粘膜の萎縮などで，内因子が不足するとビタミンB_{12}が吸収できなくなり，巨赤芽球性貧血（悪性貧血）をきたす．

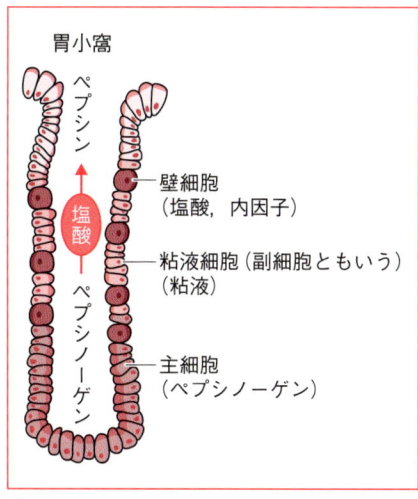

⓯ 胃腺の構造とペプシノーゲンの分解

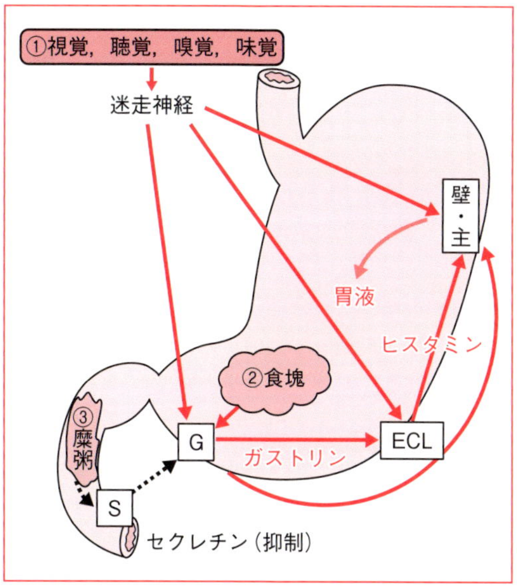

⓰ 胃液分泌の3相
①脳相，②胃相，③腸相．
ECL細胞：enterochromaffin-like cells（腸クロム親和性細胞様細胞）．

豆知識

ヘリコバクター・ピロリ（*Helicobacter pylori*）：グラム陰性桿菌で，尿素をアンモニアに分解し胃酸を中和して胃に生息している．慢性胃炎，消化性潰瘍，胃がん，リンパ腫の原因になるほか，特発性血小板減少性紫斑病，慢性じんま疹など胃外性疾患の原因となることが解明されている．

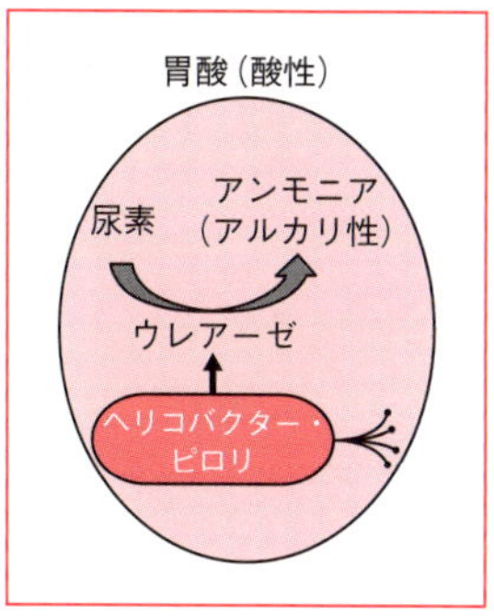

⓱ 空腸と回腸の特徴

		空　腸	回　腸	
長　さ	2/5		3/5	
太　さ	太い		細い	
壁の厚さ	厚い		薄い	
脈管の豊富さ	豊富			
ヒダの豊富さ	多い			
絨毛	多い			
リンパ小節			多い	

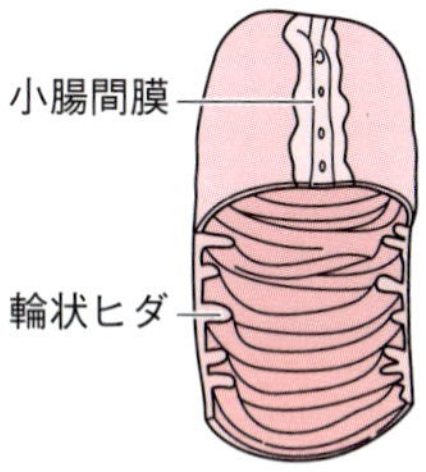

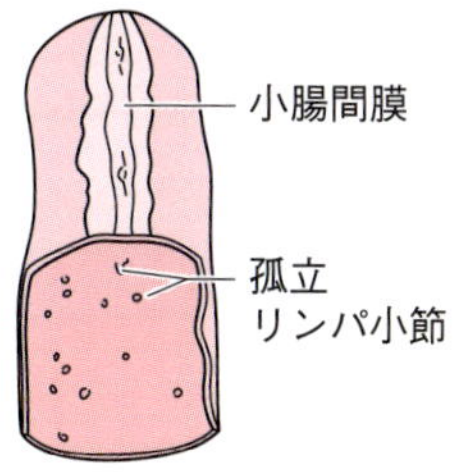

（空腸：小腸間膜，輪状ヒダ）（回腸：小腸間膜，孤立リンパ小節）

- れる（❶）．
- 十二指腸は，胃幽門部に続く25 cm（指12本分）の長さで，膵臓の右側でC字形をなし，球部，下行部，水平部，上行部に区分される．
- 空腸，回腸の特徴を⓱に示す．
- 小腸内腔には輪状ヒダがみられ，絨毛と呼ばれる高さ1 mm前後の突起があり，1個の絨毛上皮細胞表面に約1,000本の微絨毛が生え，吸収面積を大きくし，その表面積はおよそ200 m²（テニスコート1面分）といわれる．
- 絨毛の内部には豊富な毛細血管網やリンパ管へつながる中心乳糜腔がある．
- 小腸には腸陰窩（リーベルキューン〈Lieberkuhn〉腺）があり，特に十二指腸上部には腸液を分泌するブルンネル（Brunner）腺（十二指腸腺）が開口している．

2　小腸のはたらき

- 消化管全体の3/4を占める小腸は食物の消化と吸収に非常に重要な臓器である．腸液や胆汁，膵液中に含まれる消化酵素により大部分の栄養素が細かく消化され，4〜8時間かけて小腸粘膜から吸収される．
- 小腸上皮細胞は食事抗原や病原微生物などのストレスに絶えずさらされるためターンオーバーが短く，腸陰窩底部にある腸上皮幹細胞の分裂・増殖から約5日で脱落する（⓲）．
- 腸上皮幹細胞の近傍にはパネート（Paneth）細胞があり，幹細胞の維持や病原微生物

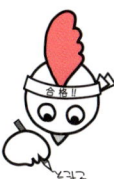

小腸内腔の表面積はテニスコート1面分もあるんだ！

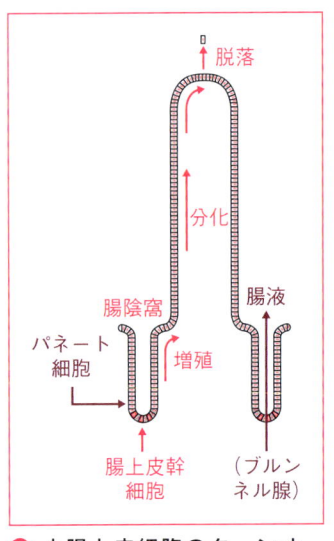

⑱ 小腸上皮細胞のターンオーバー

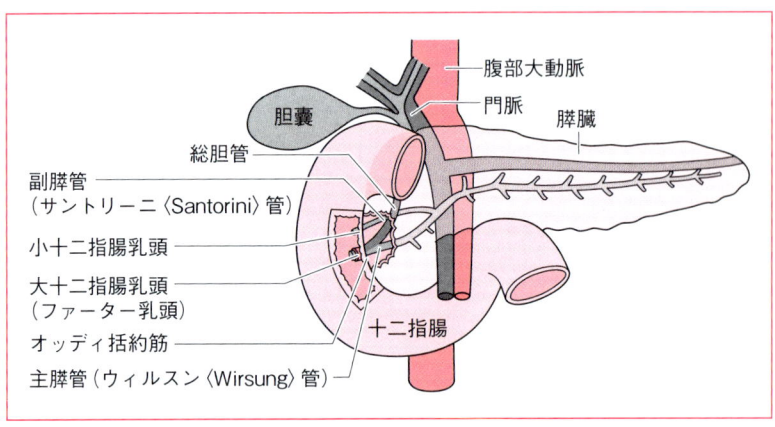

⑲ 十二指腸の構造

に対する自然免疫に関与している（⑱）．
- 膵液が流れる主膵管と胆汁が流れる総胆管が合流して十二指腸下行部に開口しており，この開口部をファーター（Vater）乳頭（大十二指腸乳頭）といい，オッディ（Oddi）括約筋という輪状の平滑筋が開口部をとりまき膵液と胆汁の排出を調整している（⑲）．
- オッディ括約筋が収縮しているあいだ，膵液も胆汁もファーター乳頭からは分泌されず，胆汁は胆囊に蓄えられるが，膵液は小十二指腸乳頭から少しずつ分泌している．

6 大 腸

1 大腸の形状・しくみ（⑳）

- 大腸（large intestine）は直径約5～8cmで，長さは約1.5mの管状臓器で，盲腸，結腸（上行結腸，横行結腸，下行結腸，S状結腸）および直腸に区分される．
- 回腸と盲腸のあいだには内容物の逆流を防止するために括約筋から成るバウヒン（Bauhin）弁（回盲弁）があり，胃に食物が入るか回腸に内容物がたまると括約筋が弛緩しバウヒン弁が開く．

盲 腸
- 盲腸（caecum）は右下腹部のバウヒン弁よりも下方長さ約5cmの袋状部分で，盲端部後内側壁から出る直径約0.5～1cm，長さ5～7cmの細長い突起を虫垂[*4]という．

[*4] 虫垂粘膜にはリンパ小節が多数存在し，免疫機能に関与する．

結 腸
- 結腸（colon）の肉眼的特徴として，結腸ヒモ，ハウストラ（結腸膨起），腹膜垂がある（⑳a）．
- 結腸ヒモ：外縦筋が幅1cmのひも状に集まったもので，大網ヒモ，間膜ヒモ，自由ヒモの3条があり，虫垂に収束する．
- ハウストラ（結腸膨起）：結腸粘膜は小腸とは異なり絨毛や輪状ヒダがなく半月ヒダがあり，ヒダのあいだを外に向かって膨らんだものをいう．
- 腹膜垂：袋状の脂肪の塊で結腸ヒモに沿って多くみられる．

直 腸
- 直腸（rectum）は，長さは約20cmで，仙骨の前面に沿って下行し，尾骨下端で後下方に屈曲して肛門に至る．

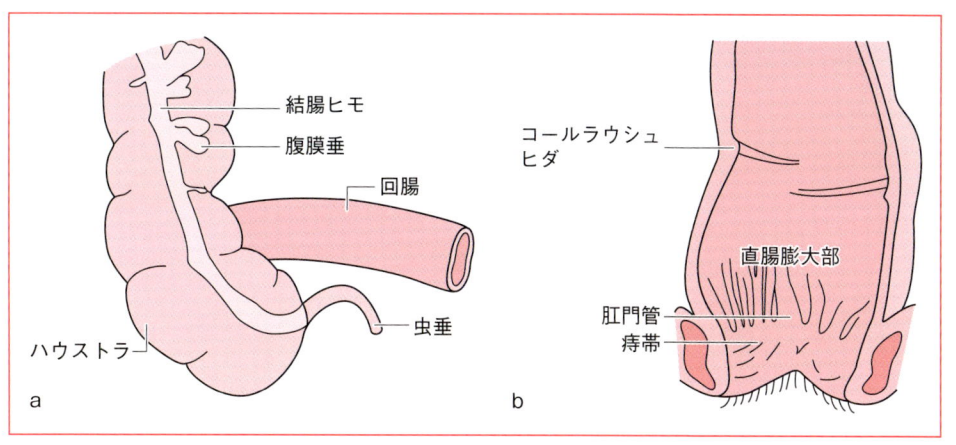

6 大腸

⑳ 大腸の構造
a：結腸，b：直腸．

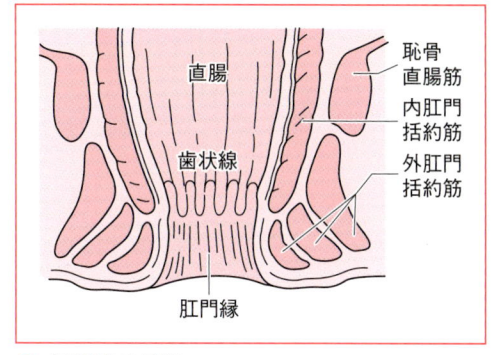

㉑ 肛門管の構造
肛門管の下端には痔帯があり，その粘膜下には直腸静脈叢が発達しているため痔核の好発部位である．

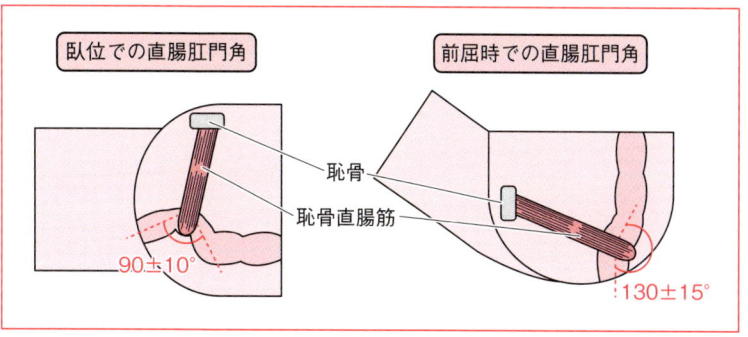

㉒ 姿勢による肛門角の変化
直腸と肛門のなす角が直腸肛門角である．臥位ではほぼ直角のため便が移動しにくいが，前屈すると水平に近くなるため大腸が真っ直ぐになり，便が通過しやすくなる．
洋式トイレでは和式トイレほど前屈しないため肛門直腸角が広くならず排便のために腹圧をより多くかける必要がある．そのため洋式トイレが普及してから大腸憩室（大腸内壁の一部が外側にふくらみ袋状となったもの）が増えたといわれている．

- 肛門のすぐ上の肛門管と，その上方で内腔の広くなった直腸膨大部がある．
- 直腸膨大部の上に横走する直腸横ヒダがあり，右側から出ている最も大きなものをコールラウシュ (Kohlrausch) ヒダという (⑳b)．

2 大腸のはたらき

- 大腸粘膜では陰窩が発達し（表面積100 m²），消化はほとんど行われず，主に水分と電解質を吸収する．
- 食塊によって胃が伸展すると横行結腸からS状結腸にかけての広い範囲に強い蠕動運動[*5]が生じ，大腸内容物は一気に直腸内に送り込まれるが，大腸の運動は概して弱く，内容物は停滞しがちである．
- 大腸粘膜から分泌される大腸液は弱アルカリ性で，消化酵素を含まないが粘液に富み，大腸壁を保護し排便を円滑にする．
- 小腸で吸収しきれなかった難消化性食物繊維（セルロース）は，腸内細菌により短鎖揮発性脂肪酸に分解され，エネルギー源として吸収される．また，腸内細菌によりビタミンB群やビタミンK₂も生成され，生体にとって重要な供給源となる．

3 排便のしくみ

- 糞便によって直腸壁が伸ばされると，その情報が大脳に伝えられ便意を催すとともに排便反射が起こる．

*5 胃・結腸反射という．

【用語解説】
短鎖揮発性脂肪酸：短鎖脂肪酸とは炭素 (C) 数が6以下のものをいい，揮発性脂肪酸とは腸内細菌がセルロースなどを嫌気発酵により変換された短鎖脂肪酸をいう．酪酸やプロピオン酸などが該当する．

腸内細菌は食物繊維の消化やビタミン群の生成にはたらくんだ！

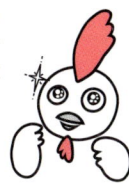

- 肛門には自律神経の支配する不随意筋である内肛門括約筋（平滑筋）と陰部神経の支配する随意筋である外肛門括約筋（横紋筋）がある（㉑）．
- 内肛門括約筋は内圧の上昇によって反射的に緩むが，排便を我慢するときには意図的に外肛門括約筋を収縮させ，排便行為を中枢性に抑制することができる（㉒）．

参考文献
- Web HISTOLOGY．http://plaza.umin.ac.jp/~web-hist/secret.html（2016年10月7日閲覧）
- 人体解剖学Rauber-Kopsch．船戸和弥のホームページ．http://www.anatomy.med.keio.ac.jp/funatoka/index.html（2016年10月7日閲覧）

カコモンに挑戦!!

◆ 第29回-195
胃の構造を図に示した．各部位の名称の組合せである．正しいのはどれか．1つ選べ．

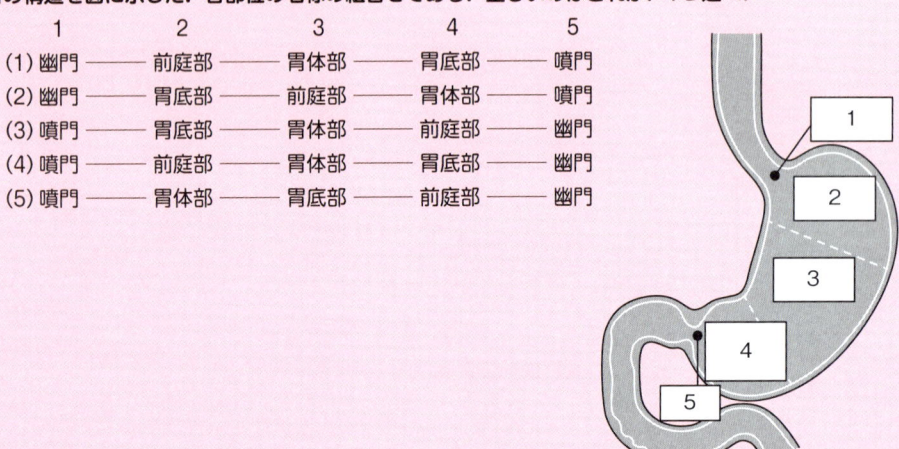

	1	2	3	4	5
(1)	幽門	前庭部	胃体部	胃底部	噴門
(2)	幽門	胃底部	前庭部	胃体部	噴門
(3)	噴門	胃底部	胃体部	前庭部	幽門
(4)	噴門	前庭部	胃体部	胃底部	幽門
(5)	噴門	胃体部	胃底部	前庭部	幽門

◆ 第30回-29
消化管の構造と機能に関する記述である．正しいのはどれか．1つ選べ．
(1) 胃壁の筋層は，三層構造である．
(2) 小腸の長さは，大腸より短い．
(3) 脂質は，膜消化を受ける．
(4) 膵管は，空腸に開口する．
(5) 大腸粘膜には，絨毛がある．

解答&解説

◆ 第29回-195　正解（3）

◆ 第30回-29　正解（1）
解説：正文を提示し，解説とする．
(1) 胃壁の筋層は，三層構造である．
(2) 小腸の長さは6～7mで，大腸の約1.5mより長い．
(3) 脂質は，膜消化を受けない．膜消化を受けるのは糖質とたんぱく質である．
(4) 膵管は，十二指腸に開口する．
(5) 大腸粘膜には，絨毛がない．絨毛があるのは小腸である．

第3章 肝・胆・膵

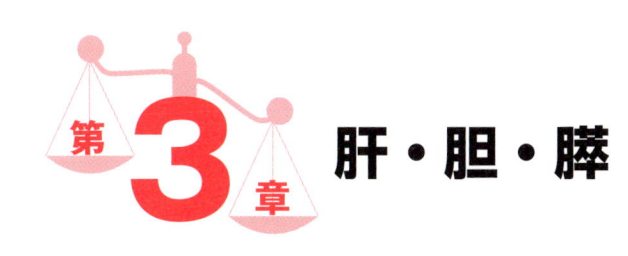

> **学習目標**
> - 肝臓の解剖とその多彩な機能を理解する
> - 胆嚢の解剖と機能を理解する
> - 膵臓の解剖と機能，消化管ホルモンによる調節を理解する

> **要点整理**
> ✓ 肝臓の主な機能に糖代謝の調節があり，小腸で吸収されたグルコースは門脈を通って肝臓に入る．そこで約半分はグリコーゲンに合成されて肝臓内に貯蔵される．血液中のグルコース（血糖）が低下すると，グリコーゲンはグルコースに分解されて血中に放出され，血糖が一定に保たれる．
> ✓ 肝臓では各種たんぱくが合成される．たとえば，血漿たんぱくのアルブミンや血液凝固因子のフィブリノーゲン，プロトロンビンは肝細胞で作られる．
> ✓ 胆汁に含まれる胆汁酸は小腸において脂肪の消化・吸収を助ける役割を果たす．
> ✓ 消化管ホルモンのセクレチンはHCO_3^-を大量に含む膵液の分泌を促進し，消化管ホルモンのコレシストキニンは消化酵素に富む膵液の分泌を促進する．

1 肝　臓

1 肝臓の形状・しくみ（❶，❷）

- 肝臓（liver）は体内で最も大きい実質性臓器（成人男性：約1.3 kg，成人女性：約1.1 kg）で横隔膜直下やや右寄りにあり，暗赤色を呈する．
- 主に左右の2葉から成り，右葉は左葉の約2倍大きい．下面には左葉と右葉に挟まれた小さな尾状葉と方形葉が存在する．上面は丸く膨隆しているが，下面は他の器官と接しているため凹凸を呈し，全体的には凹面となる．
- 他の臓器とは異なり，肝動脈系からの動脈血だけでなく，門脈系からの腸管を灌流してきた静脈血を受ける[*1]．
- 下面中央には肝門という出入口があり，門脈，固有肝動脈や肝管などが出入りする．

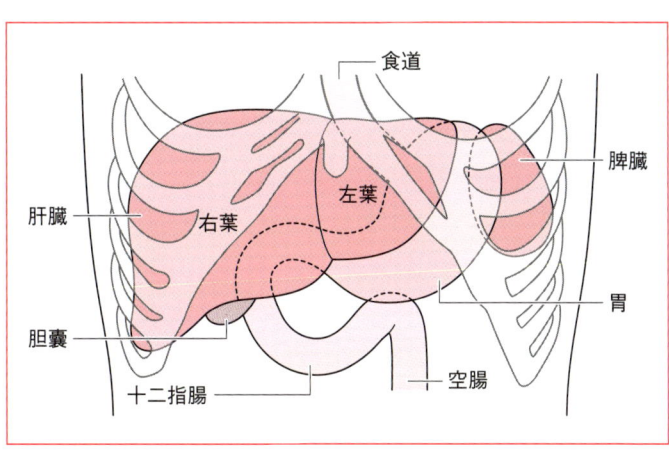

[*1] **肝臓の血液供給**：肝臓は心拍出量の20～30％もの血液を保持し，循環調節を行う．流入する血液の約30％は肝動脈から，約70％は門脈からで，門脈からのほうが肝動脈より多い．

❶ 肝臓の位置

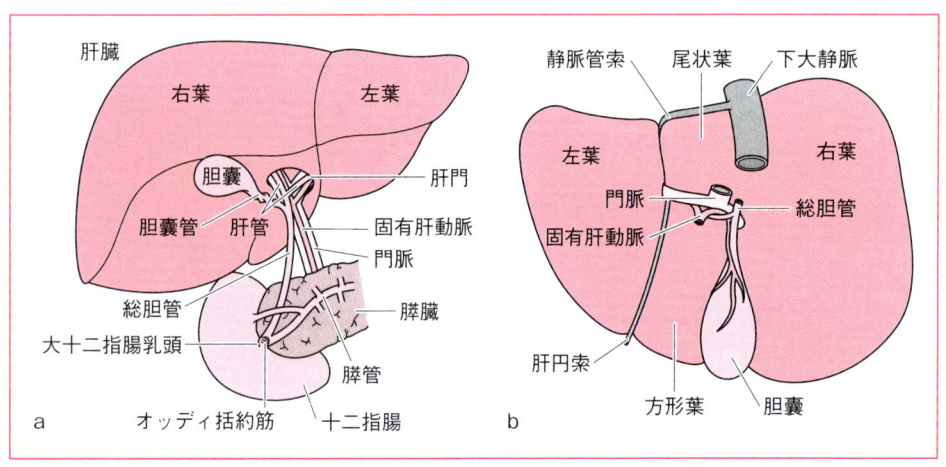

❷ **肝臓の構造**
a：外観，b：下面．

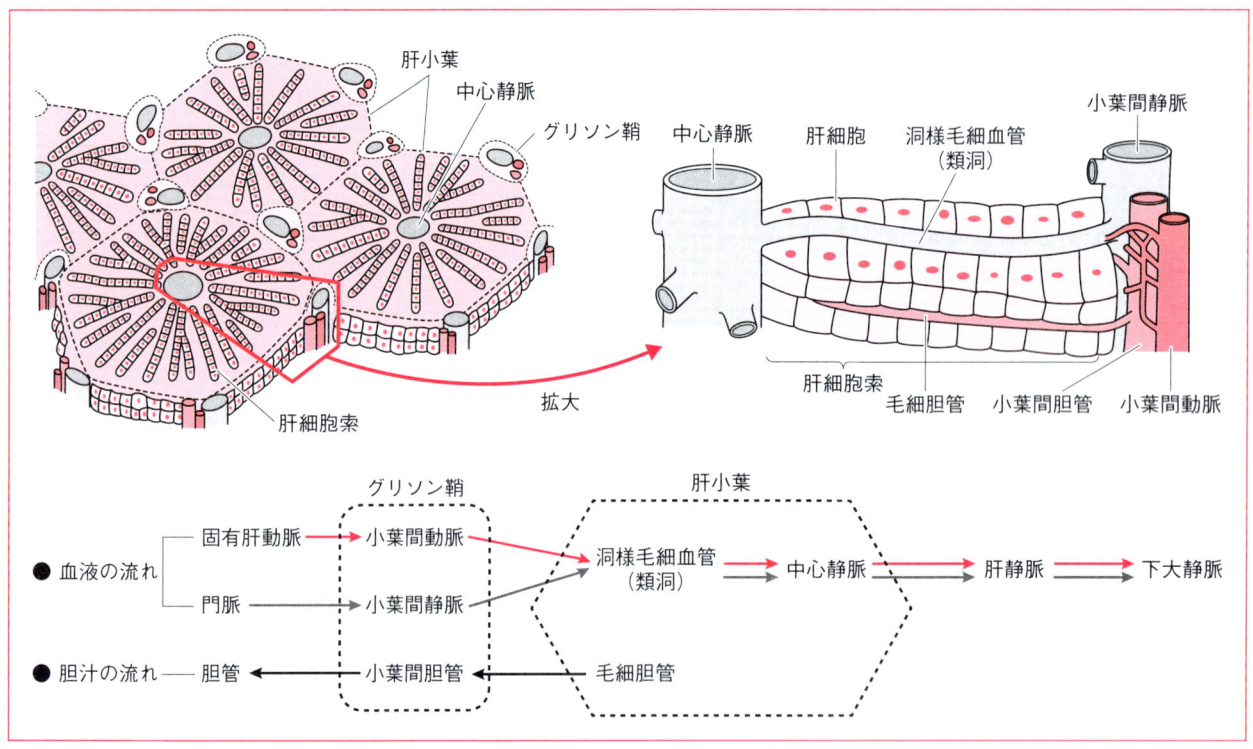

❸ **肝小葉の構造**
肝小葉は六角柱または多角柱の構造をとり，中心に中心静脈，周辺にグリソン鞘を配する．血液は洞様毛細血管（類洞）から中心静脈へ，胆汁は毛細胆管からグリソン鞘へ向かって流れる．

①固有肝動脈：肝臓に流れ込む動脈で，酸素や栄養を供給する．
②門脈：胃，腸，膵臓，脾臓からの静脈血を集めて肝臓に流れ込む静脈．小腸から吸収された単糖類やアミノ酸を多く含む．膵臓からのホルモン（インスリン，グルカゴン）や，脾臓からのヘモグロビンの分解産物も含む．
③肝管：肝臓で作られた胆汁を含む管．途中，胆嚢管と合流して総胆管となり，さらに膵管と合流して大十二指腸（ファーター〈Vater〉）乳頭に開口する．
④リンパ管，神経の出入りもある．

2　肝臓の微細構造（❸）

● 肝臓は肝小葉と呼ばれる構造が多数集合したものである．肝小葉は直径約1mm，高さ約1mmで，その構造は中心静脈を囲んで肝細胞の列（肝細胞索）が放射状に並んだ

ものので六角柱または多角柱の形をしている．肝小葉は肝臓の構造上および機能上の単位である．
- 肝小葉と肝小葉のあいだには結合組織があり，小葉間結合組織（グリソン〈Glisson〉鞘）と呼ばれ，ここを小葉間動脈，小葉間静脈，小葉間胆管と呼ばれる動脈，静脈，胆管の3本が走行する．

肝小葉内での胆汁および血液の流れ

①胆汁：肝細胞で作られた胆汁は，肝細胞索の肝細胞のあいだに存在する毛細胆管という細い腔隙に分泌される．その後，小葉間胆管に流入し，肝管に送られる．

②血液：肝細胞索のあいだには洞様毛細血管[*2]が走行する．門脈からの血液は小葉間静脈を経由し，固有肝動脈からの血液は小葉間動脈を経由して，洞様毛細血管に入る．血液はこの毛細血管を流れるあいだに，肝細胞と物質のやりとりを行い，肝小葉の中心にある中心静脈に流入，肝静脈を経て下大静脈に入る．

3 肝臓のはたらき（❹）

- 腸管から吸収された栄養素の大部分は門脈を通って肝臓に入り，多くはそこで代謝処理される．肝臓は栄養素代謝の重要な拠点である．
- 肝臓は分泌腺であり，解毒・排泄器官としてもはたらく．脂肪の消化に必要な胆汁酸の分泌をはじめ，代謝処理した物質（胆汁色素，コレステロール，解毒物など）を毛細胆管に集め，肝管，総胆管を経て十二指腸に排泄する．このような肝臓の機能は「人体の化学工場」にたとえられる．

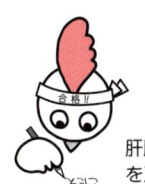

❹ 肝臓の主な機能
- 代謝機能：糖，たんぱく質，脂質，ホルモン
- 解毒作用
- 胆汁の合成・分泌
- 造血機能
- 血液の貯蔵

代謝機能

①糖代謝：小腸で吸収されたグルコースは門脈を通って肝臓に入り，約半分はグリコーゲンに合成されて肝臓内に貯蔵される．血液中のグルコース（血糖）が低下すると，貯蔵グリコーゲンがグルコースに分解されて血中に放出され，血糖を一定に保つ．

②たんぱく質代謝：小腸で吸収されたアミノ酸から各種たんぱくが合成される．たとえば，血漿たんぱくのアルブミンや血液凝固因子のフィブリノーゲン，プロトロンビンは肝細胞で作られる．また，あるアミノ酸から別のアミノ酸が合成される．アミノ酸の分解によって生じた有毒なアンモニアを尿素[*3]に転換し，無毒化する．

③脂質代謝：脂質（脂肪）の合成・分解を行う．コレステロールやケトン体を生成する．

④ホルモンの代謝：ホルモンの前駆物質の生成・変換，ホルモンの不活性化を行う．

⑤胆汁色素（ビリルビン）代謝：胆汁色素は大部分が破壊された赤血球のヘモグロビンに由来する．脂溶性である胆汁色素は，肝細胞でグルクロン酸抱合を受けて水溶性となって胆汁中に排出される．

解毒作用

- 体内で発生した有害物質をグルクロン酸抱合や酸化などにより無害化する．また，体外から摂取・投与されたアルコールや薬物の代謝も行う．チトクロームP450という酵素が解毒反応を担っている．

胆汁の合成・分泌

- 胆汁は黄褐色を呈し，1日に約500 mL分泌される．胆汁の主な成分は胆汁酸塩と胆汁色素で，消化酵素は含まない．
- 胆汁酸塩：胆汁酸がグリシンやタウリンと抱合されたもの．化学的にはナトリウム塩やカリウム塩である．
- 胆汁酸：コレステロールから合成されたコール酸，ケノデオキシコール酸などの一次胆汁酸と，それらが腸内細菌のはたらきで変化したデオキシコール酸，リトコール酸などの二次胆汁酸がある．

[*2] 類洞とも呼ばれる．

豆知識
洞様毛細血管と肝細胞索間にはディッセ（Disse）腔と呼ばれる狭い空間がある．このディッセ腔には伊東細胞（脂肪摂取細胞）が存在し，この細胞はビタミンAを貯蔵する機能をもつ．

● MEMO ●
洞様毛細血管内腔にはマクロファージの一種であるクッパー（Kupffer）細胞が存在し，古くなった赤血球や，門脈血中の異物・細菌を取り込んで（貪食）処理している．

肝臓の多彩な機能を正確に覚えておこう

[*3] 尿素は腎臓から排泄される．

【用語解説】
抱合：脂溶性の薬物や胆汁色素はグルクロン酸に結合し，水溶性となるため容易に体外（胆汁中）へ排出される．この反応を抱合といい，グルクロン酸以外にも硫酸塩による抱合もある．

チトクロームP450：ヘムたんぱくの一種であり，酸化還元酵素としてはたらく．その還元型が一酸化炭素と結合すると450 nm付近の光（電磁波）を吸収するため，この名がついた．主に動物細胞のミトコンドリアとミクロソームに局在し，主として薬物代謝を行う．

豆知識
肝臓は他の消化器と異なり，高い再生能をもっている．たとえば肝臓の1/3を切除しても，残っている肝細胞が増殖し，約半年後にはもとの大きさに戻る．生体肝移植ではこの特性を臨床的に利用している．

- 胆汁は胆嚢を経て十二指腸に放出され，放出された胆汁酸塩の90〜95％は回腸で吸収され，門脈を経て肝臓に戻されて再利用される（胆汁酸の腸肝循環）．胆汁酸は小腸において脂肪の消化・吸収を助ける役割を果たす．

造血機能
- 胎生期に赤血球を産生する場となる．出生後は造血機能を失う．

血液の貯蔵
- 多量の血液を貯蔵することができ，循環血流量の調節にかかわる．

2 胆嚢・胆道

1 胆嚢・胆道の形状・しくみ（❶，❷）

- 胆嚢（gall bladder）は肝臓の右葉下面につくナス形の嚢（袋）である．長さ約7〜9 cm，幅約2〜4 cmで，容量は約70 mLである．
- 肝臓で作られた胆汁（❺）は，肝管，総肝管，そして胆嚢管を経て胆嚢に運ばれ，ここで貯留・濃縮される．胆汁は必要に応じて胆嚢管を介して総胆管に運ばれ，大十二指腸乳頭から十二指腸内に注ぐ（❻）．
- 胆道（biliary tract）とは，肝臓で作られた胆汁が十二指腸に至るまでの全経路を指す．

❺ 肝胆汁の組成

1日の基本分泌量（L）	0.5〜0.8*1
水分（％）	97〜98
胆汁酸塩（％）	1.8
胆汁色素（％）	0.1
脂質 レシチン（％）	0.7
脂質 コレステロール（％）	0.1
pH	7.8〜8.6

そのほかに無機塩類が含まれる．
*1：食物摂取時には3〜6倍になる．
（塩田浩平編．わかりやすい人体の構造と機能．中山書店；2013. p.151を参考に作成）

2 胆嚢・胆道のはたらき

- 胃から送られてきたたんぱく質や脂肪の消化産物が十二指腸粘膜を刺激すると，そこからコレシストキニン-パンクレオザイミン（CCK-PZ：cholecystokinin-pancreozymin）が分泌される．
- CCK-PZは消化管ホルモンの一つで，胆嚢を収縮させ，総胆管の十二指腸開口部にあ

豆知識

肝硬変：あらゆる慢性肝疾患の終末像であり，肝炎ウイルスが原因となるものが多い．肝硬変には肝臓が十分に機能している代償性肝硬変と，機能を代償できなくなった非代償性肝硬変の段階があり，肝臓は予備能が高いため，代償性肝硬変では，自覚症状に乏しいが，非代償性肝硬変になると多彩な症状が出現する．たとえば，女性ホルモンのエストロゲンの分解が不十分な場合は，男性において女性化乳房（乳房肥大）が生じる．

胆汁の流れる経路を正確に覚えておこう

豆知識

胆石：胆道において胆汁内成分が析出・凝結して生じたものである．構成成分の違いにより，色素胆石，コレステロール胆石に大きく分けられる．近年，日本の胆石保有率は，食生活の欧米化と高齢化により増加している．

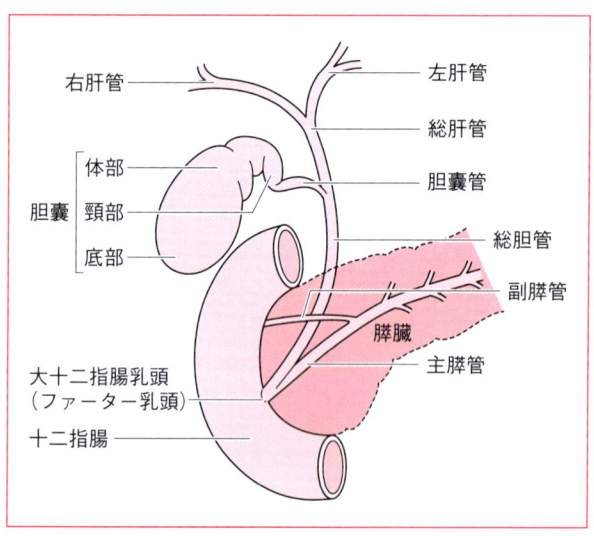

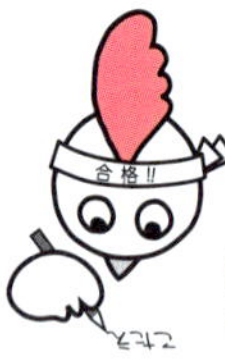

❻ 胆道系の各部

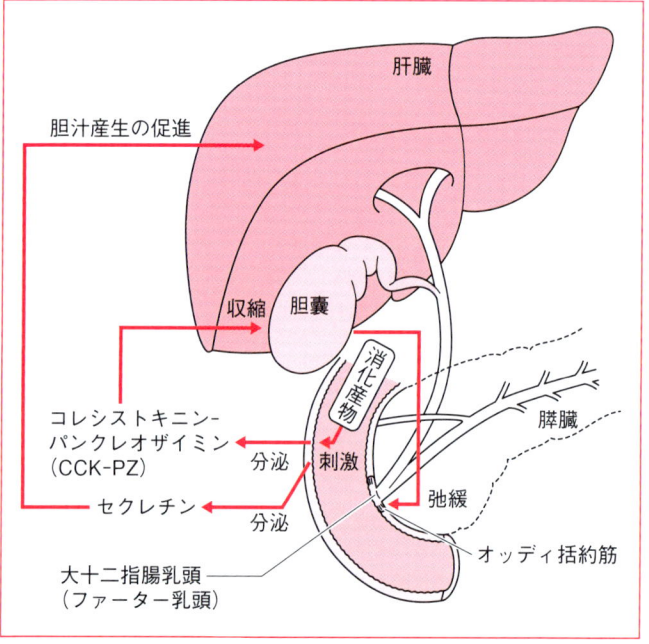

❼ 胆汁と膵液の分泌調節

るオッディ（Oddi）括約筋を弛緩させて，十二指腸に胆汁を放出させる作用をもつ（❼）．この作用は食物を味わったり，においをかいだりして生じる感覚刺激が迷走神経を介してももたらされる．
- 食物の消化産物に含まれる胃酸は十二指腸粘膜を刺激してセクレチンを分泌させる．セクレチンは肝臓に作用して胆汁産生を促進する（❼）．

3 膵臓

1 膵臓の形状・しくみ

- 膵臓（pancreas）は長さ14〜16 cm，幅約5 cmの細長く扁平な実質性臓器で，第1〜2腰椎の高さにある後腹膜器官である
- 膵頭，膵体，膵尾に分けられる．膵頭は十二指腸の弯曲部に囲まれる（❽）．
- 膵頭：一部は左下方に伸びている（鉤状突起）．
- 膵体：脊柱の前面を横切るように位置する．膵頭と膵体の境の溝を膵切痕といい，ここを上腸間膜動・静脈が通る．
- 膵尾：左端部の細くなった部分で，脾門に接する．
- 膵臓には主膵管と副膵管という外分泌腺の導管がある．
- 主膵管：太い導管であり，総胆管と合流して大十二指腸乳頭に開口する．
- 副膵管：大十二指腸乳頭の上方2〜3 cmの小十二指腸乳頭に開口する．

2 膵臓のはたらき

- 膵臓は，外分泌腺中に内分泌腺が島状に散在するという形態学的特徴を有する．
- 外分泌腺は，脳や消化管と連関して機能し，膵管を通して十二指腸へさまざまな膵酵素や電解質を含むアルカリ性の膵液を分泌している．
- 膵液の主な役割は，重炭酸塩を中心としたアルカリによって胃からの塩酸を中和し，十二指腸内腔を膵酵素の活性に至適なpHに調節・維持することと，摂取した食物が

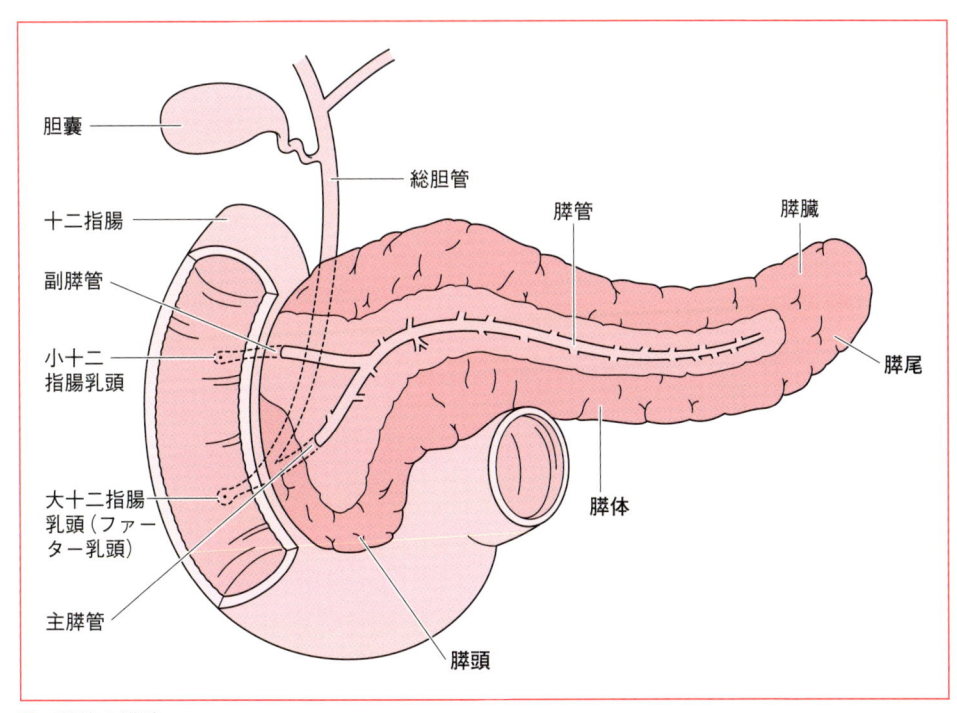

膵臓周辺の狭い空間に大切な脈管が集中しているね

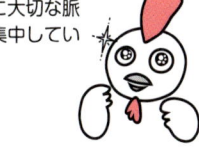

豆知識
膵臓の外分泌腺は，腺房細胞が球状に集合してブドウの房状になった腺房と，それに続く導管細胞で囲まれた導管から成る（❾）．

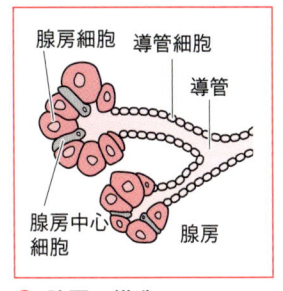

❾ 腺房の構造

豆知識
急性膵炎：腺房細胞内に貯蔵されている不活性型の消化酵素が，膵臓内で活性化され，膵臓が自己消化されてしまうという病態である．アルコールの過剰摂取や胆石といった明らかな原因もあるが，原因が特定できない特発性も多い．背部痛や上腹部痛などの自覚症状を伴うことが多い．治療の基本は入院下で補液による全身管理を行い，絶食とする．

❽ 膵臓の構造

- 小腸で吸収されるように，各種の膵酵素によって胃からの消化産物をさらに消化することである．
- 膵液分泌は迷走神経やホルモンによって調節される．
- 食事により味覚や嗅覚の受容器が刺激されたり，口腔内や胃壁の機械的・化学的受容器が刺激されたりすると，迷走神経の活動が亢進し，膵液が分泌される．
- 食物の消化産物が小腸内に入ると，十二指腸や上部空腸の粘膜の内分泌細胞からセクレチンやコレシストキニンなどのホルモンが分泌され，血行を介して膵外分泌腺にはたらいて膵液分泌を促す．
- セクレチンは HCO_3^- を大量に含むものの消化酵素に乏しい膵液を，コレシストキニンは消化酵素に富む膵液の分泌を促進する．
- 膵液に含まれる消化酵素はアミラーゼ，トリプシン，キモトリプシン，リパーゼなどであり，炭水化物・たんぱく質・脂質の消化を担っている．
- 内分泌腺は内分泌細胞で膵島(ランゲルハンス〈Langerhans〉島，ラ島)とも呼ばれる[*4]．

膵液には三大栄養素の消化酵素が含まれているね

[*4] 6章「4 膵 臓」の❶ (p.62)を参照．

参考文献
- 武田英二編．臨床病態栄養学．第3版．文光堂；2013．pp.178-210．
- 内田さえほか編．人体の構造と機能．第4版．医歯薬出版；2015．pp.263-89．
- 高野康夫編．エキスパート管理栄養士養成シリーズ 解剖生理学．第2版．化学同人；2012．pp.179-203．
- 青峰正裕ほか．イラスト解剖生理学．第2版．東京教学社；2015．pp.155-61．
- 竹中 優編．人体の構造と機能および疾病の成り立ち—疾病の成因・病態・診断・治療．医歯薬出版；2016．pp.119-32．

カコモンに挑戦!!

◆ 第25回-36
消化管ホルモンに関する記述である．正しいのはどれか．
(1) セクレチンは胃酸分泌を促進する．
(2) ソマトスタチンは胆嚢収縮を促進する．
(3) コレシストキニンは膵酵素の分泌を促進する．
(4) ガストリンは空腸のS細胞から分泌される．
(5) インクレチンはインスリン分泌を抑制する．

◆ 第24回-39
膵臓の外分泌腺から分泌されるポリペプチドである．正しいのはどれか．
(1) ガストリン
(2) キモトリプシノーゲン
(3) グルカゴン
(4) セクレチン
(5) ペプシノーゲン

解答&解説

◆ 第25回-36　正解(3)
解説：正文を提示し，解説とする．
(1) セクレチンは胃酸分泌を抑制する．
(2) ソマトスタチンは胆嚢収縮を抑制する．
(3) コレシストキニンは消化酵素に富む膵液の分泌を促進する．
(4) ガストリンは胃のG細胞から分泌される．
(5) インクレチンはインスリン分泌を促進する．

◆ 第24回-39　正解(2)
解説：
(1) ガストリンは胃のG細胞から分泌される．
(2) 膵臓の外分泌腺から分泌されるキモトリプシノーゲンはキモトリプシンの不活性型であり，キモトリプシンはたんぱく質をペプチドに分解する．
(3) グルカゴンは膵臓のランゲルハンス島に存在する内分泌細胞のα細胞から分泌される．
(4) セクレチンは十二指腸のS細胞から分泌される．
(5) ペプシノーゲンは胃の主細胞から分泌される．

第4章 心臓・血管系

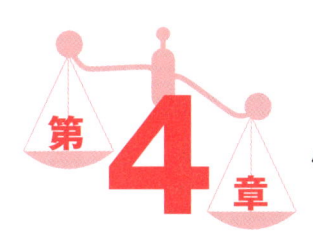

学習目標
- 心臓の解剖，血管支配，刺激伝導系，機能を理解し，心電図の基本を学ぶ
- 血液の循環，血管の構造・役割を学ぶ
- 血圧測定で示される2つの値の意味，血圧を規定する要因，調節機構について学ぶ

要点整理
- 心臓は左右の心房，心室の4つの腔から成り，大動脈弁，僧帽弁，肺動脈弁，三尖弁の4つの弁をもち，心臓を養う血管は左右2本の冠状動脈から成り，左冠状動脈は前下行枝と回旋枝に分かれる．
- 心臓の収縮は，電気的興奮が洞房結節から始まり，房室結節を経て心筋全体に伝播することにより生じ，この電気的興奮を体表面からモニターしてグラフ化したものが心電図である．
- 血液循環には肺循環と体循環がある．血管には動脈，静脈，毛細血管があり，構造として，動脈・静脈は内膜，中膜，外膜の3層から成り，毛細血管は内膜1層から成る．
- 血圧には収縮期血圧と拡張期血圧があり，心拍出量と末梢血管抵抗の積で求められる．適正な値を保つよう，自律神経活動や内分泌系のはたらきにより制御されている．

1 心臓の形状・しくみとはたらき

1 心臓の外形と内腔

- 心臓（heart）はやや大きめの握りこぶし大の器官で，成人で約200～300 gである．心臓は胸のほぼ中央に位置し，先端（心尖部）は左側に傾いている．
- 心臓の内部は，心臓に戻る血液を受け入れる左右の心房と心臓から血液を送り出す左右の心室の計4つの腔に分けられる（❶）．
- 左右の心房は心房中隔で，心室は心室中隔で分けられている．

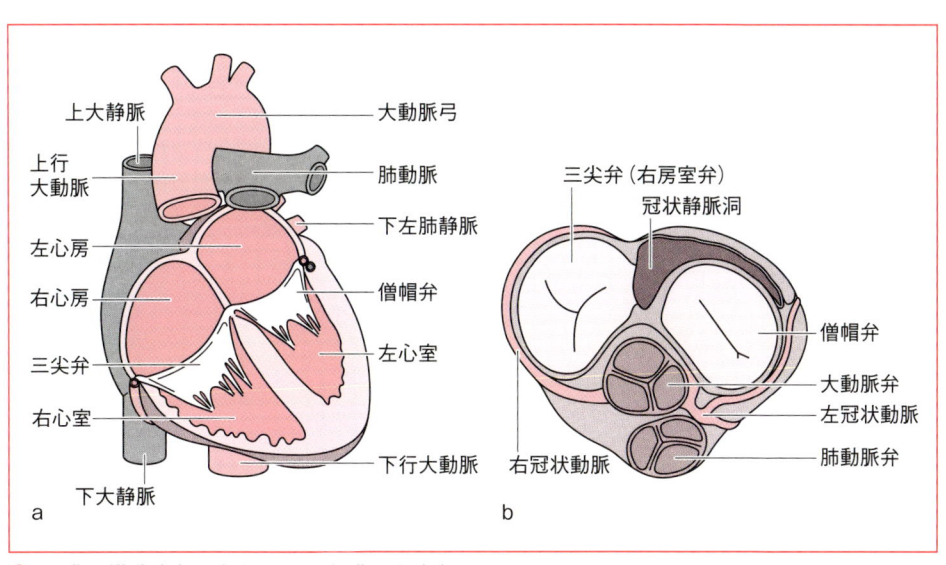

❶ 心臓の構造（a）と上からみた心臓の弁（b）

- 左心室は大動脈から，右心室は肺動脈から血液を送り出し，左心房は肺静脈から，右心房は上・下大静脈から血液が流入する．
- 心臓の壁は内腔側から心内膜，心筋，心外膜の3層で成る．

2　心臓の弁

- 心臓には弁（valve）が4か所ある（❶）．4つの弁のうち左心房と左心室間にある僧帽弁[*1]のみ2枚の弁尖[*2]から成る二尖弁であり，大動脈弁，肺動脈弁，三尖弁（右房室弁）は3枚の弁尖から成る．
- 房室弁は腱索と乳頭筋で心筋とつながっており，血液の逆流を防止するしくみとなっている．

3　心臓の血管

- 心臓は大動脈基始部にあるバルサルバ（Valsalva）洞から左右に分枝する冠状動脈（coronary artery）で養われている．左冠状動脈は主幹部を有し，前下行枝と回旋枝に分かれる（❷）．
- 冠状動脈は他の動脈と異なり，収縮期にその血流は減少し，拡張期に血流が増加する[*3]．
- また，冠状動脈は機能的終動脈であり，閉塞により心筋の壊死が起こる．これが急性心筋梗塞である．
- 一方，心臓の静脈は，心臓の後面で心房と心室の境に接する冠状静脈洞と呼ばれる静脈に流れ込んだ後，右心房に灌流する．

4　心臓の機能および特性

- 心臓がそのポンプ機能を発揮するためには，心房と心室が一定間隔で電気活動を行い，心臓の収縮を起こすことが必要である．電気活動とは電気的興奮の発生とその伝導であり，刺激伝導系といわれる心筋群がこれを行う．
- 心筋群には，一定の間隔で興奮してリズムを作り出す細胞，興奮を伝える細胞，心房や心筋の壁を構成して収縮する細胞がある．
- 刺激伝導系の電気的興奮を起こすペースメーカー的な機能は，洞房結節，房室結節とプルキンエ（Purkinje）線維の3か所にある．洞房結節で発生した電気的興奮は，左右

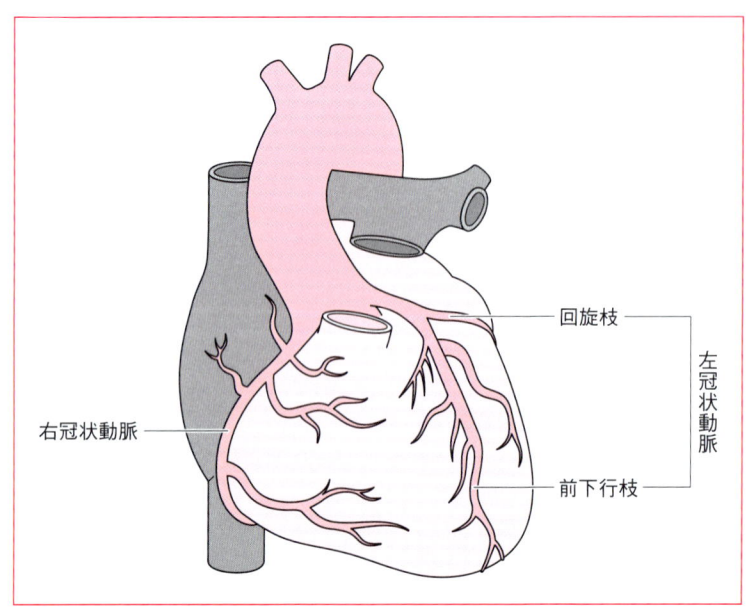

❷　冠状動脈

豆知識

心臓の中で最も胸壁に近いのは右心室で，最も背部にあるのは左心房である．すなわち，心臓の背部を走っている食道に接しているのは，左心房である．

[*1] 外形に由来して名づけられた．左房室弁ともいう．

[*2] 弁を構成する可動性のある膜を指す．

[*3] 冠状動脈は左室の中を走行している血管であるため，収縮期には血管抵抗が上がり，拡張期には抵抗が下がって，血液は流れやすい状態になる．

【用語解説】
機能的終動脈：毛細血管に移行する前の小動脈のうち，他の動脈との相互の吻合のないものを終動脈といい，この動脈が血栓などで閉塞すると支配領域の組織は壊死に陥る．わずかの吻合があって側副路を通じてわずかに血流が保たれても不十分なことが多く，組織に壊死を引き起こす動脈を機能的終動脈という．

豆知識

冠状動脈に脂質やマクロファージなどが蓄積して，粥状動脈硬化病変を形成するが，この病変をプラークといい，動脈の内膜に形成される．急性心筋梗塞はこのプラークが破裂し，血栓が形成され，動脈を閉塞することにより発症すると考えられている．

1 心臓の形状・しくみとはたらき

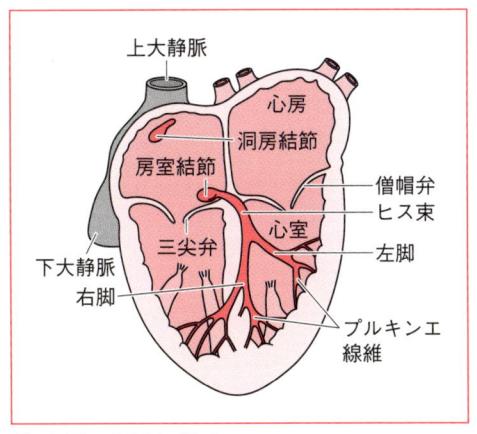

❸ 心臓の刺激伝導系

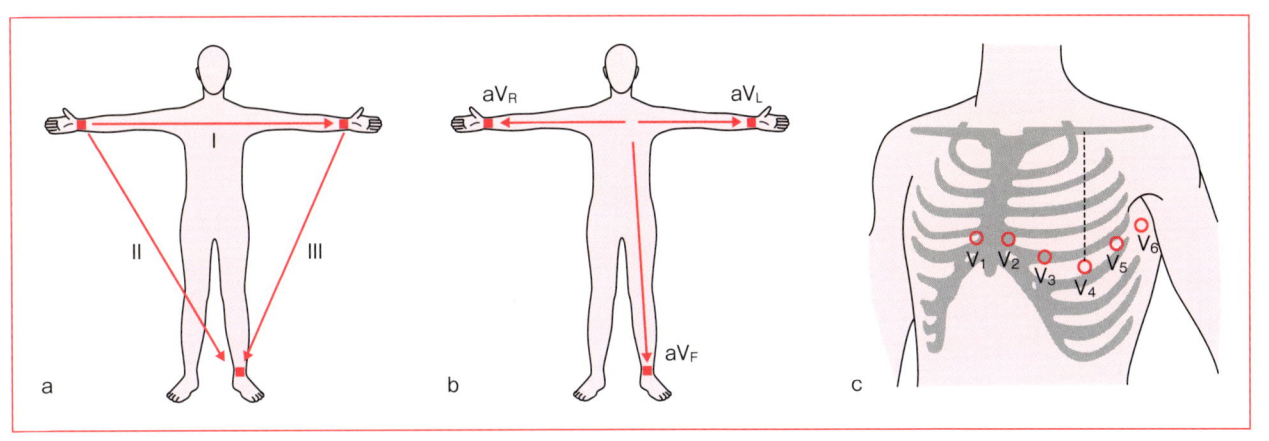

❹ 心電図の誘導
a：標準肢誘導，b：単極肢誘導，c：単極胸部誘導．

の心房を経て房室結節へ，そしてヒス（His）束，左脚，右脚，プルキンエ線維を通って心臓全体に伝わる（❸）．

- この電気的興奮を体表面から測定するのが心電図であり，電気的興奮の異常により不整脈が発生する．

5　心電図の記録方法と診断への応用

心電図の記録方法 （❹）

標準肢誘導
- 両手および左足のそれぞれ2つの組み合わせで，2つの電極間の電位差を測定する．第Ⅰ誘導は右手-左手間電位差，第Ⅱ誘導は右手-左足間電位差，第Ⅲ誘導は左手-左足間電位差である（❹a）．

単極肢誘導
- 両手，左足に置かれた電極から抵抗を介して作った不関電極と右手（aV_R），左手（aV_L），左足（aV_F）に置かれた関電極とのあいだで記録した心電図である（❹b）*4．

単極胸部誘導
- 心臓の表面に関電極を置いて，不関電極のあいだで電位差を記録する．V₁～V₆まで6か所ある（❹c）．
① V₁：第4肋間胸骨右縁．
② V₂：第4肋間胸骨左縁．
③ V₃：V₂とV₄の結合線の中点．

豆知識

さまざまな不整脈があるが，大きく分けて心室性と上室性（房室結節より上位で発生）の2つがある．上室性不整脈の代表的なものは心房細動である．心房細動になると心房の収縮がなくなるため，心拍出量が約3割減少するとともに，心房内で血栓が作られ，それが流れて末梢の血管を閉塞することがある．脳塞栓が代表例である．

*4 aV_R，aV_L，aV_FのaVはamplified voltageの略で，増幅された電位差という意味である．

33

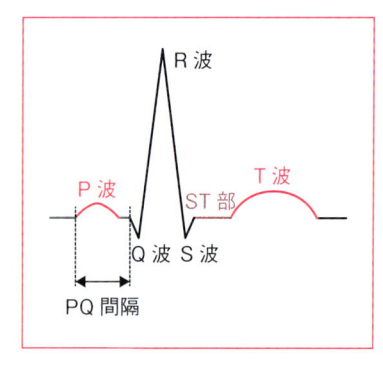

❺ **心電図波形**
心電図波形は，P, Q, R, S, Tの5つの波で構成される．PQ間隔は洞房結節から心房内を経て房室結節に至るまでの時間，QRSは心室の電気的興奮，T波は心室の興奮消退を表している．

④ V_4：鎖骨中線と第5肋間を横切る水平線との交点．
⑤ V_5：V_4の高さの水平線と前腋窩線との交点．
⑥ V_6：V_4の高さの水平線と中腋窩線との交点．

心電図の意義と診断への応用

- 心電図（electrocardiogram）は上記の標準肢誘導，単極肢誘導，単極胸部誘導の併せて12誘導の記録をとることが一般的である．
- ❺に典型的な心電図波形を示す．PQ間隔は洞房結節から心房内を経て房室結節に至るまでの時間，QRSは心室の電気的興奮，T波は心室の興奮消退を表す．
- 心電図からは，以下のポイントで心臓における電気的興奮の発生や，その伝播に伴う生体情報が得られる．
- 洞房結節において規則正しいリズムで電気的興奮が生成されているかどうか．
- 心房から心室に至る刺激伝導系を電気的興奮が正常に伝播しているかどうか．
- 心房細動や心室細動などの不整脈が発生しているかどうか．
- 心筋虚血（狭心症，心筋梗塞）や心肥大の診断．

6 心臓のポンプ機能

- 心臓は心房と心室が規則正しく交互に収縮，弛緩を繰り返して血液を送り出すポンプである．
- 心臓が1回収縮した後に弛緩するまでを心周期という．この心周期が0.8秒の場合，収縮期が0.3秒，拡張期は0.5秒である．
- 心臓のポンプ機能により，心臓から1分間に拍出される血液量を心拍出量（cardiac output）といい，安静時の心拍出量は毎分約5Lである．
- 心拍出量＝1回拍出量×心拍数/分
- 安静時の健常成人の1回拍出量は約70 mLである．

2 血液の循環

1 肺循環*5（❻）

- 右心室から出る肺動脈は静脈血を肺に送り，肺の毛細血管網と肺胞とのあいだでガス交換を行う．静脈血を動脈血に変え，肺静脈を経て左心房に戻る．
- したがって，肺静脈の酸素飽和度が最も高い．すなわち，肺循環においては体循環と異なり，動脈を静脈血が，静脈を動脈血が流れる．

2 体循環（❻）

- 心臓のポンプ機能によって拍出された血液は，動脈を通って各組織を灌流し，静脈を

左心室の拍出量と右心室の拍出量は同じなんだ！

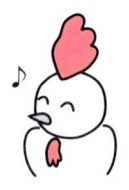

豆知識
心不全：心臓の血液を送り出すポンプ機能が不十分であり，全身の臓器に必要な血液循環量を保てない病態をいう．原因としては心筋梗塞による心筋の壊死，高血圧，弁膜症などがある．高齢化とともに増加し，栄養療法がきわめて重要な病態である．

*5 5章「2 呼吸器のはたらき 3 肺循環」（p.46）も参照．

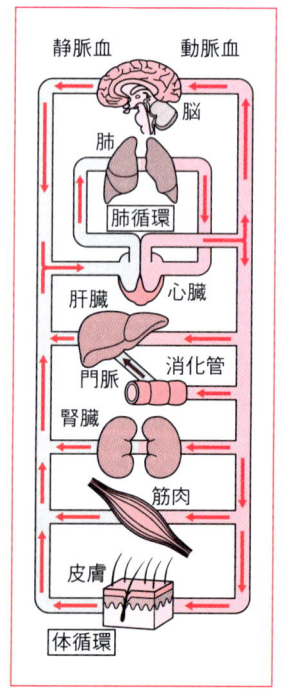

❻ **肺循環，体循環**

通って再び心臓に戻る．
- 血液によって各組織に運ばれた酸素や栄養素は，透過性の高い毛細血管の壁を通って血管外に出，組織の細胞に供給される．

3 血管の構造とはたらき

1 動　脈

- 動脈（artery）の壁は内側から内膜，中膜，外膜の3層から成る（❼）．
- ①内膜：1層の内皮細胞と結合組織から成り，中膜とのあいだに内弾性板が存在する．
- ②中膜：平滑筋と弾性線維で構成される*6．動脈では静脈と比べて，中膜が厚くなっており，収縮期に生じる高い圧に耐えられるようになっている．
- ③外膜：結合組織でできている．
- 動脈は心臓から拍出される血液を各組織に運搬するはたらきをする血管である．

2 静　脈

- 静脈（vein）は動脈と同様に3層から成るが（❼），静脈には静脈弁があり血液の逆流を防いでいる．
- 静脈弁は心臓に向かう血液の逆流を防ぐ一方向性の弁で，四肢静脈で発達している．血液が重力などにより四肢静脈にたまるのを防ぎ，血液を心臓へ還流させる役割を担っている．
- 壁は動脈よりもはるかに薄く，弾性線維に乏しい．

3 毛細血管

- 毛細血管（capillary）の構造は内膜1層で，内皮細胞と結合組織から成る．太さは直径5〜10μmである．
- 全身の細胞や組織と血液のあいだの物質交換，ガス交換を行う．したがって，代謝の盛んな組織では毛細血管が非常に多い．

*6 中膜が主として平滑筋で構成されている動脈を筋型，弾性線維でできている動脈を弾性型という．末梢の動脈は筋型で，大動脈など心臓に近い大きな動脈は弾性型である．

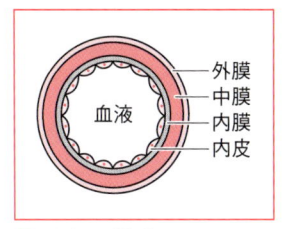

❼ 血管の構造

4 血　圧

1 概　要

- 血圧（blood pressure）とは，大動脈に近い太い動脈の内圧をいう．
- 血圧は心臓周期に従って変動する．心室が収縮したときに最も高く（収縮期血圧），

Column　リンパ系

血管以外にも，体液循環にかかわるものにリンパ系がある．リンパ系は血管のように一続きで循環する回路ではなく，末梢組織から盲端（管の一方が閉じて袋状になっている）の毛細リンパ管として始まる．毛細血管が回収できなかった組織液を回収し，毛細リンパ管どうしで融合しながら，より直径の太いリンパ管となってリンパ液（組織液）を運ぶ．リンパ管はリンパ節を経て，頸部の鎖骨下静脈に合流する．

また，リンパ系は免疫系にも関係する．リンパ節には末梢組織から流入してきたリンパ液を濾過するはたらきがあり，ここで病原体や毒素などをとらえて排除する．詳しくは10章「免　疫」（p.97）を参照．

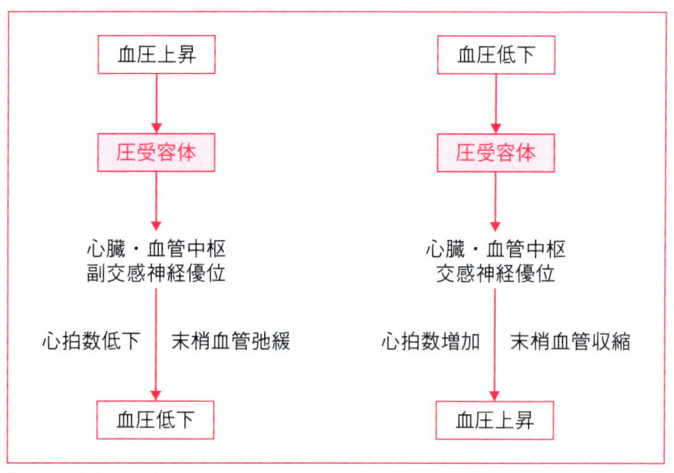

```
血圧上昇          血圧低下
  ↓               ↓
圧受容体         圧受容体
  ↓               ↓
心臓・血管中枢   心臓・血管中枢
副交感神経優位   交感神経優位

心拍数低下 末梢血管弛緩  心拍数増加 末梢血管収縮
  ↓               ↓
血圧低下         血圧上昇
```

❽ 圧受容体反射

心室が拡張したときに最も低い（拡張期血圧）．
- 電圧と電流，抵抗の関係を表すオームの法則が，血圧と心拍出量，末梢血管抵抗にも成立し，［血圧＝心拍出量×末梢血管抵抗］という関係がある[*7]．
- 血圧は自律神経（交感神経，副交感神経）や内分泌系のはたらきによって適正な値が保たれている．

2　内分泌系による血圧調節

- 多くのホルモンが血圧調節に関与する．
- 副腎髄質から分泌されるアドレナリンやノルアドレナリンが，心拍数を高め血圧を上げる（交感神経優位な状態）．
- レニン-アンジオテンシン系も血管抵抗と体液量の調節を介して，血圧を調節する．特にアンジオテンシンⅡは強力な血管収縮作用を示す．
- 内皮細胞から分泌される血管平滑筋を収縮あるいは弛緩させるホルモンや，ホルモンの作用で放出される血管作動性物質（一酸化窒素など）も，血圧調節に関与している．

3　心臓と血管に対する自律神経の作用

- 心臓は体外に取り出してもしばらく拍動を続けられるほどの独立性をもつが，血圧調節や運動に伴う血流量の増加に対応するため，自律神経によって調節されている．
- 交感神経終末から放出されるノルアドレナリンは，心臓の収縮力を強め，心拍数を増加させる．
- 副交感神経終末から放出されるアセチルコリンは，心拍数を減少させる．

4　圧受容体反射

- 心臓と血管の制御にかかわる自律神経の中枢である心臓・血管中枢は，延髄に存在する．
- 心臓・血管中枢は，大動脈と頸動脈洞の圧受容体から血圧に関する情報を感受し，交感神経，副交感神経を調節することにより，心拍出量と末梢血管抵抗を調節する（❽）．これを圧受容体反射（baroreflex）という．

参考文献
・青峰正裕ほか．イラスト解剖生理学．第2版．東京教学社；2015．pp.91-107．
・高野康夫編．エキスパート管理栄養士養成シリーズ　解剖生理学．第2版．化学同人；2012．pp.136-51．

オームの法則が血圧と心拍出量，末梢血管抵抗にも成立する！

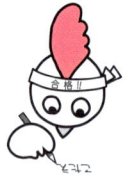

[*7] 心拍出量は1回心拍出量と心拍数（一般に1分間）の積であり，末梢血管抵抗の大部分は細動脈に由来する．

豆知識
降圧薬は血圧のメカニズムからさまざまな作用をもつものが存在する．血管拡張により末梢血管抵抗を下げるもの，交感神経を抑えて心拍出量を抑えるもの，レニン-アンジオテンシン系を抑えるもの，利尿作用により循環血液量を減らすもの，などに分けられる．

カコモンに挑戦!!

◆◆ 練習問題 ◆◆

Q1. 次のうち最も酸素含有量が多い血液が流れている血管はどれか．
a. 大動脈
b. 肺動脈
c. 冠動脈
d. 肺静脈
e. 下大静脈

Q2. 心電図に関する記述で正しいのはどれか．
a. 心電図のT波は心房の興奮を示す．
b. 心電図で弁の異常を診断することができる．
c. P波はQRSのあとに来る．
d. PQは心房内を電気的興奮が伝わる時間である．
e. 心電図は6誘導が基本である．

Q3. 血圧に関する記述で正しいのはどれか．
a. 心拍出量が上がると血圧は下がる．
b. 末梢血管抵抗が上がると血圧は下がる．
c. 血圧を感知する圧受容体は下大静脈にある．
d. アンギオテンシンⅡは血管拡張作用を示す．
e. 血圧が上昇すると圧受容体が感知し，副交感神経優位となる．

◆ 第29回-38
循環器系の構造と機能に関する記述である．正しいのはどれか．1つ選べ．
(1) リンパ液は，鎖骨下動脈に流入する．
(2) 洞房結節は，左心房に存在する．
(3) 門脈を流れる血液は，静脈血である．
(4) 心拍出量は，右心室よりも左心室の方が多い．
(5) 末梢の血管が収縮すると，血圧は低下する．

解答&解説

◆◆ 練習問題 ◆◆

Q1. 正解 d

Q2. 正解 d

Q3. 正解 e

◆ 第29回-38　正解（3）
解説：正文を提示し，解説とする．
(1) リンパ液は，鎖骨下静脈に流入する．
(2) 洞房結節は，右心房に存在する．
(3) 門脈を流れる血液は，静脈血である．
(4) 心拍出量は，右心室も左心室も変わらない．
(5) 末梢の血管が収縮すると，血圧は上昇する．

第5章 呼吸器

学習目標
- 呼吸器（鼻から喉頭までの上気道と気管から肺までの下気道）の構造を理解する
- 以下の呼吸器の機能を理解する
  - ①呼吸調節：伸展受容体，呼吸中枢
  - ②換気運動：吸気と呼気における呼吸筋と胸郭の動き
  - ③ガス交換：肺胞での外呼吸，酸素と二酸化炭素の交換，肺動脈と肺静脈
  - ④酸塩基平衡：pHの呼吸性調節

要点整理
- 呼吸器は空気を吸入し，CO_2を体外に呼出する通路である．
- 肺胞において吸い込んだ空気中のO_2を血液に取り入れ，体内のエネルギー代謝で生じたCO_2を排出するガス交換を行う．
- 血液中のpHは非常に狭い範囲内で恒常性が保たれており，呼吸器がその調節をしている．
- 鼻は嗅覚をつかさどる器官で，中耳の気圧調節，吸入する空気の湿潤・加温などを行い，喉頭は発声などを行う．
- 吸気時・呼気時に横隔膜が収縮・弛緩することで呼吸運動を行う．

　栄養素をもとにエネルギーを作り出すために酸素は必要であり，ヒトが生きていくためには栄養と酸素は不可欠である．呼吸器の最大の役割はその酸素を体内に取り入れることであり，また細胞内でのエネルギー産生過程の代謝により生じた二酸化炭素の一部をそのまま体外へ排出し，血液のpHの調節も行っている．

1 呼吸器の形状・しくみ（❶, ❷）

- 大気中の空気を取り込んで血液まで運ぶ通路が気道であり，また気道は体内においてエネルギー産生過程で発生する二酸化炭素を血液から逆に大気中へ排気する通路でもある．
- 気道は鼻から鼻腔を通り，あるいは口から口腔を通って咽頭に至り，咽頭で前方の喉頭，気管，気管支を経て肺に達する．鼻腔から喉頭までを上気道，気管から肺までを下気道と呼ぶ．
- 肋骨と横隔膜で囲まれた肺を入れた空間を胸腔という．胸腔の中央部に位置し左右の肺のあいだは縦隔と呼ばれ，神経，胸腺，リンパ，血管，心臓などが存在する．

1 鼻と鼻腔，副鼻腔（❷）

- 鼻（nose）は鼻骨と鼻軟骨で形成され，外鼻孔が気道の入り口である．
- 鼻腔（nasal cavity）は鼻中隔により左右に分けられ，さらに上・中・下の3つの鼻甲介により，それぞれ上鼻道・中鼻道・下鼻道に分けられ，それらが合流して後鼻孔となり咽頭へ続いている．吸入した空気はこの鼻腔を通過するときに加温・加湿される．
- 余分な涙は鼻腔に開口する鼻涙管を通じて排泄されている．涙が出ると鼻水が出るのはこのためである．

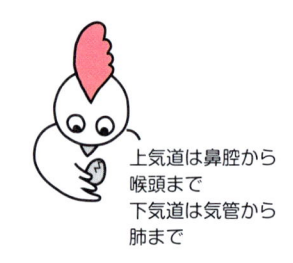

上気道は鼻腔から喉頭まで
下気道は気管から肺まで

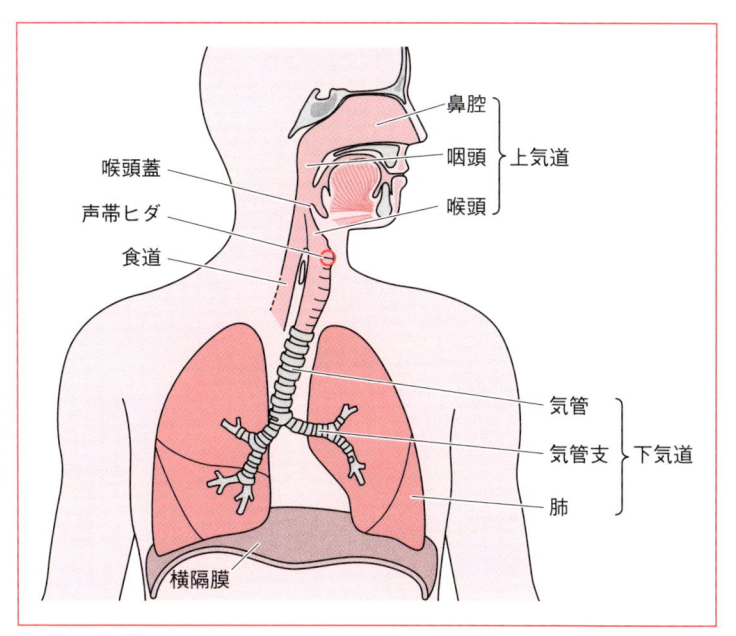

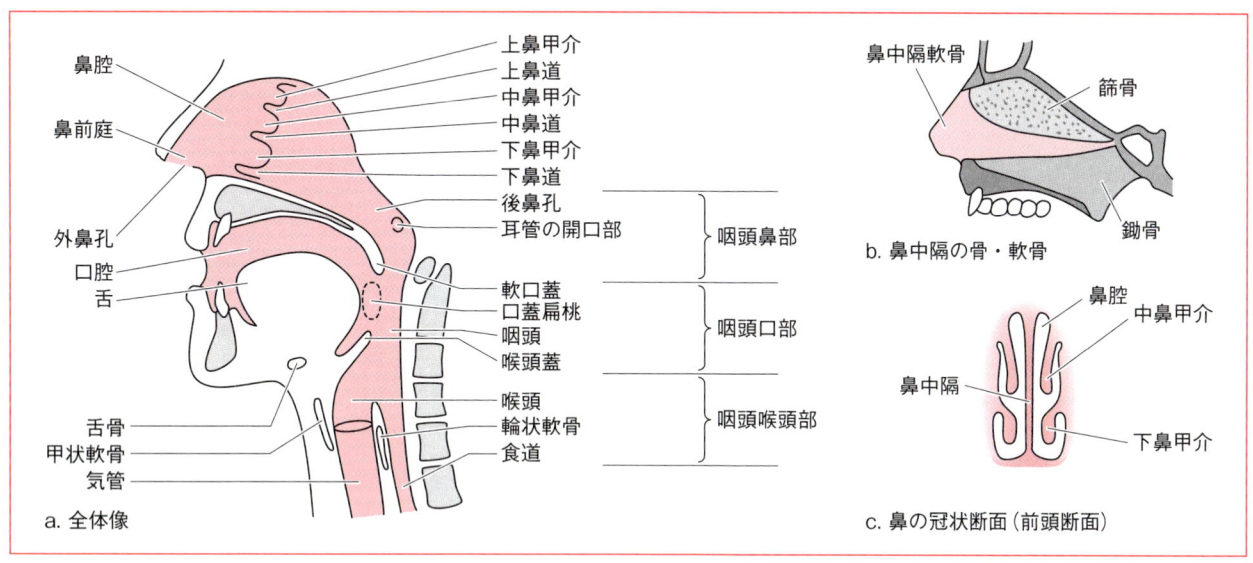

1 呼吸器の形状・しくみ

❶ 気道の構成

❷ 上気道の構造
a. 全体像
b. 鼻中隔の骨・軟骨
c. 鼻の冠状断面（前頭断面）

- 頭蓋骨には副鼻腔（paranasal sinus）と呼ばれる空洞があり，前頭洞，蝶形骨洞，篩骨洞，上顎洞の4つから成り，鼻腔へ開口している．
- 鼻腔は多列線毛円柱上皮細胞で覆われ，多くの鼻腺を有する．
- 鼻中隔の前下部には，キーゼルバッハ（Kiesselbach）部位と呼ばれる毛細血管に富んだ静脈叢があり，これの破綻により鼻出血が起こりやすい．
- 鼻腔の最上部の嗅粘膜には嗅細胞があり，嗅細胞の嗅神経線維が篩板の小孔を通り大脳に達して，嗅覚機能を受けもっている．

2 咽 頭（❷）

- 咽頭（pharynx）は鼻腔，口腔からつながり，前下方に位置する気道としての喉頭と下方に位置する食物の通路としての食道に分かれる．
- 咽頭鼻部，咽頭口部，咽頭喉頭部に分けられ，咽頭鼻部には中耳とつながっている耳管の開口部があり，鼓膜の気圧差をなくす役割をもつ．
- 咽頭鼻部の後壁上部にはリンパ節が多数集まり，咽頭扁桃（アデノイド）を形成する．小児ではこの部位が肥大している場合がある．

豆知識
飛行機での離着陸時や高速エレベーターでの昇降時に出現する一時的な耳の閉塞感が，鼻をつまんでぐっと力を入れて力むと消失するのも，中耳と咽頭鼻部とが耳管でつながっているためである．一方，鼻炎がこじれると，耳管を通して中耳炎を併発することにもなる．

3 喉 頭（❸）

- 喉頭（larynx）の外側は舌骨，甲状軟骨*1，輪状軟骨によって守られている．
- 喉頭の内側では，上部に喉頭蓋があり，声門そして気管に続く．嚥下時には，咽頭が上部へ引き上げられ，喉頭蓋が喉頭入り口に押し付けられて，食物が喉頭へ流入せず食道へ進むようになっている．
- 声門は左右に前庭ヒダと声帯ヒダから成るヒダで構成され，呼吸時はヒダが開いており，このヒダを振動させることにより発声が行われる（❹）．
- 声帯は反回神経による支配を受けており，甲状腺がんなどの頸部手術時などに反回神経を損傷すると声が出なくなる場合がある．

*1 「のどぼとけ」は甲状軟骨の部分にあたる．

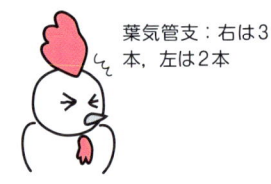

4 気管，気管支（❺）

- 喉頭から先が気管（trachea）となり下行して，左右の主気管支に分かれ，主気管支は

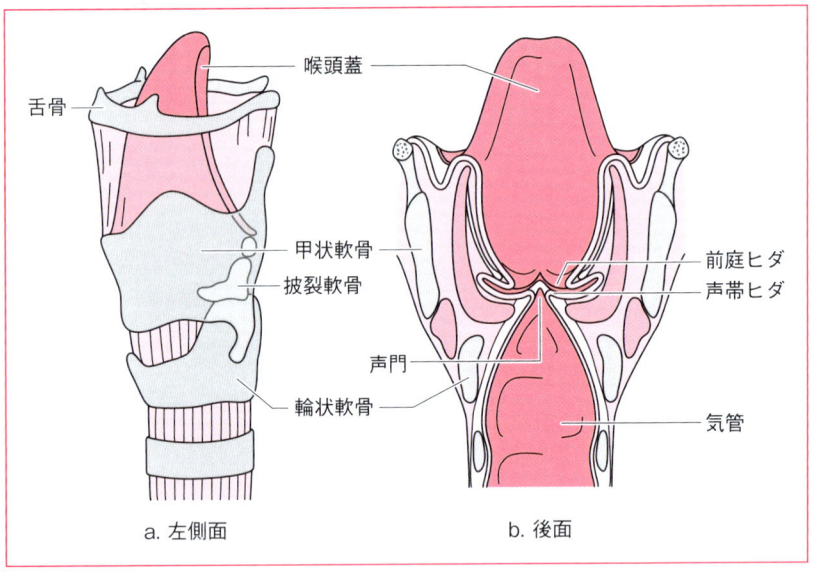

葉気管支：右は3本，左は2本

❸ 喉頭の構造

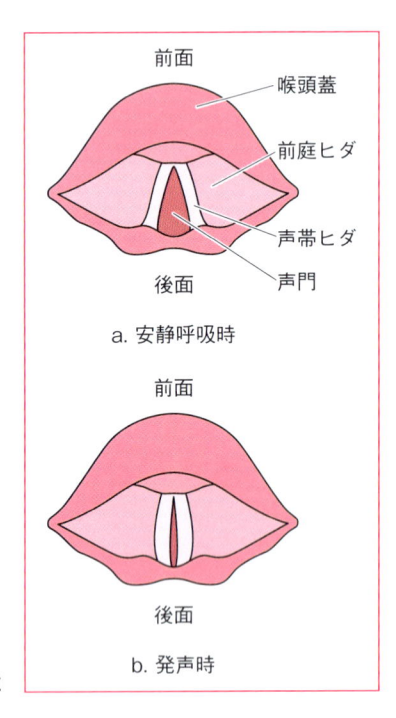

❹ 声帯の構造

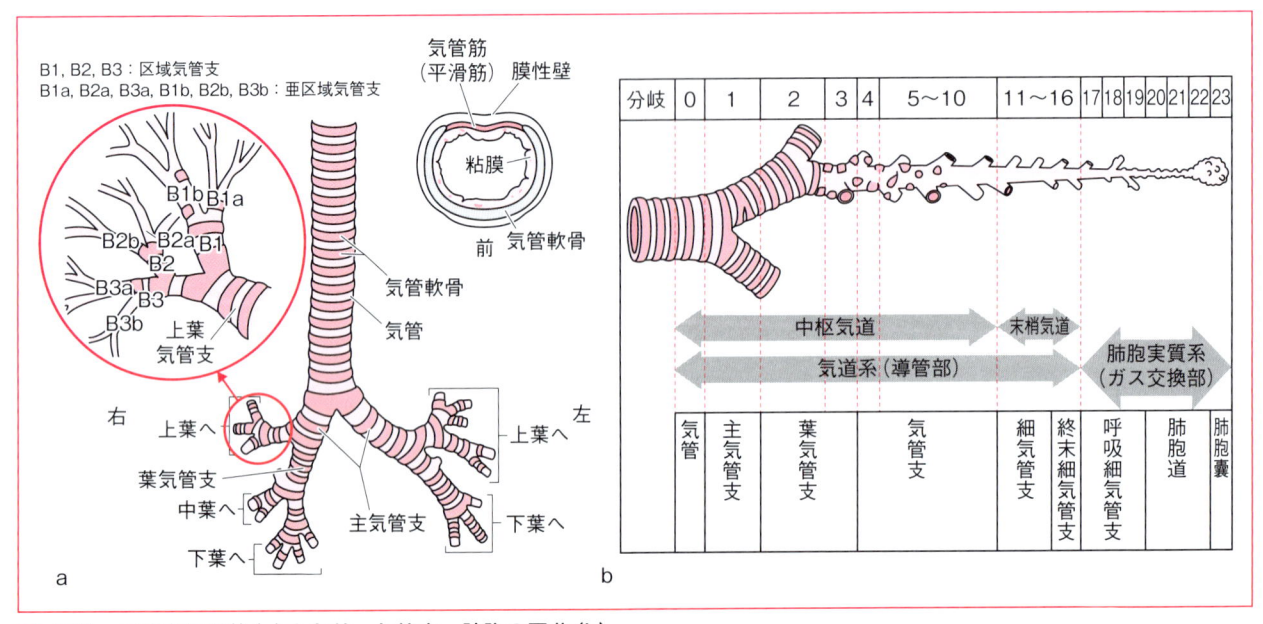

a. 安静呼吸時
b. 発声時

❺ 気管・気管支の形状（a）と気管・気管支〜肺胞の区分（b）

さらに葉気管支（右は上葉・中葉・下葉気管支の3つ，左は上葉・下葉気管支の2つ）に分かれる．
- その後も区域気管支（右10本，左8本），亜区域気管支，細気管支（終末細気管支に続いて呼吸細気管支となる）と分枝を20～23回繰り返して，肺胞管を通り肺胞に至る．
- 気管の前方と両側方は軟骨で覆われるが，後方には軟骨はなく，平滑筋による膜様部を形成し食道に接している．
- 気管支（bronchi）の軟骨は細気管支以下ではみられないので，周囲から圧迫を受けると細気管支内腔は容易に閉塞しやすい（呼吸細気管支では平滑筋の代わりに弾性線維により管腔構造の形状を保っているが，これも外部からの圧迫には弱い）．
- 気管・気管支の内腔は基底膜の上に基底細胞，線毛円柱上皮細胞，杯細胞が重層したような形に並び，細気管支では杯細胞が消失し，代わりにクララ（Clala）細胞が出現する．

5 肺

- 肺（lung）は胸膜で覆われているが，肺を直接包む胸膜を臓側胸膜，胸腔を覆う胸膜を壁側胸膜と呼ぶ．臓側胸膜と壁側胸膜のあいだは胸膜腔といい，約5 mLの漿液が存在する．
- 左右肺の内側の中央部辺りが肺門部であり，ここを気管支，肺動脈，肺静脈，リンパ，神経などが通っている．また肺門にはリンパ節も多数集まり肺門リンパ節を形成している．
- 右肺は左肺よりやや大きく，右肺は上葉・中葉・下葉の3葉，左肺は上葉・下葉の2葉に分かれ（❻），さらにS1，S2，…，S10といった区域に分類される．区域に対応する気管支が区域気管支でB1，B2と表され，区域気管支はさらにB1a，B1bといった亜区域気管支で細かく示される．
- 肺胞は直径100～200 μmぐらいの気体を含む袋状の器官であり，多数の肺胞が薄い壁で接して肺胞囊を形成し，肺の周りに多数の毛細血管が分布している（❼a）．
- 肺胞の内面は95％以上に及ぶ非常に薄く扁平なⅠ型肺胞上皮細胞で覆われ（❼b），この肺胞上皮細胞と毛細血管，両者のあいだの結合組織を介して，酸素（O_2）が肺胞から毛細血管の中に取り込まれ，毛細血管中の二酸化炭素（CO_2）が肺胞へ移動する．
- そのほか，肺胞内にはⅠ型に比べ大型のⅡ型肺胞上皮細胞も存在し（❼b），サーファクタントと呼ばれる界面活性物質を分泌している．

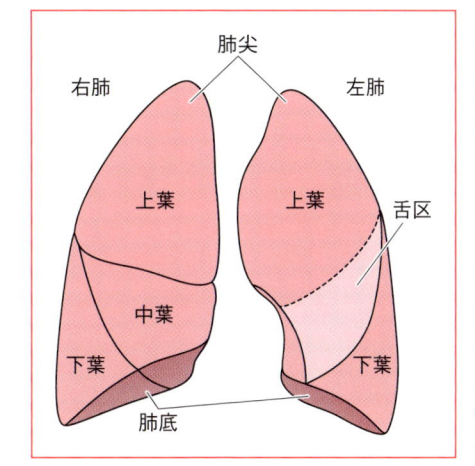

❻ 左右の肺の形状の違い

> **豆知識**
> 高齢になると唾液などの自然な嚥下運動が徐々に低下し，細菌などとともに気管，気管支へ入り込むことによって肺炎が起きる．これを誤嚥性肺炎と呼ぶ．気管から分岐する左右の気管支は左に比べて右が太く，しかも急角度の分枝であるため，食物や飲み物が誤って気道に入ったときは右の気管支（特に右下葉）に行きやすい．誤嚥性肺炎が右下葉に起こりやすいのはこのためである．

右肺は上葉・中葉・下葉の3葉，左肺は上葉・下葉の2葉から成る！
左肺の上葉の一部は舌区と呼ばれる！

Column　気管支喘息

気管支喘息，特に小児喘息では気管支平滑筋が攣縮して気道閉塞が起こり呼吸困難となるが，攣縮がとれると気道が広がり，呼吸困難から解放される．しかし，成人や重症の小児喘息では慢性アレルギー炎症も加わり，気管支平滑筋攣縮のみならず気道分泌の亢進，粘膜浮腫，気道のリモデリングによる気管支閉塞機転のため，気管支平滑筋攣縮の解除だけでは閉塞が改善せず，ステロイドホルモンの投与が必要となる．

❼ 肺胞の外観（a）と微細構造（b）

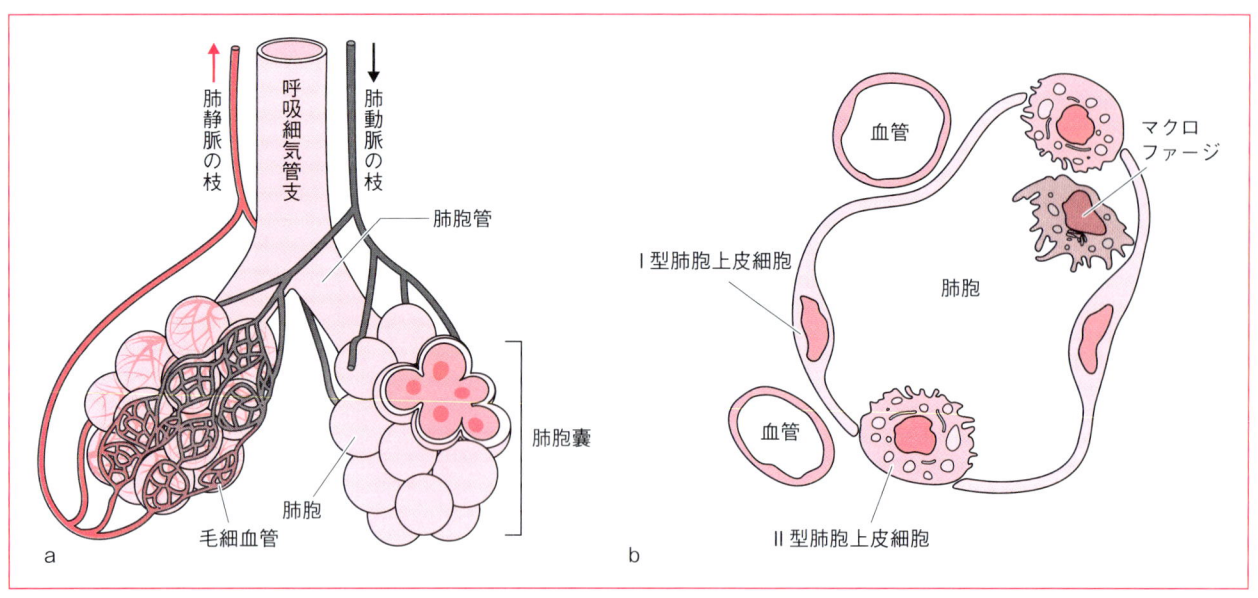

2 呼吸器のはたらき

1 呼吸

気道のはたらき

- 気道は空気が通る通路としてだけでなく，さまざまな役割を果たしている．

加温

- 鼻腔内を空気が通過するとき，上・中・下鼻道に分かれているため表面積が大きく，熱交換器としてのはたらきにより加温され，咽・喉頭，気管，気管支に到達するあいだに冷気による刺激を緩和している．

加湿

- 鼻腔，気管，気管支の粘膜表面に分泌された粘液により，吸入された空気は加湿され，分泌腺のない細気管支から肺胞にかけての乾燥を防いでいる．

生体防御

- 大きなものは鼻毛でブロックされ，細菌などは気道粘膜内の杯細胞から分泌される粘液に含まれるリゾチームや免疫グロブリンA（IgA：immunoglobulin A）などにより殺菌され，気道表面の線毛により咽頭方向へ運ばれ嚥下される．
- 気管・気管支の粘液産生が亢進すると，痰となって咳とともに体外へ喀出される．
- 痰が産生されなくとも気管や気管支が直接刺激されれば咳が出て，異物を喀出しようとする．
- 異物が鼻腔を刺激するとくしゃみにより異物を排出しようとするが，異物を鼻から吸い込まないように口から吸気が行われ，くしゃみが出る．

外呼吸と内呼吸

- 空気を吸入し，空気中のO_2は肺胞を介して血液中に取り込まれ，体内で発生したCO_2は肺胞を介して血液中から体外へ排出される．このことを外呼吸（external respiration）と呼び，このO_2とCO_2の交換をガス交換と呼ぶ．
- 外呼吸に対し，血液中に取り込まれたO_2が全身に運ばれて細胞へ取り込まれるとき，細胞内代謝で生じたCO_2とガス交換が行われるが，これを内呼吸（internal respiration）という．

肺胞では外呼吸，体内細胞では内呼吸

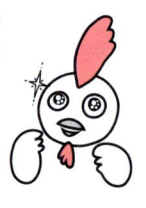

- 肺胞でガス交換が高効率に行われるように，2〜7億個から成る肺胞の表面積は90〜100 m^{2}にも及ぶ．また，肺胞内のⅡ型肺胞上皮細胞から分泌されるサーファクタントが肺胞内面の表面張力を弱め，肺胞を球状に保つことにより，肺胞がつぶれて表面積が減少するのを防いでいる（❽）．

(1) 肺におけるガス交換：外呼吸（❾）

- 肺胞では，毛細血管のあいだに存在する肺胞壁（肺胞上皮細胞，基底膜，毛細血管内皮細胞）を介してO_2とCO_2のガス交換が行われる．
- 空気中のO_2は約21%，CO_2が0.03%，窒素が約78%であり，気道を通った空気は死腔*2の気体と混ざり，肺胞内に達した気体はO_2が約14%，CO_2が約6%となる．
- 肺胞内全体のガス圧は外気圧の760 mmHgと同じであり（1気圧の場合），水蒸気圧は飽和状態で47 mmHg存在するので，肺胞内酸素分圧（PAO_2）は，肺胞気圧から水蒸気圧を引いた値に肺胞でのO_2濃度をかけた値になり，$(760-47) \times 0.14 ≒ 100$ mmHgとなる．
- 同様に，肺胞内二酸化炭素分圧（$PACO_2$）は，$(760-47) \times 0.06 ≒ 40$ mmHgとなる．肺胞から毛細血管へのガスの移動は分圧差による拡散により行われる．
- PAO_2は100 mmHg，肺動脈から流れてきた静脈血の酸素分圧は40 mmHg，この差の60 mmHgの分圧差（肺胞気動脈血酸素分圧較差〈$AaDO_2$〉）により肺胞内から毛細血管へO_2が移動する．
- 逆にCO_2の場合は，$PACO_2$が40 mmHg，肺動脈から流れてきた静脈血のCO_2分圧46 mmHgであり，6 mmHgの差により毛細血管から肺胞内へCO_2が移動する．
- CO_2の分圧差は6 mmHgと酸素の60 mmHgと比べはるかに小さいが，ガスの拡散係数（ガスの移動しやすさ）はO_2に比べてCO_2が20〜30倍大きいので，分圧差が小さくてもCO_2のほうがO_2に比べて拡散しやすい．

(2) 組織におけるガス交換：内呼吸（❾）

- 外呼吸によって血液中に取り込まれたO_2は赤血球中のヘモグロビンに結合して，肺

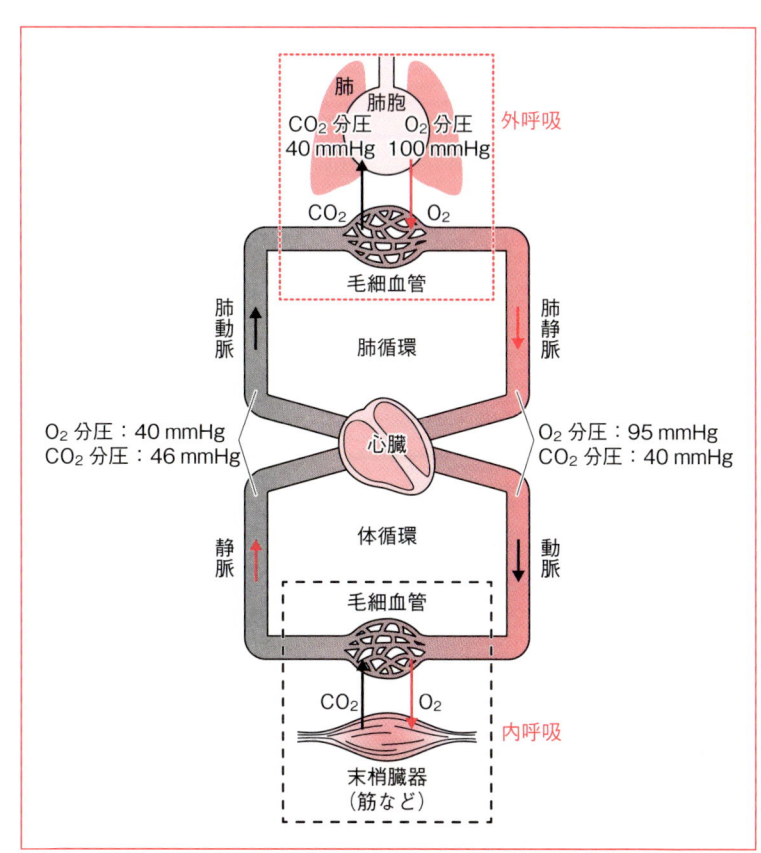

❾ ガス交換のメカニズム（外呼吸と内呼吸）と各部位でのO_2・CO_2分圧

サーファクタントは，肺胞内に分泌される界面活性物質なんだ！

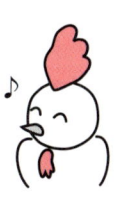

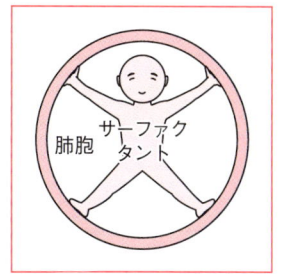

❽ 肺サーファクタントのはたらき

*2 本項p.45の用語解説を参照．

豆知識

未熟児などでは，誕生時にサーファクタントを十分に産生できず，肺胞が虚脱して呼吸障害が起こることがあり，これを新生児呼吸促迫症候群（IRDS：infant respiratory distress syndrome）という．

【用語解説】
肺胞気動脈血酸素分圧較差（$AaDO_2$）：肺胞内酸素分圧と動脈血酸素分圧の差．肺胞壁の炎症・線維化などで酸素が肺胞から血管に移動しにくくなると，この差が大きくなる．低酸素血症の原因となる肺胞低換気，拡散障害，シャント，換気血流不均等（後述）を評価するのに有用で，通常10 mmHg以下が正常である．$AaDO_2 = PAO_2 - PaO_2$（動脈血酸素分圧）

豆知識

一酸化炭素（CO）中毒：COのヘモグロビンとの結合能はO_2よりはるかに強い．CO中毒ではCOが多量にヘモグロビンと結合するために，O_2が結合できなくなり，全身にO_2が運べない結果，致死的になる．

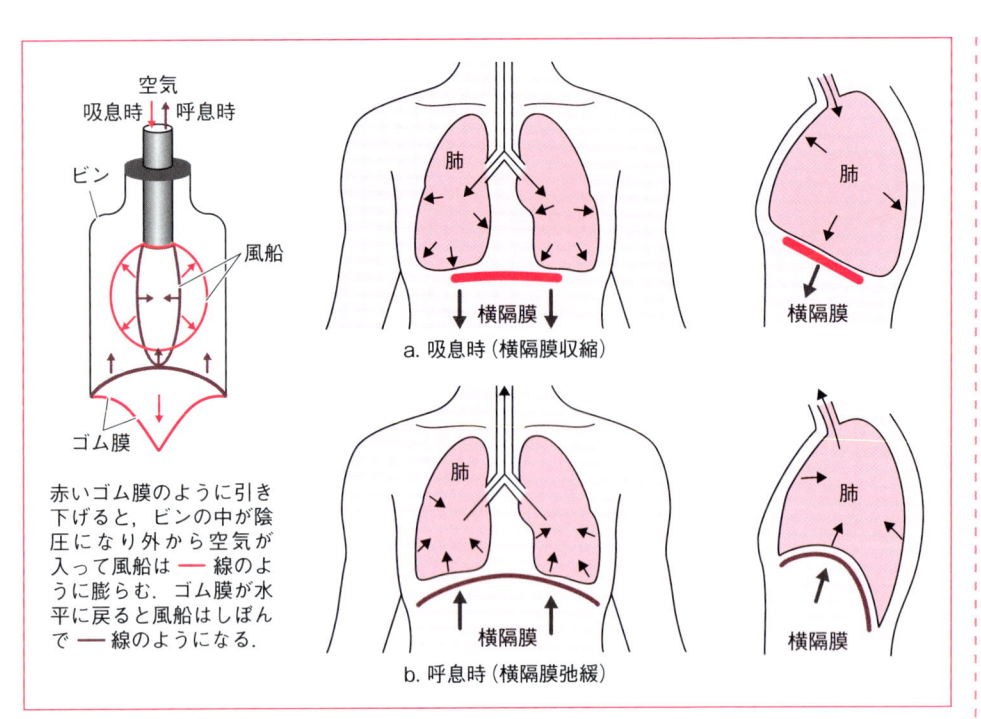

⑩ 胸郭の呼吸運動

から肺静脈を経て左心房へ戻り，左心室から全身に運ばれる．
- 動脈血中のヘモグロビンの酸素飽和度は通常95％以上であるが，年齢とともに低下する．また，血中のCO_2濃度が増加するとヘモグロビンの酸素結合能は低下する．
- 末梢組織でのガス交換は肺胞における交換と逆であり，O_2は血液中から末梢組織の細胞内に取り込まれ，細胞内での代謝の結果生じたCO_2は細胞から血液中に出てくる．末梢組織でのガス交換が内呼吸である．
- 組織の細胞における代謝で生じたCO_2のうち約5％はそのまま血漿中に溶存し，約5％はヘモグロビンなどに結合するが，残りの約90％は赤血球内で$CO_2 + H_2O \rightarrow H_2CO_3 \rightarrow HCO_3^- + H^+$に解離し，血漿中へ溶解していく．

呼吸筋群のはたらき（⑩）

- 通常の呼吸に主として関係する筋は横隔膜と外肋間筋である．
- 横隔膜は頸髄（C4）からの横隔神経，外肋間筋は胸髄から出る肋間神経に支配されている．
- 主に横隔膜の収縮により行われる呼吸を腹式呼吸，主に外肋間筋により行われる呼吸を胸式呼吸と呼ぶ．
- 横隔膜と外肋間筋が収縮して吸気が起こる．
- 外肋間筋の収縮で肋骨が挙上し，ドーム状に盛り上がっていた横隔膜が収縮することにより横隔膜は水平にまで下方に引き下げられ，胸腔が広がって胸腔内圧が低下し（胸腔内圧は大気圧より低い），空気が受動的に気道内へ流入する．
- 吸気時に広がった肺は自然に縮もうとするが，呼気時には外肋間筋と横隔膜が弛緩し，肋骨は下がり，横隔膜もドーム状に盛り上がって胸腔が狭くなり，胸腔内圧が上昇して，気道内の気体が体外へ排出される．
- 深呼吸時や努力呼吸時には胸鎖乳突筋，斜角筋，肩甲挙筋，大胸筋などの補助呼吸筋と呼ばれる筋群も呼吸にかかわり，胸郭を吸気時にはより拡大，呼気時にはより縮小させるよう呼吸の補助的役割を果たしている．また，呼気では内肋間筋のほか，腹直筋などの腹筋群も関与している．

● MEMO ●
慢性閉塞性肺疾患（COPD）患者における栄養：肺気腫などのCOPD（p.47参照）の患者では，膨張した肺胞による周囲の細気管支の圧迫により末梢気道の閉塞，また肺胞壁の表面積の低下によるガス交換の効率低下により，血中の二酸化炭素濃度（$PaCO_2$）が慢性的に上昇する．高カロリーの食事はCO_2が多く産生されるので注意が必要となる．また，過食は胃の膨張により横隔膜を下方から圧迫するので十分な吸気が得られにくく，さけるべきである．

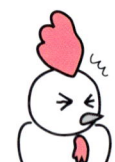

吸気時は横隔膜が収縮して下に下がり，胸腔が広がるために，空気が入ってくるんだ！

豆知識

くしゃみ：異物，炎症（花粉症によるアレルギー性炎症やいわゆる感冒のようなウイルス性の炎症）による神経刺激などにより，鼻粘膜が刺激されたときに起きる．
咳：異物，痰，炎症による神経刺激などにより，喉頭，気管，気管支が刺激されたときに起きる呼息反応である．
しゃっくり（吃逆）：横隔膜の痙攣によって起きる．横隔膜への直接刺激，横隔神経，迷走神経や舌咽神経の異常などが原因となる．
あくび：脳への酸素不足により起きる反応で，深呼吸をすることで多量の酸素を取り込もうとする．

2 肺機能

呼吸数

- 1分間の呼吸回数を呼吸数(RR：respiratory rate)と呼ぶ．安静時における成人の呼吸数は約12～20回/分であり，男性のほうが女性よりやや少ない．新生児では40～50回/分と速く，成長とともに減少してくるが，成人になって以降は肺機能の低下がなければほとんど変化しない．
- 1回換気量は1回の呼吸で吸い込まれる量で，成人では通常約500 mLである．
- 1回換気量から死腔量を差し引いた量が肺胞内でガス交換にあずかる量で，これを肺胞換気量と呼んでいる．以下の関係がある．

> 肺胞換気量＝1回換気量－死腔量
> 分時換気量＝1回換気量×呼吸数
> 分時肺胞換気量＝肺胞換気量×呼吸数＝(1回換気量－死腔量)×呼吸数
> ●呼吸数を16回/分とすると分時換気量は500×16＝8,000 mL/分(8 L/分)，
> 分時肺胞換気量＝(500－150)×16＝5,600 mL/分(5.6 L/分)となる．

肺気量分画 (⑪, ⑫)

- 肺に出入りする空気のさまざまな測定値を総称して肺気量分画といい，以下から成る．
- ①1回換気量(TV，V_T：tidal-volume)：1回の呼吸(吸気あるいは呼気)で出入りする空気量(成人では約500 mL)．
- ②予備吸気量(IRV：inspiratory reserve volume)：安静呼吸の吸気の後，さらに吸い込める最大吸気量(約2 L)．
- ③予備呼気量(ERV：expiratory reserve volume)：安静呼吸の呼気の後さらに吐き出せる最大呼気量(約1 L)．
- ④肺活量(VC：vital capacity)：1回の呼吸で可能な最大の換気量(男性3～4 L，女性2～3 L)．
- 通常は性別，年齢，身長による予測値に対する％肺活量(対標準肺活量：％VC)[*3]で表す．基準値は80％以上である．
- ⑤残気量(RV：residual volume)：最大呼気位において，さらに肺内に残っている気体容量(約1～1.5 L)．
- 機能的残気量(FRC：functional residual capacity)：残気量と予備呼気量を合わせたもので，呼気時に肺胞内に残存し，吸気時と呼気時であまり変化することなく肺胞でガス交換が行われるようになっている．

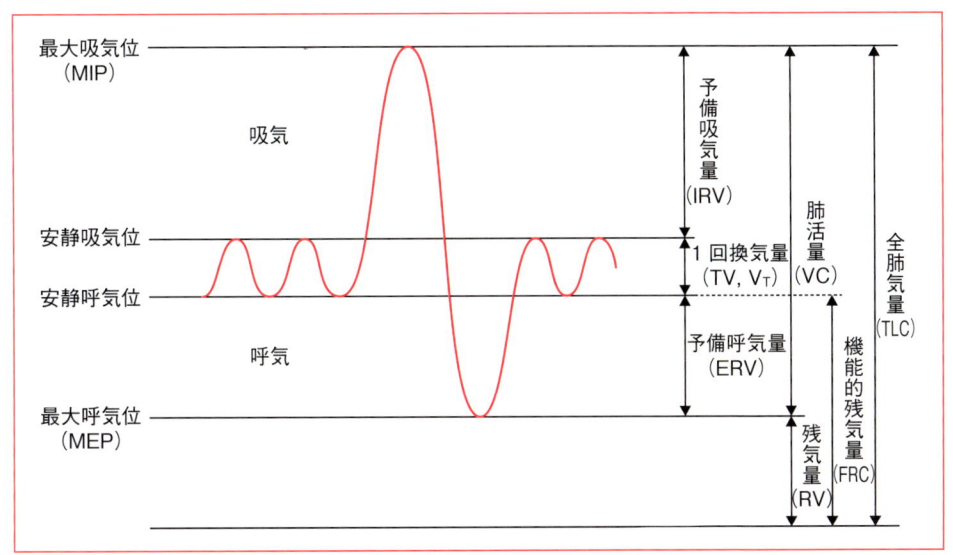

【用語解説】
死腔：吸入により気道に入った空気のうち一部は肺胞まで達することなく鼻腔～気管支の気道内にとどまり，肺胞でのガス交換に関与しない．ガス交換に関与しない部分を死腔と呼び，この空気量は成人で約150 mLに相当する．

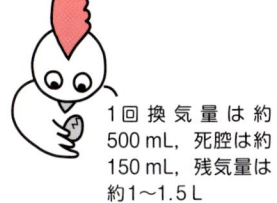

1回換気量は約500 mL，死腔は約150 mL，残気量は約1～1.5 L

[*3] ％肺活量＝実測肺活量×100/予測肺活量

⑪ スパイログラムでみる肺気量分画

⓬ 肺気量分画とその関係
- 肺活量（VC）＝IRV＋TV＋ERV
- 機能的残気量（FRC）＝RV＋ERV
- 全肺気量（TLC）＝VC＋RV

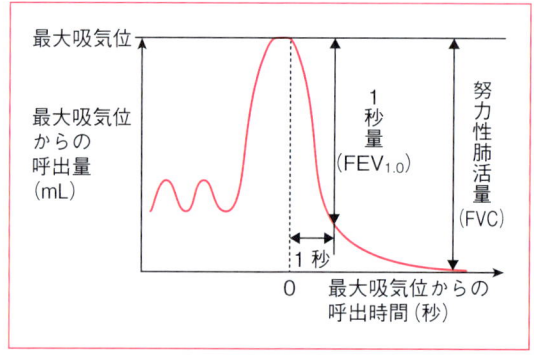

⓭ 努力性肺活量と1秒量

⑥全肺気量（TLC：total lung capacity）：肺内に入る最大の空気量で，肺活量と残気量の和で表される．

努力性肺活量とピークフロー，1秒量，1秒率 ⓭

- 安静呼吸を行いながら，最大吸気位（MIP：maximal inpiratory position）まで思い切り吸い込んだところで，最大呼気位（MEP：maximal expiratory position）まで一気に吐き出した最大の呼気量を努力性肺活量（FVC：forced vital capacity）と呼び，呼出開始後1秒間に呼出した量を1秒量（$FEV_{1.0}$：forced expiratory volume in one second），努力性肺活量に対する1秒量の割合を1秒率（$FEV_{1.0}\%$）[*4]と呼ぶ．
- $FEV_{1.0}\%$は比較的太い気管支の閉塞状態に関係し，基準値は70％以上である．

[*4] 1秒率（$FEV_{1.0}\%$）＝1秒量／努力性肺活量×100

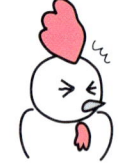

3　肺循環 ⓮

- 全身の静脈から上大静脈と下大静脈を通って右心房へ戻ってきた血液は右心室から肺動脈により肺へ運ばれ肺胞でガス交換を行い，肺静脈を通って左心房へ戻り，左心室

肺動脈には静脈血が流れ，肺静脈には動脈血が流れているんだ！

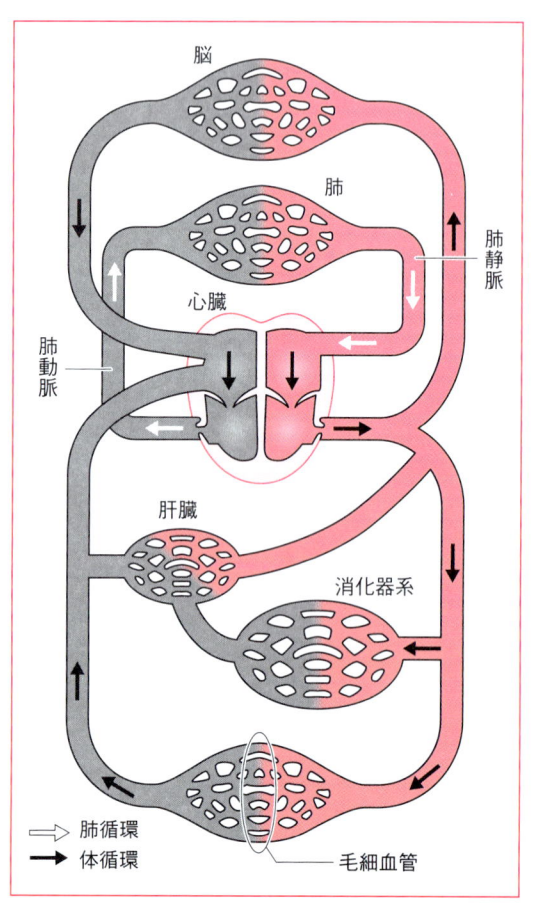

⓮ 体循環と肺循環

豆知識

高山病：1,000ｍ高くなるごとに空気中の酸素は10％少なくなるといわれており，個人差はあるが一般的には高度2,500ｍ以上の場所に行く（登山など）と，高山病が起こりやすくなる（高齢者では2,000ｍ以上から注意が必要）．初期症状としては，酸素不足のため頭痛，吐き気・嘔吐，疲労感・脱力感，立ちくらみ，めまいなどの症状があり，吸入できる酸素分圧が低いため肺全体の細動脈の収縮により肺高血圧となり肺水腫となれば，いわゆる高山病としての咳，喘鳴，呼吸困難などの症状が出現する．

Column　閉塞性換気障害と拘束性換気障害

従来，肺気腫，慢性気管支炎などと呼ばれていた疾患は慢性閉塞性肺疾患（COPD：chronic obstructive pulmonary disease）として分類され，1秒率（$FEV_{1.0}\%$）が70%未満となる特徴がある．一方，肺線維症などは拘束性換気障害に分類され，%肺活量（%VC）が80%未満になる．$FEV_{1.0}\%$ 70%未満と%VC80%未満をともに満たすものは混合性換気障害に分類される（**1**）．

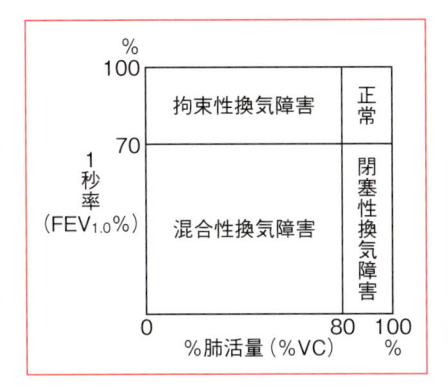

また，肺線維症はもちろん，肺気腫も進行すると終局的には肺活量が低下する．肺線維症の場合は全肺気量が減少するので肺活量も低下するが，肺気腫の場合は全肺気量のうち残気量が増加する結果，肺活量が減少する．

1 換気障害の分類

閉塞性換気障害は $FEV_{1.0}\%$ が70%未満，拘束性換気障害では%VCが80%未満

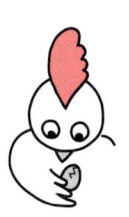

から全身へ駆出される．これを肺循環（pulmonary circulation）という．

- 動脈とは酸素濃度の高い血液を運ぶ血管であり，静脈は酸素濃度の低い血液を運ぶ血管であるが，肺動脈と肺静脈は逆である．肺動脈には酸素濃度の低いいわゆる静脈血が流れていて，肺静脈には酸素化されたいわゆる動脈血が流れている．
- 右心拍出量は左心拍出量と同じであるが，肺循環抵抗は体循環抵抗の約20%であり，右心室圧は左心室圧の20%ぐらいと低圧である．
- 肺の血流量は肺動脈圧，肺静脈圧のほか，肺胞内圧の影響も受けるため，立位や座位では重力の関係で肺上部の肺動脈内圧は低く，心臓の拡張期では肺胞に圧迫されて血流が途絶えるが，肺下部では重力の関係で肺動脈圧も低くならず，血流は保たれているので血流量が多くなる．肺においては上部，中部，下部により血流量が異なっているという特徴がある．
- 肺における十分な酸素化には，十分な血流量と良好な換気状態が必要である．この換気と血流が不釣り合いな状態を換気血流比不均等と呼び，結果的にPaO_2が低下する．

4　呼吸運動

呼吸の神経調節

- 横隔膜や肋間筋という呼吸筋は骨格筋であり，自由に呼吸の速さや深さを調整できるが，睡眠中など意識のないときでも中枢神経からの刺激により呼吸は常に行われている．
- 呼吸中枢は延髄の腹側部と背側部に存在する．横隔神経，肋間神経，迷走神経などが呼吸にかかわっている神経である．

化学受容器

- 呼吸の状態を把握するための化学受容器（chemoreceptor）として以下がある．
- 中枢化学受容器：$PaCO_2$が上昇すると，脳脊髄液のpHが低下し，延髄の呼吸中枢近傍にある化学受容器が反応することによって呼吸中枢を刺激して，呼吸を深く，呼吸回数を増加させる．
- 末梢化学受容器：頸動脈小体，大動脈小体と呼ばれる化学受容器が存在するが，主な役割は頸動脈小体が担っている．頸動脈小体は内頸動脈と外頸動脈の分岐部に，大動脈小体は大動脈弓内側にそれぞれ存在し，PaO_2の低下により，前者は舌咽神経，後者は迷走神経を介して刺激を中枢へ伝達する．

豆知識

換気血流比不均等とシャント：通常，換気状態の悪い肺胞の部位ではPaO_2が低下する．その低下はその部位の肺細動脈を収縮させて血流量を減らし，換気状態の良い肺胞の部位へ血流量を増加させる．このように単位時間あたりの肺胞の換気量とその部位を流れる毛細血管の血流量の比が不均等にならないように是正する調節機能が存在する．しかし，調節機能がはたらかず，換気血流比不均等が著しくなるとまったく換気を行わない肺胞となり，この肺胞を通過する血液はまったく酸素化されずに肺静脈へ流れ込むことになる．これをシャント（右-左短絡路）と呼び，気胸，無気肺などのときにみられる．

伸展受容器

- 気管支・細気管支などの下気道に存在する，気道の伸展刺激を感じとる受容器である．
- 吸息により下気道が伸展されると伸展受容器 (stretch receptor) が刺激され，迷走神経を介して呼吸中枢へ情報伝達が行われる結果，呼息が開始される．この吸息から呼息への呼吸形式をつかさどる反射をヘーリング・ブロイエル (Hering-Breuer) 反射という．

> 気管支には伸展受容器が存在するんだ！

5　酸塩基平衡

- 血漿のpHは7.4前後 (7.40±0.05) ときわめて狭い範囲内で一定に維持されている．このように酸と塩基が平衡状態にあることを酸塩基平衡 (acid-base balance) と呼ぶ．
- 呼吸は酸塩基平衡の調節に重要な役割を果たしているが，何らかの原因によりこの平衡が崩れ，血液がアルカリ性，酸性に傾くことがある．
- 呼吸の異常によってアルカリ性になると呼吸性アルカローシス，酸性になる場合は呼吸性アシドーシスと診断し，呼吸以外の原因でアルカリ性を呈するのは代謝性アルカローシス，酸性を呈するのは代謝性アシドーシスと診断する．
- 代謝性アルカローシスが急速に進行すると，二酸化炭素を呼息しないように呼吸抑制の方向に呼吸性代償がはたらく．
- 代謝性アシドーシスの状態になると，呼吸は速く深くなってpHを上げようと呼吸性代償がはたらく．

呼吸性アルカローシス

- 過換気症候群にみられるように，過呼吸により$PaCO_2$が低下してアルカローシスを呈する．腎臓ではHCO_3^-の排出を促進して代償しようとする．

呼吸性アシドーシス

- 肺炎，気管支喘息発作，呼吸筋麻痺，窒息状態などにより二酸化炭素の呼出が障害されると$PaCO_2$が上昇し，アシドーシスとなる．この状態が続くと腎臓での重炭酸イオン (HCO_3^-) 再吸収が促進することにより，アシドーシスを改善しようとする (腎性代償)．

> **豆知識**
>
> **過換気症候群**：決して酸素欠乏ではないが，呼吸困難感，空気が足りないという精神的不安感から，呼吸数増加という過剰な換気状態になった状態を過換気症候群と呼ぶ．若い女性に多いが，中年女性でも男性でもみられる．呼吸数が増加するとCO_2が過剰に肺胞から排出されて血液がアルカリ性になる (呼吸性アルカローシス)．薄いガーゼか紙袋を口に当ててゆっくり呼吸させる治療法があるが，呼気中のCO_2を何度も吸息させることによって$PaCO_2$を改善させ，pHが元に戻っていく．

参考文献

- 坂井建雄, 岡田隆夫. 系統看護学講座　専門基礎分野　解剖生理学—人体の構造と機能①. 第9版. 医学書院；2015.
- 内田さえほか編. 人体の構造と機能. 第4版. 医歯薬出版；2015. pp.237-61.
- 志村二三夫ほか編. 栄養科学イラストレイテッド　解剖生理学—人体の構造と機能. 羊土社；2014. pp.107-20.
- 高野康夫編. エキスパート管理栄養士養成シリーズ　解剖生理学. 第2版. 化学同人；2012. pp.164-78.
- 青峰正裕ほか. イラスト解剖生理学. 第2版. 東京教学社；2015. pp.109-24.

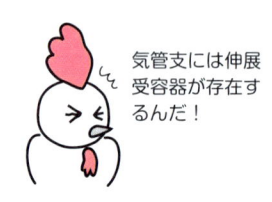

カコモンに挑戦!!

◆ 第18回-84
呼吸器系に関する記述である．正しいのはどれか．
(1) 咽頭の声帯ヒダが発声に関与している．
(2) 左肺の葉気管支は3本である．
(3) 壁側胸膜は肺の表面を直接保護している．
(4) 肺胞にはサーファクタントを分泌する細胞がある．
(5) 内呼吸とは肺胞でおこなわれているガス交換のことである．

◆ 第19回-85
呼吸器系の構造と機能に関する記述である．正しいのはどれか．
(1) 気管の後壁は硝子軟骨を欠いている．
(2) 気管内層は扁平上皮からなる．
(3) 残気量と死腔量は同程度である．
(4) 肺の伸展・収縮を感知する呼吸反射はない．
(5) 横隔膜は呼気時に収縮する．

◆ 第30回-38
呼吸器系の構造と機能に関する記述である．正しいのはどれか．1つ選べ．
(1) 左肺は，上葉，中葉，下葉からなる．
(2) 横隔膜は，呼気時に弛緩する．
(3) 内呼吸は，肺胞で行われるガス交換である．
(4) 血中二酸化炭素分圧の上昇は，ヘモグロビンの酸素結合能力を高める．
(5) 肺活量は，残気量を含む．

解答＆解説

◆ 第18回-84　正解(4)
解説：正文を提示し，解説とする．
(1) 喉頭の声帯ヒダが発声に関与している．
(2) 右肺の葉気管支は3本（上葉気管支，中葉気管支，下葉気管支）である．左肺の葉気管支は2本（上葉気管支，下葉気管支）である．
(3) 臓側胸膜は肺の表面を直接保護している．壁側胸膜は胸郭の内面を覆う．
(4) 肺胞にはサーファクタントを分泌する細胞（Ⅱ型肺胞上皮細胞）がある．
(5) 外呼吸とは肺胞でおこなわれているガス交換のことである．内呼吸とは組織における酸素と二酸化炭素の交換のことをいう．

◆ 第19回-85　正解(1)
解説：正文を提示し，解説とする．
(1) 気管の後壁は硝子軟骨を欠いている．
(2) 気管内層は多列線毛上皮（多列といっても単層である）からなる．
(3) 残気量と死腔量は同程度ではなく，残気量は1,000～1,500 mL，死腔量は150 mLと，7～10倍の差がある．
(4) 肺の伸展・収縮を感知する伸展受容器が存在し，迷走神経を介して，吸気から呼気にかわる呼吸反射（ヘーリング・ブロイエル反射）がある．
(5) 横隔膜は呼気時に弛緩し，吸気時に収縮して胸腔を広げる．

◆ 第30回-38　正解(2)
解説：正文を提示し，解説とする．
(1) 右肺は，上葉，中葉，下葉からなる．左肺は，上葉，下葉からなる．
(2) 横隔膜は，呼気時に弛緩する．
(3) 外呼吸は，肺胞で行われるガス交換である．内呼吸は，末梢組織で行われるガス交換である．
(4) 血中二酸化炭素分圧の上昇は，ヘモグロビンの酸素結合能力を低くする．
(5) 肺活量は，全肺気量から残気量を引いた量であり，残気量は含まない．

第6章 内分泌

1 総論，視床下部・下垂体，松果体，副腎

> **学習目標**
> ● 内分泌臓器の構造とホルモンの種類，ホルモン分泌の調節やホルモンの機能について理解する

> **要点整理**
> ✓ ホルモンは内分泌腺から分泌され，受容体のある細胞に作用して生体機能を調節する.
> ✓ 内分泌腺には下垂体，松果体，甲状腺，副甲状腺，膵臓 (ランゲルハンス島)，副腎，性腺 (精巣，卵巣) などがある.
> ✓ 視床下部の神経細胞，心臓，消化管，肝臓，腎臓，脂肪組織などもホルモンや生理活性物質を分泌する.
> ✓ 各々の内分泌臓器から多彩な作用をもつ種々のホルモンが分泌されている.
> ✓ 下位ホルモンの分泌は，上位ホルモンである視床下部ホルモンと下垂体ホルモンによって調節されている. また，下位ホルモンによるネガティブフィードバックによる調節も行われる.

1 内分泌臓器の概要

- 汗や唾液，消化酵素などは導管を介して体外や消化管腔内に排出され，外分泌と呼ばれるのに対して，内分泌では体内に放出された生理活性物質が標的細胞に到達して作用を発揮する. その作用形式により内分泌 (endocrine)，神経内分泌 (neuroendocrine)，傍分泌 (paracrine)，自己分泌 (autocrine) に分類される.
- 内分泌または神経内分泌作用を示すものをホルモン (hormone) と呼ぶ[*1].
- ホルモンを分泌する内分泌臓器は全身に分かれて存在しており，その多種多彩な作用により，体内の代謝，成長，生殖などが調節されている.
- 内分泌腺の存在する内分泌臓器には，下垂体，松果体，甲状腺，副甲状腺 (上皮小体)，膵臓 (ランゲルハンス〈Langerhans〉島)，副腎および性腺 (精巣，卵巣) がある (❶). 視床下部の神経細胞，心臓，消化管，肝臓，腎臓，脂肪組織などもホルモンあるいはサイトカインなどの生理活性物質を分泌することが知られるようになった.
- 分泌されたホルモンや生理活性物質は直接血液中に分泌され，血行を介して標的器官の細胞に到達し作用を及ぼす (❷).

2 ホルモンの分類とはたらき

ホルモンの化学構造による分類

- ホルモンはその化学構造によって3種類に大別される.
① ペプチドホルモン：数個から数百個のアミノ酸がペプチド結合しており水溶性である. 視床下部や下垂体から分泌されるホルモンやインスリンなど多くのホルモンがこの構造である.
② ステロイドホルモン：コレステロールから生成されるステロイド核をもった脂溶性の

【用語解説】
内分泌：血管内にホルモンを分泌する (通常の内分泌器官).
神経内分泌：神経内分泌細胞で産生されたホルモンを神経終末から血管内に放出する (下垂体後葉ホルモン).
傍分泌：標的細胞の近くにホルモンを放出する (サイトカインなど).
自己分泌：分泌細胞と同じ細胞に受容体が存在する (ソマトスタチンなど).

[*1] 内分泌疾患はホルモンに関係する異常によってもたらされる病気である.

豆知識
アディポサイトカイン：脂肪細胞が産生・分泌するホルモンの総称. 摂食抑制作用や脂肪分解，熱産生によるエネルギー消費を亢進する作用をもつレプチン，インスリン抵抗性や動脈硬化を抑制する作用のあるアディポネクチンなどがある.

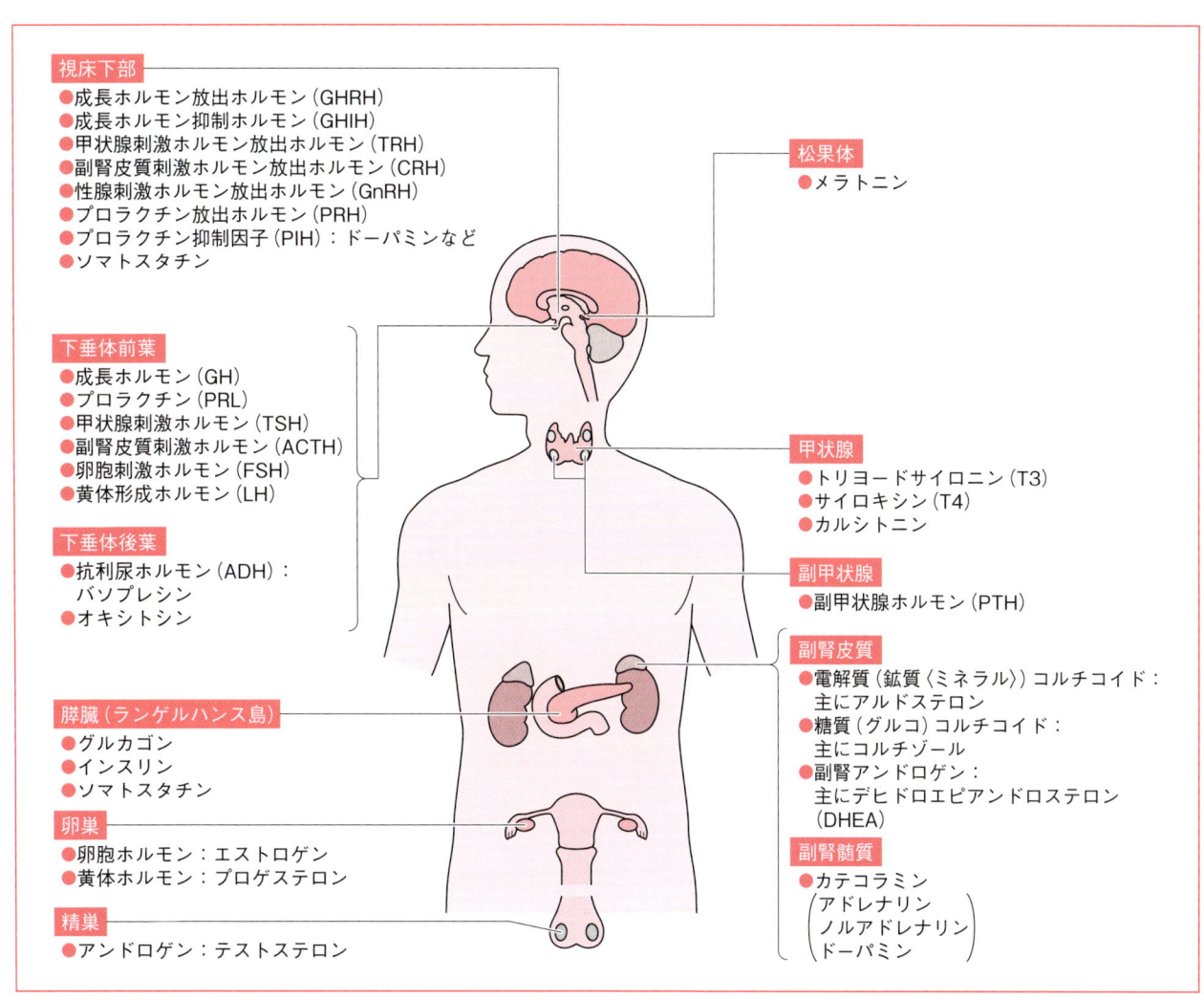

1 総論，視床下部・下垂体，松果体，副腎

視床下部
- 成長ホルモン放出ホルモン（GHRH）
- 成長ホルモン抑制ホルモン（GHIH）
- 甲状腺刺激ホルモン放出ホルモン（TRH）
- 副腎皮質刺激ホルモン放出ホルモン（CRH）
- 性腺刺激ホルモン放出ホルモン（GnRH）
- プロラクチン放出ホルモン（PRH）
- プロラクチン抑制因子（PIH）：ドーパミンなど
- ソマトスタチン

下垂体前葉
- 成長ホルモン（GH）
- プロラクチン（PRL）
- 甲状腺刺激ホルモン（TSH）
- 副腎皮質刺激ホルモン（ACTH）
- 卵胞刺激ホルモン（FSH）
- 黄体形成ホルモン（LH）

下垂体後葉
- 抗利尿ホルモン（ADH）：バソプレシン
- オキシトシン

膵臓（ランゲルハンス島）
- グルカゴン
- インスリン
- ソマトスタチン

卵巣
- 卵胞ホルモン：エストロゲン
- 黄体ホルモン：プロゲステロン

精巣
- アンドロゲン：テストステロン

松果体
- メラトニン

甲状腺
- トリヨードサイロニン（T3）
- サイロキシン（T4）
- カルシトニン

副甲状腺
- 副甲状腺ホルモン（PTH）

副腎皮質
- 電解質（鉱質〈ミネラル〉）コルチコイド：主にアルドステロン
- 糖質（グルコ）コルチコイド：主にコルチゾール
- 副腎アンドロゲン：主にデヒドロエピアンドロステロン（DHEA）

副腎髄質
- カテコラミン（アドレナリン／ノルアドレナリン／ドーパミン）

❶ 主な内分泌臓器の全体像

ホルモンであり，副腎皮質ホルモンと性ホルモンがある．

③アミン類：水溶性のカテコラミンと脂溶性の甲状腺ホルモンが含まれる．アミノ酸の一つであるチロシンから生成される．

ホルモン受容体

- 標的細胞には特定のホルモンに対する受容体が存在し，その受容体は標的細胞の細胞膜あるいは細胞内に存在する．
- 細胞膜受容体：水溶性ホルモン（ペプチドホルモン，カテコラミンなど）は脂質である細胞膜を通過できないので細胞膜上の受容体に結合し，セカンドメッセンジャーを介して作用する．
- 細胞内受容体：脂溶性ホルモン（ステロイドホルモン，甲状腺ホルモンなど）は細胞膜を通過して細胞内あるいは核内に存在する受容体に結合し，遺伝子の転写を調整することで作用を発現する．

ホルモンの分泌調節

- 生体内のホルモン分泌は種々の因子で調節されている．

フィードバック調節（❸）

- 通常，ホルモンの血中濃度はフィードバック調節によって一定の範囲に保たれている．
- 上位ホルモンから下位ホルモンへと階層的に作用する正の（ポジティブ）フィードバックと，ホルモン分泌が過剰になると上位ホルモン分泌細胞にそのはたらきを抑えるように作用する負の（ネガティブ）フィードバックがある．

素材によってホルモンは3種類に分けられるよ

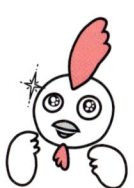

【用語解説】
セカンドメッセンジャー：水溶性の情報伝達物質（ホルモンなど）が細胞内に情報を伝達する際に産生され，細胞内にシグナルを伝える物質．

❷ 主な内分泌臓器と分泌される主なホルモンとその作用

内分泌臓器		ホルモン	標的器官	主な作用
視床下部		成長ホルモン放出ホルモン（GHRH）	下垂体前葉	GHの分泌促進
		成長ホルモン抑制ホルモン（GHIH）		GHの分泌抑制
		甲状腺刺激ホルモン放出ホルモン（TRH）		TSH分泌促進
		副腎皮質刺激ホルモン放出ホルモン（CRH）		CSH分泌促進
		性腺刺激ホルモン放出ホルモン（GnRH）		ゴナドトロピン（FSH，LH）の分泌促進
		プロラクチン放出ホルモン（PRH）		PRLの分泌促進
		プロラクチン抑制因子（PIH）：ドーパミンなど		PRLの分泌抑制
		ソマトスタチン		GHなどの分泌抑制
下垂体	前葉	成長ホルモン（GH）	種々の組織，骨，筋肉，肝臓など	成長促進（軟骨形成，たんぱく合成），代謝調節（脂肪組織・グリコーゲンの分解促進）
		プロラクチン（PRL）	乳腺	乳腺発達，乳汁の合成・分泌促進
		甲状腺刺激ホルモン（TSH）	甲状腺	甲状腺ホルモンの産生・分泌促進
		副腎皮質刺激ホルモン（ACTH）	副腎皮質	糖質コルチコイド合成・分泌促進
		卵胞刺激ホルモン（FSH）	卵巣，精巣	女性：卵胞の成熟促進，エストロゲン産生・分泌促進 男性：精細管の発育，精子の形成促進
		黄体形成ホルモン（LH）	卵巣，精巣	女性：排卵誘発，黄体の形成，プロゲステロン分泌促進 男性：テストステロン合成促進
	後葉	抗利尿ホルモン（ADH）：バソプレシン	腎臓	水の再吸収促進，末梢血管収縮
		オキシトシン	乳腺，子宮	授乳時の乳汁排出，分娩時の子宮収縮
松果体		メラトニン	視床下部	体内時計調節，性腺刺激ホルモン放出ホルモンの分泌抑制
甲状腺		甲状腺ホルモン　トリヨードサイロニン（T3）　サイロキシン（T4）	種々の組織，骨，筋肉，肝臓，中枢神経など	基礎代謝上昇，たんぱく異化亢進，糖・脂質代謝促進，交感神経作用亢進
		カルシトニン	骨，腎臓	骨吸収抑制，骨形成促進，Caの排泄促進
副甲状腺		副甲状腺ホルモン（PTH）	骨，腎臓	血中Ca濃度上昇（骨吸収・再吸収促進，ビタミンD活性化），リン濃度低下
副腎皮質	球状層	電解質（鉱質〈ミネラル〉）コルチコイド：主にアルドステロン	腎臓	Na$^+$再吸収・K$^+$排出促進，循環血漿量と血圧の維持
	束状層	糖質（グルコ）コルチコイド：主にコルチゾール	種々の組織，骨，筋肉，肝臓など	たんぱく質分解促進，血糖上昇，血圧上昇，抗炎症・抗アレルギー・抗ストレス作用など
	網状層	副腎アンドロゲン：主にデヒドロエピアンドロステロン（DHEA）	生殖器など	性の機能分化
副腎髄質		カテコラミン　アドレナリン（エピネフリン）　ノルアドレナリン（ノルエピネフリン）	種々の組織，心臓，血管，肝臓など	遊離脂肪酸分解，代謝・熱産生の促進，覚醒作用など アドレナリン：心拍出量増加，血糖上昇 ノルアドレナリン：末梢血管収縮で血圧上昇
		ドーパミン		生理的機能は不明．薬理学的には腎・腸間膜の血管拡張，血圧上昇
性腺	精巣	アンドロゲン：テストステロン	男性生殖器など	男性の第二次性徴，精子形成
	卵巣	卵胞ホルモン：エストロゲン	子宮，乳腺など	女性の第二次性徴，卵胞の発育・排卵，骨吸収の抑制
		黄体ホルモン：プロゲステロン	子宮，乳腺	子宮内膜の発達，粘液の分泌促進，子宮収縮・排卵抑制，乳腺の発育促進
膵臓	α細胞	グルカゴン	肝臓	グリコーゲン分解・糖新生促進により血糖上昇
	β細胞	インスリン	肝細胞，筋細胞，脂肪細胞など全身の細胞	細胞内へのグルコースの取り込み促進により血糖低下
	δ細胞	ソマトスタチン	膵島，消化管	グルカゴンやインスリンの分泌抑制，消化液の分泌・腸管運動抑制

- 多くの内分泌疾患ではこのフィードバック調節の破綻が認められる．
- 内分泌腺の分泌予備能や自律能を評価するために，フィードバック調節を用いた分泌刺激試験や分泌抑制試験といった内分泌負荷試験が行われることがある．

血液成分による調節

- 血糖や血清カルシウムのような血液成分がホルモン（血糖ではインスリンやグルカゴ

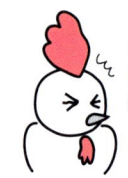

この調節がうまくはたらかないと，病気になるんだ！

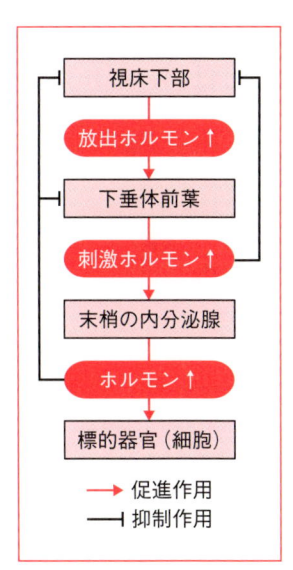

1 総論，視床下部・下垂体，松果体，副腎

❸ ホルモン分泌調節の
フィードバック機構

ホルモンの血中濃度は非常に狭い範囲で厳密に調節されており，早朝空腹安静時のホルモン血中濃度を基礎値という．

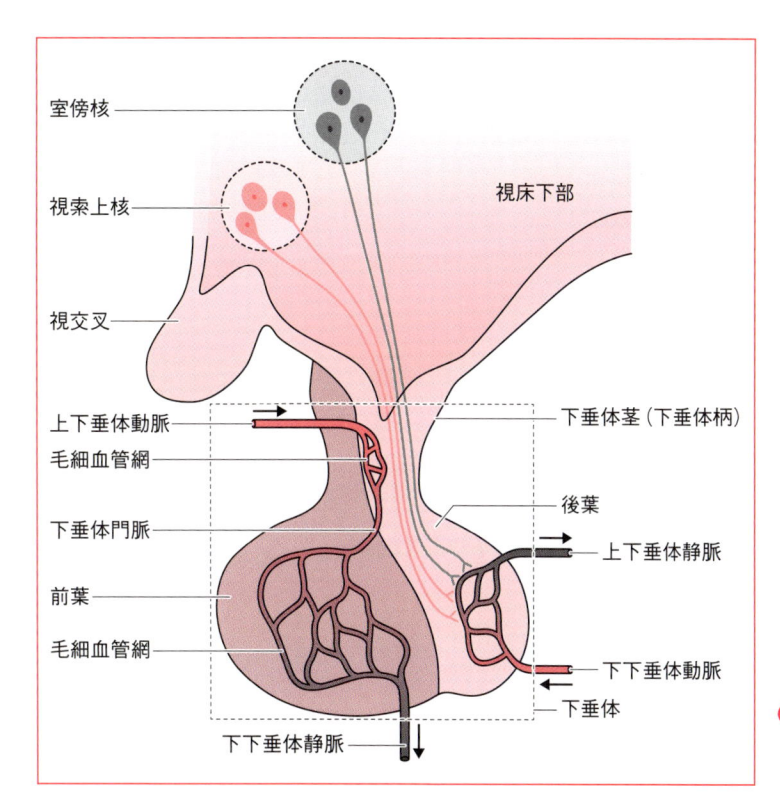

❹ 視床下部と下垂体前葉・後葉の解剖模式図

ン，カルシウムでは副甲状腺ホルモン〈PTH：parathyroid hormone〉とカルシトニン）を調節する場合がある．

自律神経による調節
- 膵島，副腎髄質，消化管などの内分泌腺から分泌されるホルモンは自律神経による調節を受ける．

3　視床下部・下垂体（❹）とそのホルモン

- 視床下部（hypothalamus）・下垂体（pituitary gland）は内分泌機構の中心である．
- 下垂体は間脳の一部であり，視床下部と下垂体茎（下垂体柄ともいう）によってつながる[*2] 直径約1 cm，重さ約0.5 g（成人）の小器官である．
- 下垂体は前葉と後葉から成り，分泌されるホルモンはそれぞれ異なる方式で視床下部によって調節される．

視床下部ホルモン
- 下垂体前葉ホルモンの分泌を促進する放出ホルモンと，分泌を抑制する抑制ホルモンがある．いずれもペプチドホルモンである．
- 下位ホルモンの血中濃度に応じてホルモンの分泌量を調節するというフィードバック機構の最上位に位置する（❸）．
- 個々のホルモンはそれぞれが調節する下垂体前葉ホルモンに対応した名称となっている（❷）．
- ソマトスタチンは成長ホルモン（GH，後述）など多くのホルモン分泌を抑制する．

下垂体前葉ホルモン
- 下垂体前葉内の内分泌細胞で産生，分泌される．
- その分泌は下垂体門脈の血流によって前葉まで運ばれた視床下部ホルモンによって調節される．

成長ホルモン（GH：growth hormone）
- GHのはたらきは成長促進作用と代謝調節作用に大別される．
- 視床下部から分泌される成長ホルモン放出ホルモン（GHRH：growth hormone-re-

[*2] 下垂体茎内部に存在する下垂体門脈によって視床下部と下垂体は連絡している．

leasing hormone）の作用を受けてGH産生細胞から分泌され，視床下部からのソマトスタチンにより分泌が抑制される．
- GHはGH自体による成長促進作用に加えて，GHが肝臓に作用し分泌される成長因子であるIGF-1（insulin like growth factor 1，別名：ソマトメジンC）を介して，骨端での軟骨形成やたんぱく合成促進にも作用する．また，GH，IGF-1はともに脂肪組織の分解（遊離脂肪酸の産生）やグリコーゲンの分解（血糖値上昇）といった代謝調節も行う．

プロラクチン（PRL：prolactin）
- 下垂体前葉のPRL産生細胞から分泌される．乳腺の発達，乳汁の合成・分泌を促進する．また，妊娠中や産褥期の無月経や排卵抑制に関与している．
- 視床下部から分泌されるドーパミンにより分泌が抑制され，TSH分泌を刺激するTRHにはPRL分泌刺激作用がある．
- PRLの過剰分泌は乳汁漏出・無月経症候群を引き起こす．

甲状腺刺激ホルモン（TSH：thyroid stimulating hormone）
- 甲状腺での甲状腺ホルモンの産生・分泌を促進する．

副腎皮質刺激ホルモン（ACTH：adrenocorticotropic hormone）
- 副腎皮質ホルモン（糖質コルチコイド）の合成・分泌を促進する．ストレス時には分泌が増加する．

卵胞刺激ホルモン（FSH：follicle-stimulating hormone）
- 卵巣での卵胞成熟，卵胞でのエストロゲンの産生・分泌を促進する．男性では精細管の発育，精子の形成を促進する．

黄体形成ホルモン（LH：lutenizing hormone）
- 排卵を誘発し，排卵後の黄体形成と黄体ホルモン（プロゲステロン）分泌を促進する．男性では精巣でのテストステロンの合成を促進する．

下垂体後葉ホルモン
- 視床下部の室傍核あるいは視索上核の神経細胞で産生され，神経細胞軸索を通じて下垂体後葉に運ばれて貯蔵され，必要時に分泌される神経分泌物質である．

バソプレシン
- 抗利尿ホルモン（ADH：antidiuretic hormone）．腎の集合管に作用して水の再吸収を促進し尿量を調整する．末梢血管収縮作用もあり，循環血漿量の減少，血漿浸透圧の上昇，血圧の低下に反応して分泌される．

オキシトシン
- 授乳時の乳汁排出（射乳）や分娩時の子宮収縮作用をもつ．

4　松果体とそのホルモン
- 間脳の後方に存在する内分泌器官であり，メラトニンを分泌する．
- メラトニンは光刺激により分泌が低下，夜間は分泌が増加し，体内時計の調節に関与する．
- 性腺刺激ホルモン放出ホルモンの分泌抑制も行う．

5　副腎とそのホルモン
- 副腎（adrenal gland）は，左右の腎臓の上部に存在する3～4cmの臓器（左は半月状，右は三角状）である．
- 中胚葉由来の皮質，外胚葉由来の髄質から成る．

副腎皮質ホルモン
- 外側から球状層，束状層，網状層の3層に分かれており，それぞれ異なるステロイドホルモンを分泌している．

豆知識
GHやIGF-1は過剰に分泌されるとネガティブフィードバックにより分泌が抑制される．また睡眠や運動により分泌は刺激され，血糖上昇により分泌は抑制される．

豆知識
FSHとLHは2つ合わせて性腺刺激ホルモン（ゴナドトロピン〈gonadotropin〉）ともいう．

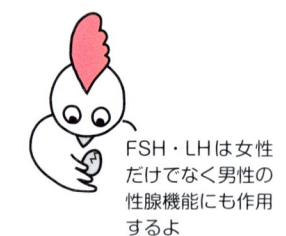

FSH・LHは女性だけでなく男性の性腺機能にも作用するよ

●MEMO●
閉経期には卵巣ホルモン（エストロゲン・プロゲステロン）の分泌が低下する．卵巣ホルモンの減少に伴い，卵胞刺激ホルモン（FSH），黄体形成ホルモン（LH）の分泌は上昇する．

【用語解説】
循環血漿量：血管系を常に循環している循環血液量から循環血球（赤血球，白血球，血小板）量を除いたもの．
血漿浸透圧：主に血漿に溶解している電解質（約半分は血漿ナトリウム）によって維持されており，0.9％食塩水の浸透圧（約290 mOsm）が基準値に相当する．

電解質コルチコイド（鉱質〈ミネラル〉コルチコイド）

- 副腎皮質の球状層で産生・分泌される．
- 主なホルモンはアルドステロンであり，腎臓の遠位尿細管に作用してNa^+再吸収とK^+排出を促進し，循環血漿量と血圧の維持に関与している．その分泌は，レニン-アンジオテンシン系により調節されている．

糖質コルチコイド（グルココルチコイド）

- 副腎皮質の束状層で産生・分泌される．
- 主なホルモンはコルチゾールであり，たんぱく質や脂質の分解促進，肝での糖新生促進による血糖上昇，抗炎症・抗アレルギー作用，抗ストレス作用など，生体に不可欠な種々の作用をもつ．
- その分泌は下垂体前葉から分泌されるACTHによって促進され，ACTHの分泌は視床下部ホルモンである副腎皮質刺激ホルモン放出ホルモン（CRH：corticotropin-releasing hormone）によって促進される（CRH-ACTH系）．
- ACTHやCRHの分泌は，糖質コルチコイドによる視床下部や下垂体へのネガティブフィードバックにより調節されている（❸）．

副腎アンドロゲン

- 副腎皮質の網状層で産生・分泌される．
- 主なホルモンはデヒドロエピアンドロステロン（DHEA：dehydroepiandrosterone）であり，活性の弱い男性化作用をもち，性の機能分化にはたらく．
- CRH-ACTH系によって分泌調節される．

副腎髄質ホルモン

- 皮質に囲まれた髄質ではアドレナリン（エピネフリン），ノルアドレナリン（ノルエピネフリン），ドーパミンといったカテコラミンが産生される．
- アドレナリンとノルアドレナリンは相似作用をもつが，アドレナリンは心拍数（拍出量）増加作用と肝臓でのグリコーゲン分解や糖新生促進による血糖上昇作用が強く，ノルアドレナリンは末梢血管収縮による血圧上昇作用が強い．また，遊離脂肪酸分解，代謝および熱産生の促進，覚醒作用も有する．

参考文献
- 高野康夫編．エキスパート管理栄養士養成シリーズ　解剖生理学．第2版．化学同人；2012．pp.107-24．
- 志村二三夫ほか編．栄養科学イラストレイテッド　解剖生理学—人体の構造と機能．羊土社；2014．pp.167-83．
- 内田さえほか編．人体の構造と機能．第4版．医歯薬出版；2015．pp.339-63．
- 青峰正裕ほか．イラスト解剖生理学．第2版．東京教学社；2015．pp.171-90．
- 小川聡総編集．内科学書．改訂第8版．中山書店；2013．
- Melmed S, et al, eds. Williams Textbook of Endocrinology. 13th edition. Elsevier；2015.
- Drake R, et al. Gray's Atlas of Anatomy. 2nd edition. Elsevier；2014.

【用語解説】
レニン-アンジオテンシン系：体液量やNaの不足が生じると，腎の傍糸球体細胞からレニンが分泌され，肝臓で作られたアンジオテンシノーゲンに作用して，最終的に，アルドステロンの分泌を促進する．

豆知識
アドレナリンとノルアドレナリンはアドレナリン受容体を介して作用する．受容体には主にノルアドレナリンが結合するα受容体（α1，α2）と主にアドレナリンが結合するβ受容体（β1，β2，β3）があり，その分泌は交感神経によって調節される．
ノルアドレナリンは全身の交感神経終末からも分泌される．

カコモンに挑戦!!

◆ 第30回-34

ホルモン分泌の調節機構に関する記述である．正しいのはどれか．1つ選べ．
(1) 血糖値の上昇は，グルカゴンの分泌を促進する．
(2) 血中カルシウム値の低下は，カルシトニンの分泌を促進する．
(3) ストレスは，副腎皮質刺激ホルモン(ACTH)の分泌を促進する．
(4) チロキシンの過剰分泌は，甲状腺刺激ホルモン(TSH)の分泌を促進する．
(5) 閉経により，卵胞刺激ホルモン(FSH)の分泌が低下する．

◆ 第28回-40

内分泌器官と分泌ホルモンの組合せである．正しいのはどれか．1つ選べ．
(1) 下垂体前葉 ──── バソプレシン
(2) 下垂体後葉 ──── 成長ホルモン(GH)
(3) 甲状腺 ──── チロキシン
(4) 副腎皮質 ──── アドレナリン
(5) 副腎髄質 ──── コルチゾール

解答&解説

◆ 第30回-34　正解(3)
解説：正文を提示し，解説とする．
(1) 血糖値の上昇は，**インスリン**の分泌を促進する．
(2) 血中カルシウム値の低下は，カルシトニンの分泌を**抑制する**．
(3) ストレスは，副腎皮質刺激ホルモン(ACTH)の分泌を促進する．
(4) チロキシンの過剰分泌は，甲状腺刺激ホルモン(TSH)の分泌を**抑制する**．
(5) 閉経により，卵胞刺激ホルモン(FSH)の分泌が**増加する**．

◆ 第28回-40　正解(3)
解説：
(1) 下垂体**後葉** ─ バソプレシン
(2) 下垂体**前葉** ─ 成長ホルモン(GH)
(3) 甲状腺 ── チロキシン
(4) 副腎**髄質** ── アドレナリン
(5) 副腎**皮質** ── コルチゾール

2 甲状腺

> **学習目標**
> - 甲状腺の構造や甲状腺ホルモンのはたらきについて理解する
> - 甲状腺機能亢進および低下の病態を理解する
> - 甲状腺疾患における栄養管理を理解する

> **要点整理**
> ✓ 甲状腺は頸部前面にある約20g程度の内分泌臓器である．
> ✓ 甲状腺は多数の濾胞によって形成されており，甲状腺ホルモンを生成する．
> ✓ 甲状腺ホルモンはヨウ化アミノ酸であり，チロシン残基にヨウ素が結合して生成される．結合したヨウ素の数によりT3とT4がある．
> ✓ 甲状腺ホルモンは基礎代謝を上昇させ酸素摂取量を増大させる．また，たんぱく異化を促進し，糖代謝・脂質代謝を促進する．心拍数を増加させるなどの交感神経亢進作用をもつ．
> ✓ 甲状腺ホルモンの合成と分泌はTSHやTRHによって調節されており，ネガティブフィードバック機構が存在する．

1 甲状腺の形状・しくみとはたらき

甲状腺の解剖
- 甲状腺（thyroid gland）は，頸部の前面の下部にある内分泌臓器で，甲状軟骨の下部あたりにH型あるいはU型をして気管に巻きつくように存在する約20g程度の臓器である．男性では女性より低い位置にある（❶）．
- 組織学的には1層の濾胞上皮細胞によって囲まれた多数の濾胞によって形成されており，濾胞の辺縁に傍濾胞細胞（C細胞）がある．傍濾胞細胞は，カルシトニンを分泌する．

甲状腺ホルモンとその作用
- 甲状腺ホルモンは甲状腺濾胞細胞が産生するホルモンで，チロシン残基にヨウ素が結合したヨウ化アミノ酸の一種である．ヨウ素の結合数によりトリヨードサイロニン（T3：triiodothyronine）とサイロキシン（T4：thyroxine）がある．T4として多くが分泌され，末梢で脱ヨード化されて生理活性の強いT3となり作用する．半減期を比べると，T4が約1週間，T3が約1日と著しく異なる．
- 甲状腺ホルモンは，血中においては大部分がたんぱくと結合しており，たんぱくと結合しない遊離型はごくわずかである．
- 甲状腺ホルモンは，多くの組織において基礎代謝を上昇させ酸素消費量を増大させる．たんぱく異化を促進し，尿中窒素排泄量を増加させる．肝臓における糖新生や腸管からのグルコース吸収を促進し，血糖値を上昇させる．脂肪分解を促進し，血中遊離脂肪酸を増加させ，血中コレステロールを減少させる．
- 甲状腺ホルモンは，骨端軟骨に作用し骨の成長にかかわる．また，成長ホルモンの成長促進作用に影響を与える．脳の発達に関与し精神発達作用をもつ．カテコラミンの分泌や作用を高め，心拍数を増加させるなどの交感神経亢進作用をもつ．

甲状腺ホルモンの分泌調節機構
- 甲状腺ホルモンの合成と分泌は，下垂体前葉から分泌される甲状腺刺激ホルモン（TSH）により促進され，TSHの分泌はさらに視床下部からのTSH放出ホルモン（TRH）により促進される．
- 血液中の甲状腺ホルモン濃度が上昇すると，TSHとTRHの分泌が抑制され，甲状腺ホルモンの分泌が低下して濃度を調節する．この機構をネガティブフィードバック機

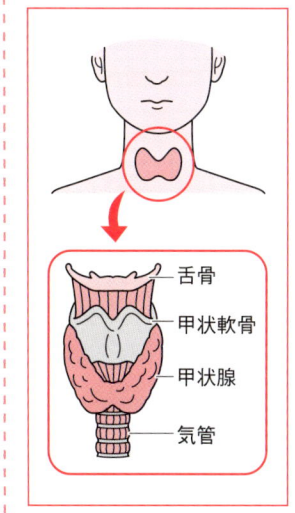

❶ 甲状腺の構造（前面）
甲状腺は蝶の形にたとえられる．

【用語解説】
カルシトニン：傍濾胞細胞（C細胞）が産生するホルモン．骨吸収を抑制することにより血中カルシウム濃度を低下させ，骨の形成を促進する．また，腎臓にも作用し，カルシウムの排泄を促進する（p.65も参照）．

豆知識
甲状腺が腫大する甲状腺腫は，世界的にはヨウ素欠乏に伴うものが多いが，日本ではヨウ素摂取が充足しており，逆にヨウ素過剰による甲状腺腫が一部で報告されている．

Column　甲状腺機能異常を呈する疾患

甲状腺機能亢進症
バセドウ病

バセドウ(Basedow)病はTSH受容体に対する刺激性の自己抗体により甲状腺機能亢進を生じる自己免疫疾患であり，甲状腺機能亢進症の代表疾患である．典型的な症状は，甲状腺腫，基礎代謝増加，動悸，眼球突出，多汗，手指のふるえなどである．血清TSH値は低下する．バセドウ病の治療では内服治療（抗甲状腺薬）が主であり，そのほかに手術療法や放射性ヨードを用いたアイソトープ治療（放射性ヨード内用療法）が行われる．放射性ヨードを用いた検査や治療を行う場合には，効果的に放射性ヨードが甲状腺組織に取り込まれるようにヨード制限食とする．

甲状腺機能低下症
橋本病（慢性甲状腺炎）

橋本病は抗サイログロブリン抗体や抗甲状腺ペルオキシダーゼ抗体（抗TPO抗体）などの自己抗体によって甲状腺が破壊される自己免疫疾患であり，甲状腺機能低下症の代表疾患である．九州大学の橋本策博士により報告されたことから，橋本病と名づけられた．成人女性に多く，高齢者では認知症やうつ病と誤診されることもある．治療には甲状腺ホルモンを補う補充療法を行う．

クレチン症

先天性の要因やヨード欠乏地域に住んでいるために，出生時から甲状腺機能の低下が生じると，成長や知能の発達が障害されるクレチン症となる．治療には甲状腺ホルモンを補う補充療法を行う．

構と呼ぶ（❷）．
- 寒冷刺激は，神経経路を介してTRHの分泌を促進させる．

2　甲状腺機能異常

- 甲状腺機能亢進症（hyperthyroidism）は，血液中の甲状腺ホルモン作用が必要よりも過剰となった状態で，自覚症状として動悸・息切れ・多汗・手指のふるえ・体重減少・易疲労感・活動性亢進・下痢・過少月経などの症状を呈する．血清コレステロール値は低下する．

- 甲状腺機能亢進状態では代謝が亢進しているため，35〜40 kcal/標準体重kg/日の高エネルギー食とし，たんぱく質・ビタミン・ミネラルも十分に摂取する．また，一度に炭水化物を過剰摂取すると周期性四肢麻痺を誘発することがあるので注意する．

- 甲状腺機能低下症（hypothyroidism）は，甲状腺ホルモン作用が必要よりも低下した状態で，自覚症状として寒がり・易疲労感・皮膚の乾燥・言語緩慢・無気力・思考力や記憶力の低下・月経過多などの症状を呈する．また，圧痕を残さない浮腫（粘液水腫）を呈することがある．血清コレステロール値は上昇する．

- 標準体重の維持を目標として摂取エネルギー量を設定する．高コレステロール血症があれば，300 mg/日のコレステロール制限を行う．ヨード制限食は不要であるが，ヨードの過剰摂取は甲状腺機能を低下させる可能性があるのでさけるよう指導する．

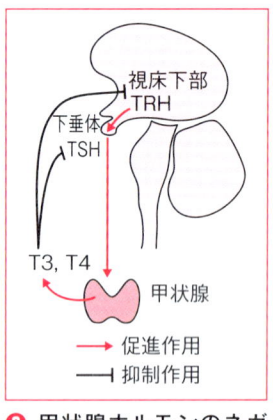

❷ 甲状腺ホルモンのネガティブフィードバック機構

【用語解説】
周期性四肢麻痺：数分から数日続く発作性の四肢筋力低下と自然回復を繰り返す．知覚や意識は正常である．甲状腺機能亢進症に伴うものは，比較的若年のアジア人男性に好発する．発作は運動後や食後，飲酒後に起こりやすいとされている．

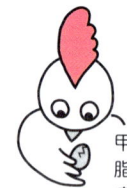

甲状腺機能低下症は脂質異常症（高脂血症）の原因となる．

豆知識

nonthyroidal illness syndrome（NTIS）：甲状腺疾患以外の疾患などで甲状腺機能検査に異常値を示す病態を，nonthyroidal illness syndromeと呼ぶ．単にNTIとも呼ばれ，同義語としてlow T3 syndromeなどがある．血清T3値は低値となるものの，TSHの値は多くの場合で正常である．

参考文献

- 志村二三夫ほか編．栄養科学イラストレイテッド　解剖生理学―人体の構造と機能．改訂第2版．羊土社；2014. pp.175-6.
- 青峰正裕ほか．イラスト解剖生理学．第2版．東京教学社；2015. pp.183-4.
- 内田さえほか編．人体の構造と機能．第4版．医歯薬出版；2015. pp.347-9.
- 日本病態栄養学会編．改訂第4版　認定 病態栄養専門師のための病態栄養ガイドブック．メディカルレビュー社；2013.
- 日本甲状腺学会編．バセドウ病治療ガイドライン2011．南江堂；2011.

カコモンに挑戦!!

◆ 第29回-41
バセドウ病の症候と検査所見である．正しいのはどれか．1つ選べ．
(1) 発汗減少
(2) 基礎代謝量低下
(3) 脈拍数減少
(4) 血清コレステロール値上昇
(5) 血清甲状腺刺激ホルモン（TSH）値低下

◆ 第28回-41
自己免疫異常によって起こる内分泌疾患である．正しいのはどれか．1つ選べ．
(1) バセドウ病
(2) 原発性アルドステロン症
(3) 褐色細胞腫
(4) クッシング症候群
(5) 先端巨大症

解答 & 解説

◆ 第29回-41　正解（5）
解説：
(1) バセドウ病による甲状腺機能亢進で発汗が増加する．
(2) バセドウ病による甲状腺機能亢進で基礎代謝量は増加する．
(3) バセドウ病による甲状腺機能亢進で脈拍数は増加する．
(4) バセドウ病による甲状腺機能亢進で血清コレステロール値は低下する．
(5) 血清甲状腺ホルモン値は上昇し，血清甲状腺刺激ホルモン（TSH）値は低下する．

◆ 第28回-41　正解（1）
解説：
(1) バセドウ病は，甲状腺刺激ホルモン（TSH）受容体に対する刺激性の自己抗体により甲状腺機能亢進を生じる自己免疫疾患である．
(2) 原発性アルドステロン症は，副腎皮質腺腫や過形成からアルドステロンが過剰に分泌される疾患である．
(3) 褐色細胞腫は，副腎髄質や傍神経節に生じるカテコラミン産生腫瘍である．
(4) クッシング（Cushing）症候群は，コルチゾールが持続的に高値になることにより生じる症候群で，副腎腺腫・副腎がんから過剰にコルチゾールが分泌される場合や，異所性ACTH産生腫瘍，下垂体腫瘍からACTHが分泌されることによって生じる場合などがある．
(5) 先端巨大症は，主に下垂体の成長ホルモン分泌細胞が腫瘍化し，成長ホルモンが過剰に分泌される疾患である．

3 性腺

学習目標
- 男性と女性の内分泌機構の違いを理解する

要点整理
✓ 性腺は生殖細胞を供給するだけでなく，下垂体・視床下部からのホルモンによって制御される内分泌機能ももつ．

- 男性では精巣，女性では卵巣が性腺(gonad)である[*1]．これらの性腺は生殖細胞（男性は精子，女性は卵子）を供給するだけでなく，ホルモンを分泌する内分泌腺としての機能がある．
- 性腺ホルモンはコレステロールを原料として生成されるステロイドホルモンの一種である．

[*1] 14章「2 男性生殖器」(p.152)，15章「女性生殖器，乳房」(p.157) も参照．

1 男性ホルモンのはたらき

- 男性ホルモンを総称してアンドロゲンといい，主なものは精巣のライディッヒ(Leydig)細胞（間質組織細胞）から分泌されるテストステロンである．
- テストステロンは思春期になると血中濃度が上昇し，男性の第二次性徴を引き起こすとともに，精巣にある精細管のセルトリ(Sertoli)細胞からの精子形成を促進する．

2 女性ホルモンのはたらき

- 女性ホルモンは卵巣から分泌され，卵胞ホルモン（エストロゲン）と黄体ホルモン（プロゲステロン）がある．
- 卵胞ホルモンは，思春期になると血中濃度が上昇し，女性の第二次性徴を引き起こすとともに，卵胞の発育を促し，排卵（卵胞から卵子を放出すること）を生じさせる．
- 排卵後の卵胞は黄体となり，黄体ホルモンを分泌し，受精卵が着床しやすくするために，子宮内膜の発達や粘液の分泌を促す．
- 妊娠が成立した場合，黄体ホルモンは妊娠を維持するために子宮収縮を抑制するとともに，次の排卵を抑制する．また，乳腺の発育を促す作用もある．

3 性腺ホルモンのフィードバック機構

- 性腺ホルモンは脳の視床下部や下垂体のホルモンにより制御され，分泌された性腺ホルモンは視床下部や下垂体から分泌されるホルモンを制御する．これをフィードバック機構と呼ぶ（❶，❷）．
① まず，視床下部からは性腺刺激ホルモン放出ホルモン（GnRH：gonadotropin-releasing hormone）が分泌され，これが下垂体前葉に作用し，黄体形成ホルモン（LH）と卵胞刺激ホルモン（FSH）の分泌を促す．
② LHは精巣ではライディッヒ細胞に作用してテストステロンの分泌を促し，卵巣では卵胞に作用しエストロゲンの分泌を促し，排卵後は黄体に作用しプロゲステロンの分泌を促す．
③ FSHは精巣ではセルトリ細胞に作用して精子の形成を促し，卵巣ではエストロゲンの分泌を促す．
④ テストステロンとエストロゲンおよびプロゲステロンは，視床下部および下垂体前葉

豆知識
ステロイドホルモンには，ほかに副腎皮質ホルモンがあり，コレステロールから生成されるプレグネノロンを共通の材料としている．性腺ホルモンは，副腎皮質ホルモンである糖質コルチコイドの生成経路を経て合成される．

●MEMO●
男性ホルモンは副腎皮質でも少量だが生成されるため，女性でも男性ホルモンが少量存在する．また，精巣でも女性ホルモンがごくわずかに分泌されている．

3 性腺

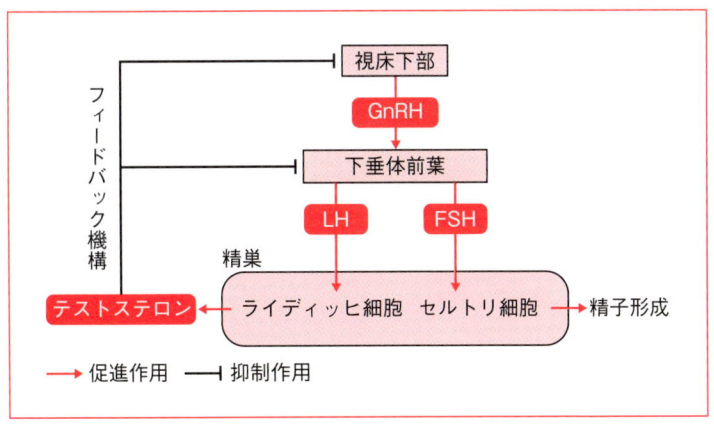

❶ 男性ホルモンのフィードバック機構

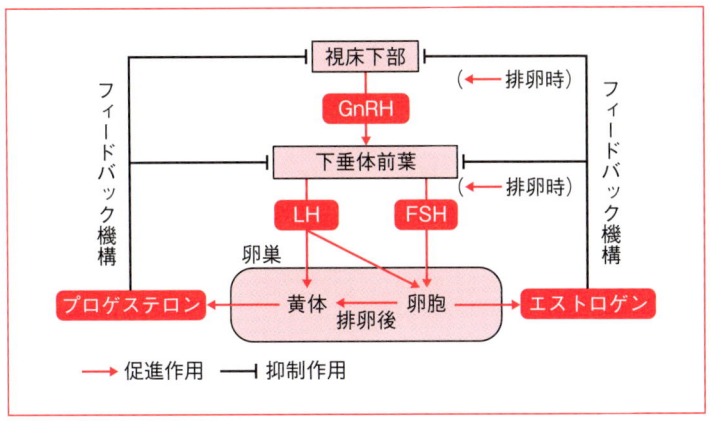

❷ 女性ホルモンのフィードバック機構

に抑制的に作用し，これらのホルモンが増えすぎないように調節する．
⑤卵胞が大きくなるとエストロゲン分泌が増加し，視床下部および下垂体前葉に対し，逆に促進的に作用する．これにより，排卵の24〜36時間前にLHが急上昇する現象があり，これをLHサージという．

参考文献
・Larsen PR, et al, eds. Williams Textbook of Endocrinology. 10th edition. Saunders；2002.

LHサージのサージ（surge）って，大波とか急上昇って意味なんだね！

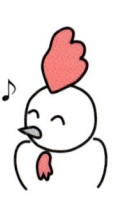

4 膵臓

> 学習目標
> ● 膵臓の内分泌細胞と血糖調節機構を理解する

> 要点整理
> ✓ 膵臓には外分泌機能と内分泌機能がある．
> ✓ 膵臓の内分泌細胞は膵島に集簇している．
> ✓ β細胞から分泌されるインスリンには血糖低下作用があり，糖尿病の病態形成にかかわっている．

1 膵島の形状・しくみ

- 膵臓（pancreas）は，消化液である膵液を分泌する臓器であるが，その中にはホルモンを分泌する内分泌細胞が存在する[*1]．膵液を分泌する腺房細胞（外分泌腺）の中に，内分泌細胞が集合して島のように点在していることから，膵島（ランゲルハンス〈Langerhans〉島）と呼ばれている（❶）．
- 膵島の中には α 細胞，β 細胞，δ 細胞の3種類の細胞があり[*2]，α 細胞はグルカゴン，β 細胞はインスリン，δ 細胞はソマトスタチンをそれぞれ分泌する．
- 同じ膵島内に血糖上昇作用のあるグルカゴンを分泌する α 細胞と，血糖低下作用のあるインスリンを分泌する β 細胞が存在していることから，両細胞が協調して，血糖値を狭い範囲に維持するようにはたらいていると考えられている．

α細胞のはたらき
- 膵島の約20％を占める細胞で，血糖上昇作用のあるグルカゴンを分泌する．
- グルカゴンは，肝臓に貯蔵されているグリコーゲンの分解や糖新生を促進することで血糖を上昇させる．

β細胞のはたらき
- 膵島の中で約75％を占める細胞で，血糖低下作用のあるインスリンを分泌する．
- インスリンは肝細胞や筋細胞，脂肪細胞など全身の細胞にあるインスリン受容体に結合して，細胞内にグルコースの取り込みを促進し，エネルギーとして利用できるようにする．

δ細胞のはたらき
- 膵島の中で約5％存在する細胞で，ソマトスタチンを分泌する．

[*1] 3章「3 膵」（p.29）も参照．

膵臓には外分泌機能（消化液を分泌）を担う腺房細胞と，内分泌機能（ホルモンを分泌）を担う膵島があるんだ

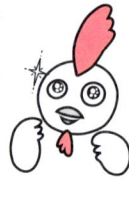

[*2] α細胞はA細胞，β細胞はB細胞，δ細胞はD細胞とも呼ばれる．

● MEMO ●
血糖上昇作用のあるホルモンはグルカゴンのほか，成長ホルモン，コルチゾール，カテコラミンなどがあるが，血糖低下作用のあるホルモンはインスリンだけである．このため，膵臓のβ細胞が破壊されて発症する1型糖尿病では，血糖を低下させるホルモンが存在しなくなることから，インスリンを投与する治療をしないと高血糖を制御できなくなる．

❶ 膵島の構造

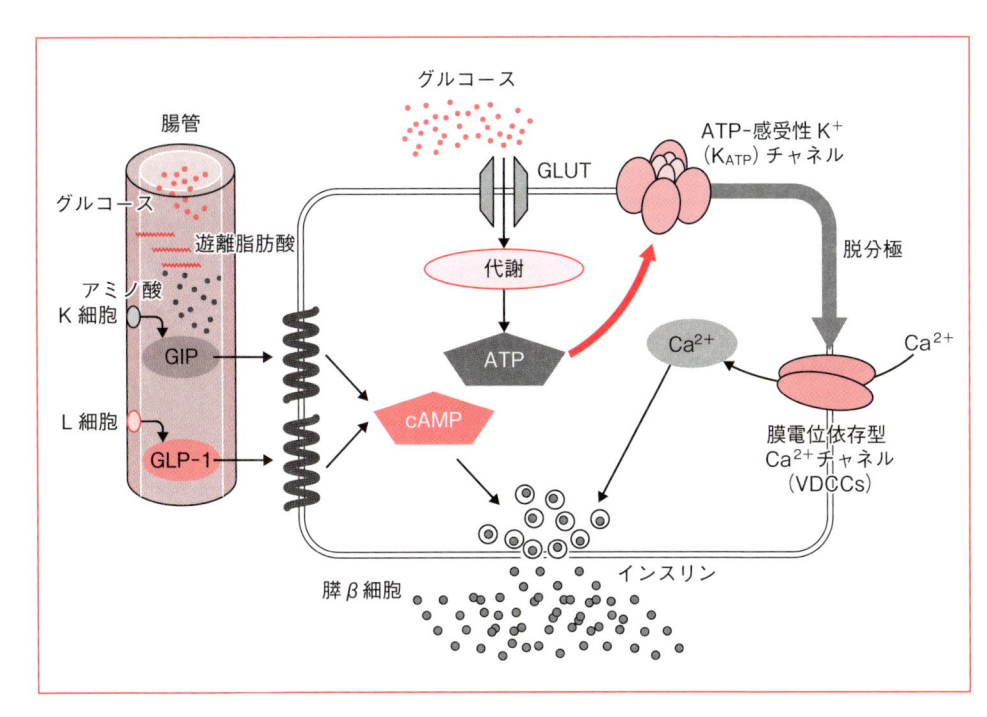

❷ β細胞のインスリン分泌機構
(福島光夫ほか．2型糖尿病の病態〈インスリン分泌不全とインスリン抵抗性〉．ホルモンと臨床 2012；60：369-4より改変)
GLUT：glucose transporter(糖輸送担体)，ATP：adenosine triphosphate(アデノシン三リン酸)，cAMP：cyclic adenosine monophosphate(サイクリックAMP〈アデノシン一リン酸〉)，VDCCs：voltage-dependent calcium channel.

- ソマトスタチンはα細胞とβ細胞に作用し，グルカゴンやインスリンの分泌を抑制したり，消化管に作用し，消化液の分泌や腸管運動を抑制したりする作用がある．

2 血糖調節機構

- 膵島の主な役割は血糖調節である．β細胞にはグルコース濃度(血糖値)に応じてインスリンを分泌する機構が存在し，血糖値の増加があればインスリンを分泌することで血糖値を低下させ，一定の範囲内に維持する．

- しかし，β細胞でのインスリン分泌が不十分になったり，肝臓や筋肉などインスリンが作用する部位でのはたらきが悪くなったりすると，血糖値が増加し糖尿病を発症する．

- 近年，β細胞でのインスリン分泌を促す消化管ホルモン(総称してインクレチンという)が発見され，糖尿病治療薬に応用されている．インクレチンには，小腸上部のK細胞から分泌されるGIP(gastric inhibitory polypeptide〈胃抑制ポリペプチド〉，またはglucose-dependent insulinotropic polypeptide〈グルコース依存性インスリン分泌刺激ポリペプチド〉)と，小腸下部のL細胞から分泌されるGLP-1(glucagon-like polypeptide〈グルカゴン様ペプチド-1〉)があり，β細胞にある受容体に作用してインスリン分泌を促す機序が明らかになっている(❷)．

- インクレチン分泌には，食物中の栄養素が関与していることがわかってきており，栄養学との関連が注目されている．

豆知識

インクレチン：β細胞への作用以外に，胃への作用(蠕動運動を抑える)や脳への作用(食欲を抑える)，脂肪細胞への作用(肥満に関与)などがある．そのほか，心臓，腎臓，骨など多面的な作用があることがわかってきており，糖尿病などの治療への応用が期待されている．

参考文献

・Kahn CR, et al, eds. Joslin's Diabetes Mellitus. 14th edition. Lippincott. Williams & Wilkins；2004. 金澤康徳ほか監訳．ジョスリン糖尿病学．第2版．メディカル・サイエンス・インターナショナル；2007.
・Seino S, et al. Dynamics of insulin secretion and the clinical implications for obesity and diabetes. J Clin Invest 2011；121：2118-25.
・福島光夫ほか．2型糖尿病の病態(インスリン分泌不全とインスリン抵抗性)．ホルモンと臨床 2012；60：369-4.

5 骨・ミネラル代謝

> ● 骨の基本的な構造と役割を理解する
> ● 骨・ミネラル代謝にかかわる血中Ca濃度を調節するホルモンを理解する

> ✓ 骨は身体の芯となる硬組織であり，破骨細胞・骨芽細胞・骨細胞の3種類の細胞が存在する．
> ✓ 骨には，身体を支え運動を可能にする機能と，Caとリンを貯蔵する機能がある．
> ✓ 血中Ca濃度を調節するホルモンには，副甲状腺ホルモン，カルシトニン，ビタミンDの3種類がある．

1 骨の形状・しくみ[*1]

- 骨（bone）は身体のコアとなる硬組織で，重さは成人で約5kgである[*2]．
- 全体の2/3は無機質で，そのうちの9割はカルシウム（Ca）とリンから成るヒドロキシアパタイトの結晶である．残りの1/3は有機質で，そのほとんどが1型コラーゲンである．
- 骨には破骨細胞，骨芽細胞，骨細胞の3種類の細胞が存在する（❶）．
  ① 破骨細胞：古くなった骨基質を溶かし（骨吸収），新しい骨基質が作られる場を提供する．
  ② 骨芽細胞：新しい骨基質を作る（骨形成）．
  ③ 骨細胞：骨芽細胞が自ら分泌した骨基質に埋もれた細胞．近年，さまざまなサイトカインやメカノセンサーとしての重要性が注目されている．

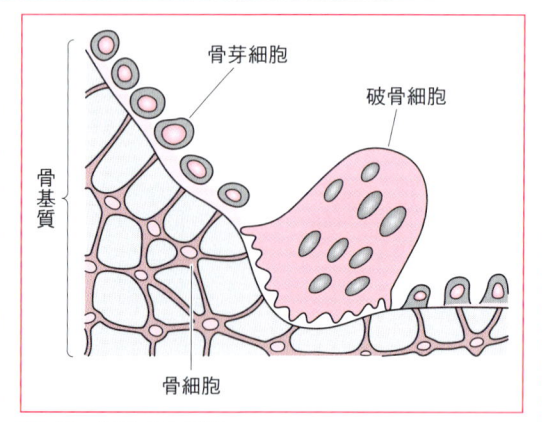

❶ 骨で活動する細胞

2 骨のはたらき

- 骨には，①身体を支え運動を可能にする，②Caとリンを貯蔵する，③造血の場を提供する，の3つの役割がある．
- ①については，Caとリンがヒドロキシアパタイトの結晶構造を作り，骨に「かたさ」ができるため，可能になる[*3]．
- ②については，Caとリンは細胞内シグナルや核酸の材料として非常に重要な物質であり，骨に大量に蓄えておき，必要時に供給する．
- Caとリンは骨から血液を介して身体中の個々の細胞に供給される．細胞への安定した供給を実現するために，その血中濃度を一定に保つことが重要である．そのときに活躍するのが副甲状腺ホルモン，カルシトニン，ビタミンDの3種類のホルモンである．

3 血中Ca濃度を調節するホルモン

副甲状腺ホルモン（PTH）

- 副甲状腺（上皮小体）は前頸部にある甲状腺の裏面に左右2個ずつある米粒大の臓器であり（❷），副甲状腺ホルモン（PTH：parathyroid hormone）を分泌する．

[*1] 骨の構造やはたらきについては1章「2 組織」（p.6），12章「1 骨」（p.121）も参照．

[*2] 液体成分を含めた，だいたいの重量である．

骨には3種類の細胞がある！

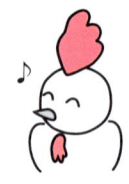

【用語解説】
メカノセンサー：骨には，重力がかかると骨量が増えるという特性がある．実際，体重の重い人は骨量が多く，究極の重力がかからない状態（無重力状態）にいる宇宙飛行士は骨量が減る．このような「力」を感知するセンサーのことをいう．

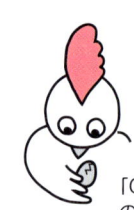

「Caとリンは細胞の生命活動に大事」
↓
「骨はCaとリンの貯蔵庫」
↓
それをつなぐのが血液で，細胞への安定供給を維持するために血中のCaとリンの濃度を一定に保たせる→それを調節するのが3種類のホルモン！

[*3] 骨のかたさをキープするためには，Caもリンもどちらも大切である．

5 骨・ミネラル代謝

副甲状腺ホルモンのはたらき
- 血中Ca濃度を上昇させる．
- 具体的に血中Ca濃度を上昇させるには以下の3つの作用がある．
①骨からのCaの流出を促進する：副甲状腺ホルモンは，骨芽細胞（破骨細胞ではない！）に作用して，骨芽細胞が破骨細胞の骨吸収を促進することにより，この現象が起こる．
②腎臓（遠位尿細管）でのCaの再吸収を促進する．
③腎臓で活性型ビタミンDを作る：活性型ビタミンDが腸管からのCa吸収を促進するため，間接的に血中Ca濃度上昇につながる．
- Caとともに，骨の成分として重要なリンに対しては，血中リン濃度を低下させる．

❷ 甲状腺（後ろからみたところ）
（咽頭（筋）／甲状腺／副甲状腺（上皮小体）／食道）

・副甲状腺ホルモン…血中Ca濃度を上昇させる
・カルシトニン…血中Ca濃度を下げるが力は弱い
・ビタミンD…骨の材料を供給する

副甲状腺ホルモンは直接破骨細胞にはたらきかけるわけではないんだ！

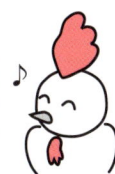

カルシトニン
- カルシトニン（calcitonin）は甲状腺の中の傍濾胞細胞（C細胞）から分泌される．

カルシトニンのはたらき
- 血中Ca濃度を低下させる．
- 骨からのCaの流出（骨吸収）を防ぎ，血中Ca濃度を下げる．このとき，カルシトニンは破骨細胞に直接作用して，骨吸収を抑制する．しかし，ヒトでは，そのはたらきは弱い．

●MEMO●
副甲状腺ホルモンとカルシトニンの血中Ca濃度に対する作用は反対である．作用する細胞の違いにも注意する．

ビタミンD
- ビタミンD（vitamin D）は，食物として摂取されるほか，皮膚で合成される．
- 作用が強いのは，2か所が水酸化された1,25-ジヒドロキシビタミンDである．これを，活性型ビタミンDという．
- 1,25-ジヒドロキシビタミンD合成の最も重要なステップが，腎臓における水酸化であり，このステップをPTHが促進する．

活性型ビタミンDのはたらき
- 骨を作る材料を供給する．
- 主に，腸管からのCa吸収を促進することにより，血中Ca濃度を上昇させる．そのとき，リンの腸管からの吸収も促進し，血中リン濃度も上昇させる[*4]

[*4] ここが副甲状腺ホルモンと活性型ビタミンDのCa・リンの血中濃度調節における大きな違いである．

カコモン に挑戦!!

◆ 第28回-86
カルシウムの吸収と代謝に関する記述である．誤っているのはどれか．1つ選べ．
(1) カルシウムは，能動輸送によって吸収される．
(2) カルシウムの吸収は，活性型ビタミンDで促進される．
(3) カルシウムの吸収率は，年齢による影響を受ける．
(4) カルシウムの吸収は，シュウ酸により阻害される．
(5) 血中カルシウム濃度は，カルシトニンによって上昇する．

◆ 第26回-39
骨吸収を促進するホルモンである．正しいのはどれか．1つ選べ．
(1) アドレナリン
(2) エストロゲン
(3) カルシトニン
(4) 副甲状腺ホルモン（PTH）
(5) プロゲステロン

解答&解説

◆ 第28回-86 正解（5）
解説：正文を提示し，解説とする．
(1) カルシウムは，能動輸送によって吸収される．
(2) カルシウムの吸収は，活性型ビタミンDで促進される．
(3) カルシウムの吸収率は，年齢による影響を受ける．
(4) カルシウムの吸収は，シュウ酸により阻害される．
(5) 血中カルシウム濃度は，カルシトニンによって低下する．

◆ 第26回-39 正解（4）
解説：
(1) アドレナリンは副腎髄質ホルモンで，骨吸収には関与しない．
(2) エストロゲンは卵胞ホルモンで，骨吸収を抑制する．
(3) カルシトニンは甲状腺から分泌され，骨吸収を抑制する．
(4) 副甲状腺ホルモン（PTH）は骨吸収を促進する．
(5) プロゲステロンは黄体ホルモンで，骨吸収には関与しない．

第7章 代謝

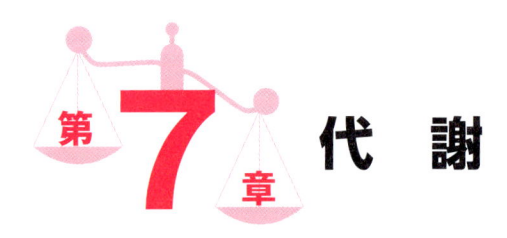

1 代謝総論，糖代謝

> **学習目標**
> - 食事で摂取した栄養素が，体内でどのように代謝され，利用されているかを理解する
> - 三大栄養素である糖質（炭水化物），たんぱく質，脂質の各代謝について理解する

> **要点整理**
> ✓ 代謝には，物質を作るはたらき（物質代謝）とエネルギーを作るはたらき（エネルギー代謝）の2つの役割がある．
> ✓ グルコースの好気呼吸は，解糖系からクエン酸回路を経て電子伝達系に入り，エネルギー源となるATPを産生する．
> ✓ ATPからADPに分解されるときにエネルギーが放出される．

1 物質代謝とエネルギー代謝

代謝のはたらき：同化と異化
- ヒトは生命活動を維持するために，食物を摂取し，食物中の栄養素（糖質〈炭水化物〉，脂質，たんぱく質）を体内で処理してエネルギーを作り出したり，身体を形成するための材料を合成する．これらの過程を総称して代謝（metabolism）という．
- 体内の細胞は，一部が新しくされ，古くなったものは処理されるが，細胞内で新しい物質を合成することを同化（anabolism）といい，反対に不要なものを分解することを異化（catabolism）という．
- 同化や異化により，さまざまな物質を作り出したり，分解したりすることを物質代謝という．
- 一般的に，同化はエネルギーを消費し，異化はエネルギーを生成することが多く，異化作用で生成されたエネルギーは，生命活動や体熱として利用される．代謝をこれらのエネルギーの観点からとらえたものをエネルギー代謝という．

酵素のはたらき
- 生体内で行われる化学反応を触媒するたんぱく質を酵素（enzyme）といい，ビタミンや金属イオンなどと結合して活性を示すものが多い．
- 酵素は特定の物質と結合し，その物質の化学反応が効率良く進むようにはたらくが，その際酵素自体は変化せず，反応が終了し生成物から離れた酵素は次の反応に繰り返し関与する．
- 一連の化学反応の中では，複数の酵素が関与していることが多いが，その反応の速さを決める酵素を律速酵素という．この律速酵素により，化学反応が制御されることから，種々の薬剤は，これら律速酵素に作用するものが多く開発されている．

エネルギー代謝のしくみ
基礎代謝
- 覚醒している状態で，生命を維持するために必要最小限の代謝を基礎代謝という．

❶ 生活活動・運動のメッツ表

メッツ	生活活動・運動の例
1.8	立位，皿洗い
2.0	非常に遅い歩行（53 m/分未満），洗濯
2.8	ゆっくりとした歩行（53 m/分）
3.0	普通歩行（67 m/分）
4.0	自転車に乗る（16 km/時未満，通勤）
5.0	かなり速歩（107 m/分），野球
6.0	ゆっくりとしたジョギング，水泳（のんびり泳ぐ）
7.0	ジョギング，サッカー，スキー
8.0	サイクリング（約20 km/時），運搬（重い荷物）
9.0	ランニング（139 m/分）
10.0	水泳（クロール，69 m/分）

（厚生労働科学研究費補助金 循環器疾患・糖尿病等生活習慣病対策総合研究事業「健康づくりのための運動基準2006改定のためのシステマティックレビュー」〈研究代表者：宮地元彦〉より抜粋）

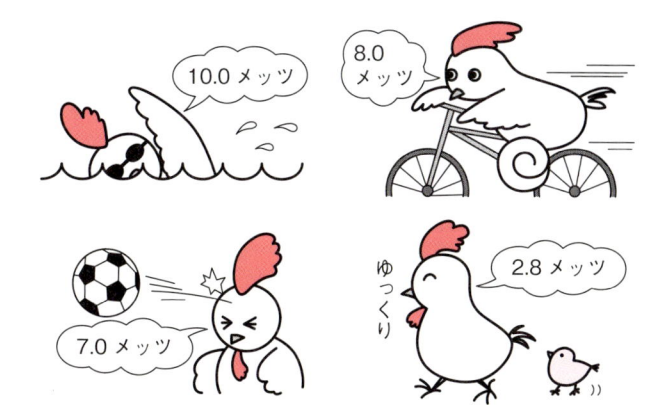

- 日本人の基礎代謝量（BMR：basal metabolism rate）は成人男性で約1,500 kcal/日，成人女性で約1,200 kcal/日とされている．
- 基礎代謝は年齢や性別，体格（筋肉量），体表面積や体温，季節（外気温），ホルモン，女性の場合は性周期（月経）に影響を受ける．

安静時代謝

- 適温の部屋で食後数時間後に座位・安静・覚醒状態で測定した代謝量を安静時代謝といい，その安静時代謝量（REE：resting energy expenditure）は基礎代謝量の約1.2倍である．

エネルギー代謝率

- 代謝量は身体活動により大きく変化する．身体活動によって安静時代謝量より増えた代謝量が，基礎代謝量の何倍に相当するかを示した値をエネルギー代謝率（RMR：relative metabolic rate）という．

食事誘発性熱産生（DIT）

- 食事で摂取した栄養素が分解される際に発生する熱産生のことを食事誘発性熱産生（DIT：diet induced thermogenesis）という．食後に体が温かくなるのはこの熱によるものである．
- この熱産生は栄養素によって異なり，たんぱく質は摂取エネルギーの約30％が熱産生に消費され，食後数時間にわたって持続する．一方，糖質は約6％，脂質は約4％が熱産生に消費され，持続時間も短い．総エネルギー消費量（TEE：total energy expenditure）の約10％を占めるとされている．

身体活動レベル（PAL）

- 日常生活における身体活動の強さを身体活動レベル（PAL：physical activity level）で示し，総エネルギー消費量（TEE）÷基礎代謝量（BMR）で求める．低い（1.40～1.60），ふつう（1.60～1.90），高い（1.90～2.20）の3段階に分けられ，食事摂取基準の推定エネルギー摂取量などで用いられる．

メッツ（METs）

- 身体活動の強さを表す指標として，運動時の酸素消費量が安静時の酸素消費量の何倍に相当するかを示したメッツ（METs：metabolic equivalents）が使われる．
- 座位安静時が1メッツ，普通歩行が3メッツに相当するとされる（❶）．

● MEMO ●
エネルギー代謝率（RMR）＝（活動時代謝量－安静時代謝量〈REE〉）/基礎代謝量（BMR）で表すことができる．また，RMR＝1.2×（メッツ－1）の関係が成り立つ．

豆知識
身体活動量からエネルギー消費量への換算方法：エネルギー消費量（kcal）＝メッツ×時間（時）×体重（kg）
（例）60 kgの人が普通歩行（3.0メッツ）を30分（0.5時間）行った場合のエネルギー消費量は，
3.0メッツ×0.5時間×60 kg＝90 kcal
と計算できる．

2 糖代謝

糖質とは

- 糖質（carbohydrate）は炭素，水素，酸素で構成され，水素と酸素の割合が水と同じ2：1であることから炭水化物ともいわれる．
- 単糖類，二糖類，多糖類に分けられるが，単糖類であるグルコース（ブドウ糖）は血液中に最も多く含まれ，血流を介して全身の細胞に届けられ，エネルギー源として利用される．
- 血液中のグルコースを血糖といい，その濃度が血糖値である．

単糖類
- 糖質の最小単位．グルコース，ガラクトース，フルクトース（果糖）は炭素が6つ含まれていることから六単糖と呼ばれる．核酸に含まれるデオキシリボースなどは五単糖である．

二糖類
- 単糖類が2個結合したもの．たとえば砂糖の主成分であるショ糖（スクロース）はグルコースとフルクトース，乳汁に含まれる乳糖（ラクトース）はグルコースとガラクトースが結合したものである．

多糖類
- 単糖類が多数結合したもの．いも類の主成分であるデンプンや，肝臓や筋肉で貯蔵されているグリコーゲン，食物繊維の一種であるセルロースなどがある．

糖質のエネルギー代謝

- グルコースは解糖系によりピルビン酸となった後，ミトコンドリアに取り込まれ，アセチルコエンザイムA（アセチルCoA）となる．
- その後，クエン酸回路（citric acid cycle）[*1]に入り，さらに電子伝達系でO_2（酸素）を使ってアデノシン三リン酸（ATP：adenosine triphosphate）を生成する．
- この一連の過程でO_2を取り入れてCO_2（二酸化炭素）を出すので好気呼吸（内呼吸）という（❷）．無酸素運動などO_2の供給が間に合わないとき，グルコースはO_2を使わずにピルビン酸を経て乳酸に分解される．O_2を使用しないため，この過程を嫌気呼吸という．

【用語解説】
解糖系：1モルのグルコースからグルコール6-リン酸，フルクトース6-リン酸などを経て2モルのピルビン酸を生成する過程．反応は細胞質内で行われ，酸素を必要としない．

[*1] TCA（tricarboxylic acid cycle）回路あるいはクレブス（Kreb's）回路ともいう．クエン酸回路の中で生成されるオキサロ酢酸，α-ケトグルタル酸，スクシニルCoA，フマル酸，リンゴ酸はアミノ酸代謝，尿素代謝，糖新生など他の代謝経路とも関連している．

豆知識
嫌気呼吸は，好気呼吸に比べATP産生量は少ないが，すばやくATPを産生することができる．このため，短距離走のような無酸素運動の際には，嫌気呼吸が活用される．一方，嫌気呼吸で生成される乳酸は，筋肉に蓄積すると，筋肉の運動機能を低下させるので，短距離走のような無酸素運動を長時間続けることはできない．

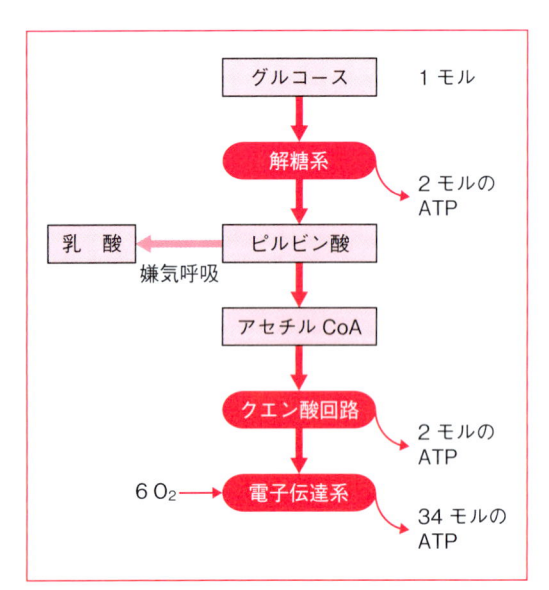

❷ **グルコースのエネルギー代謝**
好気呼吸では1モルのグルコースから38モルのアデノシン三リン酸（ATP）が産生される．

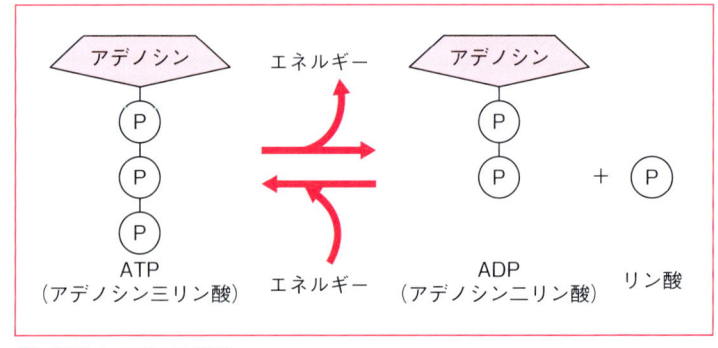

❸ **ATPとADPの構造**

- 好気呼吸では1モルのグルコースから38モルのATPが得られるが，この嫌気呼吸では2モルのATPしか得ることができない．ATPはリン酸とアデノシン二リン酸（ADP：adenosine diphosphate）に分解されるときにエネルギーを出し，これが生体内のさまざまな活動に利用される（❸）．

糖質の物質代謝

- 食物中の糖質は消化により単糖類まで分解されてから消化管より体内に吸収される．吸収された血液中グルコース（血糖）は，エネルギー源として血流を介して全身に供給されたり，肝臓や骨格筋に取り込まれて，グリコーゲンとして蓄えられたりする．
- 血糖値が低下すると，グルカゴンなどにより肝臓のグリコーゲンが分解されて血液中に放出されることで一定の血糖値を維持するようにはたらく．
- 飢餓状態や激しい運動時など，食物や体内に蓄えられたグリコーゲンからのグルコース供給が不足すると，糖質以外の物質からグルコースを合成する．これを糖新生といい，乳酸やたんぱく質分解によるアミノ酸，脂質分解によるグリセロールが原料となる．
- 解糖系とは反対にピルビン酸からグルコースを生成するが，単純に逆の反応は起きないため，糖新生独自の酵素[*2]を必要とし，ATPを大量に使用する．
- 核酸の原料として重要なリボース5-リン酸は解糖系内のグルコース6-リン酸を使って合成される．この過程を五単糖（ペントース）リン酸回路という．

参考文献
- 厚生労働省．健康づくりのための身体活動基準2013．http://www.mhlw.go.jp/stf/houdou/2r9852000002xple.html
- 清水孝雄監訳．Lange Textbookシリーズ．イラストレイテッド ハーパー・生化学．丸善出版；2013．

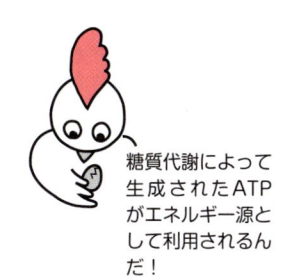

糖質代謝によって生成されたATPがエネルギー源として利用されるんだ！

豆知識
体内では糖質以外もエネルギー源として利用されるが，脳細胞がエネルギー源として利用できるのはグルコースのみである．

[*2] クエン酸回路の中で生成されるオキサロ酢酸からホスホエノールピルビン酸を生成するホスホエノールピルビン酸カルボキシキラーゼ，フルクトース1,6-ビスリン酸からフルクトース6-リン酸を生成するフルクトース-1,6-ビスホスファターゼ，グルコース6-リン酸からグルコースを生成するグルコース-6-ホスファターゼの3つの酵素がある．

2 脂質代謝

学習目標
- 脂質の種類と，それぞれの生体内における役割を理解する
- コレステロール，TGの代謝を理解する
- LDL，HDLなど主なリポたんぱくを理解する
- 外因性，内因性のリポたんぱく代謝を理解する

要点整理
- ✓ 脂質は，単純脂質，複合脂質，誘導脂質に分けられ，TGは単純脂質，コレステロールは誘導脂質である．
- ✓ TGはエネルギー源として使われ，コレステロールは細胞膜や胆汁酸，ステロイドホルモンの材料として使われる．
- ✓ コレステロールやTGなどの脂質は水に溶けないため，リポたんぱくという形になって，血液中を運ばれる．
- ✓ リポたんぱくは肝臓と小腸で作られる．リポたんぱく中のTGは血液中で分解されて小型化し，各組織へ運搬される．

1 脂質とは

- 脂質(脂肪)(lipid)は水に不溶な分子で，主な成分は炭素，酸素，水素である．ほかの栄養素と比べ高いエネルギーを出す特徴がある．
- 脂質は次の3つに大きく分類される．
① 単純脂質：アルコールと脂肪酸がエステル結合した脂質．食物中の単純脂質は，中性脂肪(トリグリセリド)で，1分子のグリセリン(グリセロール)と3分子の脂肪酸が結合している．脂肪酸には多様な飽和脂肪酸または不飽和脂肪酸が使われる．
② 複合脂質：たんぱくなど他の物質と結合している脂質で，一般にスフィンゴシンまたはグリセリンが骨格となる．リンを含んだリン脂質，糖を含む糖脂質，たんぱくを含むリポたんぱくなどがある．
③ 誘導脂質：脂質の分解産物のうち脂溶性を示すものをいう．脂肪酸，脂溶性ビタミン，ステロイドなどがある．コレステロールは誘導脂質の一つである．

2 脂質のはたらき

- 以下に代表的な脂質のはたらきを示す．
① トリグリセリド(TG：triglyceride)：エネルギー源として重要であり，特に貯蔵エネルギーとして重要な役割をもっている．摂取した脂肪のうち，余分なものは皮下や内臓の脂肪組織に蓄えられる．必要に応じて分解されて遊離脂肪酸となって血中へ放出され，利用される．また脂肪組織には体熱放散を防いだり，内臓を保護するなどの作用もある．
② リン脂質(phospholipid)：分子は2層に並んで脂質二重層を形成し，細胞膜の主成分となる．コレステロールや糖脂質もまた細胞膜中に含まれ，前者は細胞膜に強度を与え，後者は細胞の表面で膜の認識機構などに関与する．
③ コレステロール(cholesterol)：細胞膜の成分として重要であるほか，胆汁酸やステロイドホルモンの前駆物質となる．
④ 血液中の脂質は，たんぱくと結合して水溶性のリポたんぱくを形成する．

豆知識

高TG血症と急性膵炎：TGが1,000 mg/dL以上の高値を示すと急性膵炎が発症しやすくなることが知られているが，そのメカニズムはよくわかっていない．

3 脂質代謝

コレステロール代謝

- コレステロールは肝臓でアセチルCoAから20過程以上の酵素反応を経て合成される.
- コレステロールは肝臓では胆汁酸の原料として使われ,副腎ではステロイドホルモンの原料となる.
- 体内での必要量の約7〜8割は肝臓で合成されるが,残りは食事から小腸のNPC1 L1(Niemann-Pick C1-like protein 1)を介して吸収される.

トリグリセリド代謝

- TGは脂肪酸とグリセリンに分解される.グリセリンは解糖の代謝過程に入る.一方,脂肪酸はβ酸化を受けて分解された後,アセチルCoAを生成し,クエン酸経路を経てATPが産生される.
- 糖尿病や飢餓などの状態では,エネルギー源として主に脂質が利用される.脂肪酸のβ酸化によりアセチルCoAができすぎると肝臓でケトン体が多量に生成され,ケトアシドーシスとなることがある.

4 リポたんぱく代謝

- 血漿中に含まれる脂質はリン脂質,遊離脂肪酸以外は水に溶けにくい(疎水性).
- 遊離脂肪酸以外の脂質はリポたんぱくと呼ばれる脂質とたんぱくの複合体の形で血中を運ばれる.
- リポたんぱくはその組成や特性からカイロミクロン,超低比重リポたんぱく(VLDL:very-low-density lipoprotein),低比重リポたんぱく(LDL:low density lipoprotein),中間比重リポたんぱく(IDL:intermediate density lipoprotein),高比重リポたんぱく(HDL:high-density lipoprotein)に分類される.
- リポたんぱくの代謝は❶のように外因性経路(食事由来)と内因性経路(組織由来)に分類される.

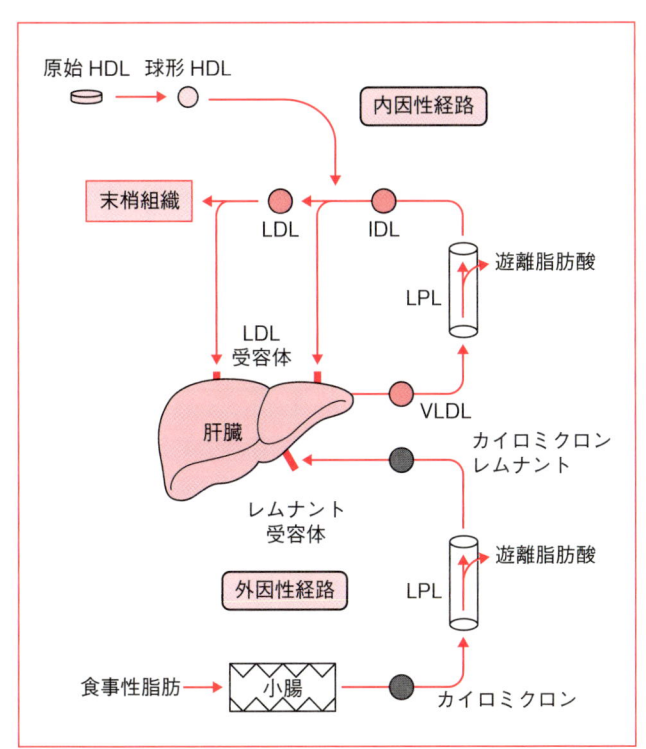

❶ リポたんぱく代謝
食事由来の脂質代謝を制御する外因性の経路と肝臓由来のVLDLを代謝する内因性経路に分かれる.

【用語解説】
NPC1 L1:小腸に主として存在し,食事中のコレステロールを選択的に取り込むトランスポーター.
β酸化:生体内における脂肪酸の酸化形式の一つである.β酸化とは脂肪酸の代謝において脂肪酸を酸化して脂肪酸アシルCoAを生成し,そこからアセチルCoAを取り出す代謝経路のことであり,その際にATPが5個作られる.
ケトアシドーシス:ケトン体(アセトン,アセト酢酸,β-ヒドロキシ酪酸)は脂肪の分解により肝臓で作られ,血液中に放出されるが,その蓄積により体液が酸性に傾いた状態という.特にアセト酢酸,β-ヒドロキシ酪酸は比較的強い酸であるため,ケトアシドーシスを引き起こしやすい.

頻度が高い脂質異常症について理解するには,リポたんぱく代謝を知る必要があるんだ!

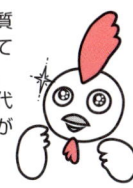

豆知識
悪玉コレステロール,善玉コレステロール:LDLコレステロール(LDL-C)値と動脈硬化性疾患が相関すること,HDLコレステロール(HDL-C)値とは逆相関することから,LDL-Cは動脈硬化を進める悪者,HDL-Cは動脈硬化を抑制するよい者であるとされ,それぞれ悪玉コレステロール,善玉コレステロールといわれている.

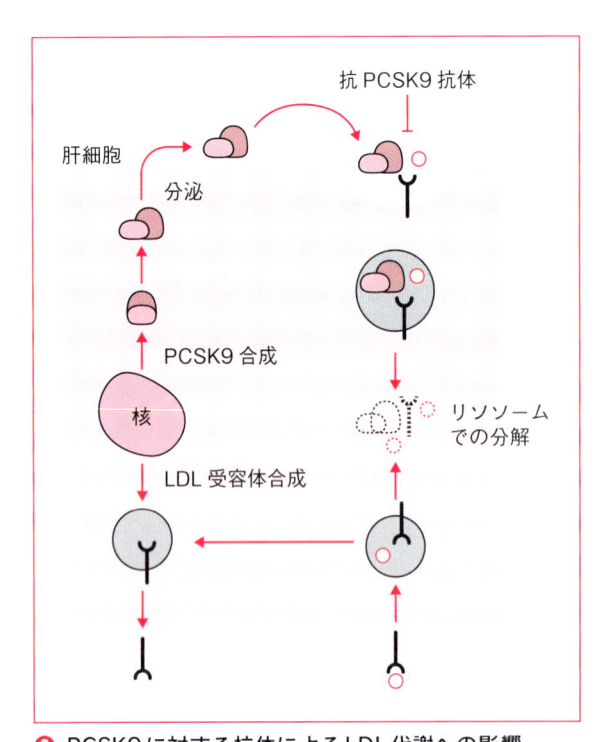

❷ **PCSK9に対する抗体によるLDL代謝への影響**
PCSK9はLDL受容体に結合して細胞に取り込まれ，リソソームで分解される．このPCSK9をターゲットにした抗体を投与することによりLDL受容体の分解が抑制され，LDLの取り込みが維持され，血中のLDLコレステロールが低下する．

外因性経路（食事由来）

①食事由来の脂質が腸管のリパーゼにより加水分解され小腸上皮に吸収された後，カイロミクロンとなる．
②カイロミクロン中のTGは，血管内皮細胞のリポたんぱくリパーゼ（LPL：lipoprotein lipase）により加水分解を受け，より小型のカイロミクロンレムナントとなり，肝臓に取り込まれる．

内因性経路（組織由来）

①肝臓で合成されたコレステロールとTGがVLDLに組み込まれて血中に放出される．VLDLはLPLにより加水分解されIDLを経てコレステロールに富むLDLになる．
②LDLのアポたんぱくであるアポたんぱくB100はLDL受容体のリガンドとして機能し，その取り込み機構を介してLDLを末梢組織に供給するとともに，肝臓に再回収される．
③ヒトにおいて血中コレステロールの70％はLDLに存在するため，血清LDLコレステロール濃度は主としてLDL受容体による取り込みと，異化速度に依存する．
④近年，LDL受容体の分解にかかわる酵素としてPCSK9（proprotein convertase subtilisin/kexin type 9）が見出され，その発現が増加することにより肝臓におけるLDL受容体の発現が低下し，高コレステロール血症をきたすことが明らかとなった（❷）．
⑤HDLは，肝臓，小腸で合成・分泌される円盤状の原始HDLが末梢組織から遊離コレステロールを受け取り，レシチン-コレステロールアシルトランスフェラーゼ（LCAT：lecithin cholesterol acyltransferase）の作用によりコレステリルエステルに変換して，球形へと変化する．

豆知識
食後・空腹時の脂質代謝：食後は血中のカイロミクロンが増加するが，カイロミクロン中のTGがリポたんぱくリパーゼにより水解されて，カイロミクロンレムナントとなり肝臓で代謝される．また，食後は肝臓での脂肪酸合成が増加し，肝臓からのVLDL分泌が増加する．一方，空腹時には血中の遊離脂肪酸は増加し，肝臓はケトン体を産生する．その際，脳はケトン体をエネルギー源として利用する．

● MEMO ●
脂肪酸合成：脂肪酸はアセチルCoAを基質として脂肪酸合成経路にて合成される．つまり脂肪酸合成の材料はアセチルCoAであり，ミトコンドリアから供給される．食事などから過剰に摂取された糖質はクエン酸回路において，クエン酸からアセチルCoAに変換され，脂肪酸合成に利用される．

【用語解説】
アポたんぱく：リポたんぱくが受容体を通じて細胞内に取り込まれる際に，リガンド（受容体に結合する物質）としてはたらく．

カコモンに挑戦!!

◆ 第30回-77
脂質代謝に関する記述である．正しいのはどれか．2つ選べ．
(1) 食後，血中のキロミクロン（カイロミクロン）濃度は低下する．
(2) 食後，肝臓では脂肪酸合成が低下する．
(3) 空腹時，血中の遊離脂肪酸濃度は上昇する．
(4) 空腹時，脳はケトン体をエネルギー源として利用する．
(5) 空腹時，筋肉はケトン体を産生する．

◆ 第28回-83
食後の脂質代謝に関する記述である．正しいのはどれか．1つ選べ．
(1) エネルギー源としての脂肪酸の利用が高まる．
(2) 脂肪組織から放出される脂肪酸量は増加する．
(3) リポたんぱく質リパーゼの活性が低下する．
(4) 血中のカイロミクロン（キロミクロン）が増加する．
(5) 肝臓からのVLDLの分泌が減少する．

解答&解説

◆ 第30回-77　正解(3)(4)
解説：正文を提示し，解説とする．
(1) 食後，血中のキロミクロン（カイロミクロン）濃度は上昇する．
(2) 食後，肝臓では脂肪酸合成が増加する．
(3) 空腹時，血中の遊離脂肪酸濃度は上昇する．
(4) 空腹時，脳はケトン体をエネルギー源として利用する．
(5) 空腹時，肝臓はケトン体を産生する．

◆ 第28回-83　正解(4)
解説：正文を提示し，解説とする．
(1) 食後は，エネルギー源としてのグルコースの利用が高まる．飢餓時は脂肪酸の利用が高まる．
(2) 食後は，脂肪組織から放出される脂肪酸量は低下する．
(3) 食後は，リポたんぱく質リパーゼの活性が上昇する．
(4) 食後は，食事由来のカイロミクロン（キロミクロン）が血中に増加する．
(5) 食後は，肝臓からのVLDLの分泌が上昇する．

3 たんぱく質代謝，尿酸代謝

学習目標
- たんぱく質の構造，はたらきや代謝について理解する
- 栄養素としてのたんぱく質摂取と栄養状態の評価について理解する
- 尿酸の代謝について理解し，高尿酸血症や痛風の病態を理解する

要点整理
- たんぱく質は多数のアミノ酸で構成され，アミノ酸には必須アミノ酸と非必須アミノ酸がある．
- たんぱく質は細胞の主要な構成成分であるとともに，物質運搬などさまざまな機能をもち，エネルギー源として利用されることもある．
- 摂取したたんぱく質は，胃や小腸でジペプチドやアミノ酸にまで分解されて吸収される．たんぱく質は貯蔵形態をもたず，一定量の摂取が必要となる．栄養状態は窒素出納などで評価できる．
- 核酸の重要な素材がプリン体であり，体内で不要となったプリン体は肝臓で尿酸に変換される．
- 血中尿酸濃度が上昇した状態を高尿酸血症といい，痛風関節炎や尿路結石などの原因となる．

1 たんぱく質の代謝

たんぱく質とは

- たんぱく質（protein）は多数のアミノ酸がペプチド結合によって結びついて構成されており，炭素や水素，酸素以外に窒素を16％含んでいる．
- たんぱく質は一次構造としてアミノ酸が共有結合しており，二次構造として水素結合で α ヘリックスや β シートを形成，三次構造としてジスルフィド結合などを介して二次構造がさらに折りたたまれた立体構造をとり，四次構造として三次構造のポリペプチド鎖を1つの単位（サブユニット）とする複合体となる（❶）．
- ヒトの身体を作るたんぱく質を構成するアミノ酸は20種類あり，体内で合成できる非必須アミノ酸と，体内では合成できず体外から摂取する必要がある必須アミノ酸とがある（❷）．
- 必須アミノ酸：ロイシン，イソロイシン，リジン，メチオニン，フェニルアラニン，スレオニン，トリプトファン，バリン，ヒスチジンの9種類．
- 非必須アミノ酸：ほかのアミノ酸や，解糖系でグルコースから生じる中間産物などを原料として，体内で合成できる．
- ほかの物質と結合しているものを複合たんぱく質と呼び，ヘモグロビン，ムチン，カゼインなどがあげられる．

たんぱく質のはたらき

- たんぱく質は細胞の主要な構成成分である．また，生体内で行われる化学反応を触媒する作用をもち，このようなたんぱく質を酵素と呼ぶ．また，機能性たんぱく質として免疫や物質運搬などに関与している（❸）．
- 糖や脂質の供給が不足しているときにはエネルギー源として利用される（後述）．

たんぱく質の消化と吸収

- 食事中のたんぱく質は，胃においてペプシンにより分解され，腸において膵臓から分泌されるトリプシン，キモトリプシン，エラスターゼ，カルボキシペプチターゼなどにより分解され，低分子のペプチド[*1]やアミノ酸になる．また，小腸絨毛でもアミノペプチダーゼやジペプチダーゼなどによりアミノ酸まで分解される．
- 小腸粘膜にはアミノ酸輸送担体が存在する．アミノ酸はナトリウムイオンとともに共輸送で吸収され，基底膜側に存在するアミノ酸輸送担体を介して血管側に輸送される．また，小腸粘膜にはジペプチドなどを輸送するペプチド輸送担体も存在し，ペプ

[*1] 複数のアミノ酸がペプチド結合してつながってきた分子．

3 たんぱく質代謝，尿酸代謝

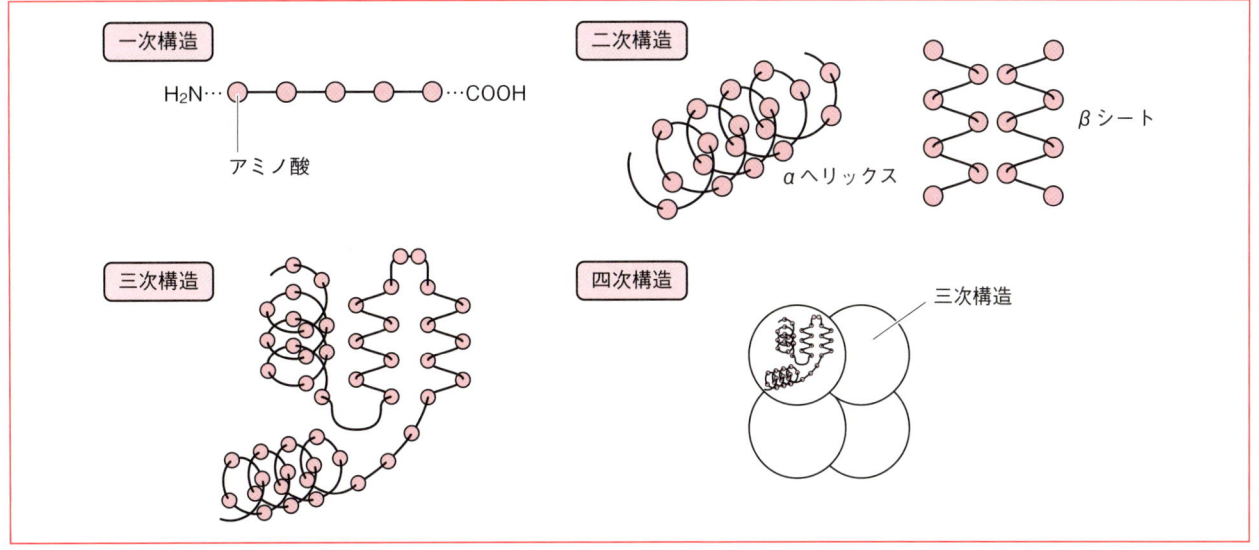

❶ たんぱく質の構造

❷ アミノ酸の分類

酸性アミノ酸		アスパラギン酸	プリン塩基，ピリミジン塩基の素材
		グルタミン酸	GABAが合成される，グルタチオンの構成成分
中性アミノ酸	脂肪族アミノ酸	バリン	分枝アミノ酸である．先天的な代謝異常によりメープルシロップ尿症が起こり，肝性脳症の治療にも用いられる
		ロイシン	
		イソロイシン	
		スレオニン	
		セリン	
		メチオニン	
		システイン	グルタチオンの構成成分
		アスパラギン	
		グルタミン	プリン塩基，ピリミジン塩基の素材
		グリシン	プリン塩基の素材，グルタチオンの構成成分
		アラニン	ピルビン酸からアミノ基転移反応で生成される
	イミノ酸	プロリン	
	芳香族アミノ酸	フェニルアラニン	先天的な代謝異常によりフェニルケトン尿症が起こる
		トリプトファン	メラトニンが合成される
		チロシン	アドレナリン，甲状腺ホルモンが合成される
塩基性アミノ酸		リジン	
		ヒスチジン	先天的な代謝異常によりヒスチジン血症が起こる
		アルギニン	

■は必須アミノ酸を示す．
GABA：gamma-aminobutyric acid（γ-アミノ酪酸）．

必須アミノ酸の種類やアミノ酸の役割を覚えよう！

❸ たんぱく質の分類とはたらき

分　類	はたらき	例
構造たんぱく質	細胞の形の維持	コラーゲン，筋たんぱく（アクチン，ミオシン），ケラチン
酵素たんぱく質	触媒	リパーゼ，アミラーゼ，ペプシン
調節たんぱく質	ホルモン	インスリン，成長ホルモン
輸送たんぱく質	物質の運搬	ヘモグロビン，アルブミン，トランスフェリン
収縮たんぱく質	筋肉の収縮	アクチン，ミオシン
貯蔵たんぱく質	栄養などの貯蔵	フェリチン，ミオグロビン
防御たんぱく質	免疫抗体	免疫グロブリン

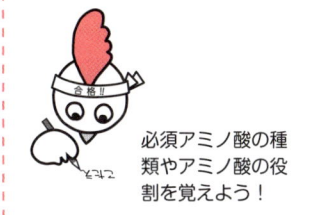

7 代謝

75

- チドを特異的に吸収する．
- 腸管から吸収されたアミノ酸は血液によって運搬され各細胞に取り込まれる．取り込まれたアミノ酸どうしがペプチド結合をすることにより臓器特有のポリペプチドやたんぱく質に再合成される．
- 新しいたんぱく質の合成が必要ない場合や，必要量以上にたんぱく質が摂取された場合，たんぱく質の分解によって遊離されたアミノ酸は不要となり，さらに分解される．
- アミノ酸はアミノ基転移酵素などのはたらきによって脱アミノ作用を受け，各種の有機酸とアンモニアに分解される．ケト酸などの有機酸は解糖系やクエン酸回路に中間体として入ってエネルギー源として利用され，アンモニアの大部分は肝臓で尿素に転換されて尿中に排泄される．

たんぱく質の分解

- 細胞は不要になったたんぱく質を分解するしくみとして，ユビキチン・プロテアソーム系やオートファジーといった機構をもつ．
- ユビキチン・プロテアソーム系：異常たんぱく質にユビキチンが結合し，ユビキチンが結合したたんぱく質をたんぱく質分解酵素複合体であるプロテアソームが分解する．
- オートファジー：細胞内のたんぱく質を細胞自身が分解するしくみ．飢餓状態でアミノ酸の供給が断たれると，この機構によってアミノ酸を供給し，細胞の障害を一時的に回避すると考えられている．

たんぱく質と臨床栄養

- たんぱく質は貯蔵形態をもたず，摂取量が不足すると筋たんぱくなどを分解してアミノ酸を供給する．このため，一定量のたんぱく質摂取が必要となる．
- 摂取したたんぱく質に含まれる窒素は，一部は糞便や皮膚から排泄され，残りの多くは尿中に排泄される．24時間蓄尿で尿中に排泄される尿素窒素をもとに計算される**窒素出納**[*2]は，栄養摂取の妥当性を評価するための指標として用いられる．
- エネルギー投与が十分でなければ，投与されたアミノ酸がエネルギー源として消費され，たんぱく質が合成されないため，非たんぱく質エネルギー/窒素比（NPC/N：non protein calorie/nitrogen）がたんぱく質必要量の指標に用いられる．
- たんぱく質の必要量は発熱や手術，外傷，感染症，精神的ストレスなどで増加し，逆に腎機能障害や肝予備能が低下した状態では血中アンモニア濃度の上昇を防ぐためたんぱく質の摂取を制限する．

2 尿酸の代謝

尿酸とは

- 核酸は細胞の核を構成する最も重要な物質であり，生体内で合成される．核酸にはデオキシリボ核酸（DNA：deoxyribonucleic acid）とリボ核酸（RNA：ribonucleic acid）があり，プリン塩基（アデニン，グアニン）やピリミジン塩基（チミン，シトシン，ウラシル）といった塩基と糖・リン脂質が連なって構成される高分子化合物である．
- 核酸の骨格を構成する重要な素材がプリン体であり，体内で不要になったプリン体は肝臓で尿酸（uric acid）に変換されて尿中に排泄される．

尿酸の代謝

- 核酸の分解あるいはプリン体を含む食事の摂取により血液中の尿酸は上昇する．
- ヒトにおいては体内で十分量のプリン体が生合成されており，食物中の核酸から分解および吸収されたプリン体は，尿酸に変換され尿中に排泄される（❹）．
- 尿酸は腎臓から3/4程度が，腸管から1/4程度が排泄される．腎臓からの尿酸排泄能力には限界があり，1日上限で500〜600 mg程度と考えられている．アルコールの過剰な摂取は，尿酸の排泄を抑制する．

[*2] **窒素出納**（g）＝たんぱく質摂取量（g）/6.25 − 尿中尿素窒素1日量（g）＋4（g）．窒素出納の目標値は，通常1〜3 gである．尿以外の窒素喪失量を4 gとしている．

【用語解説】
非たんぱく質エネルギー/窒素比（NPC/N）：アミノ酸以外の栄養素（糖質と脂質）から計算されるエネルギー量（kcal）を投与されるアミノ酸に含まれる窒素量（g）で割った比である．健常成人では，NPC/Nが150〜200になるように設定する．

3 たんぱく質代謝，尿酸代謝

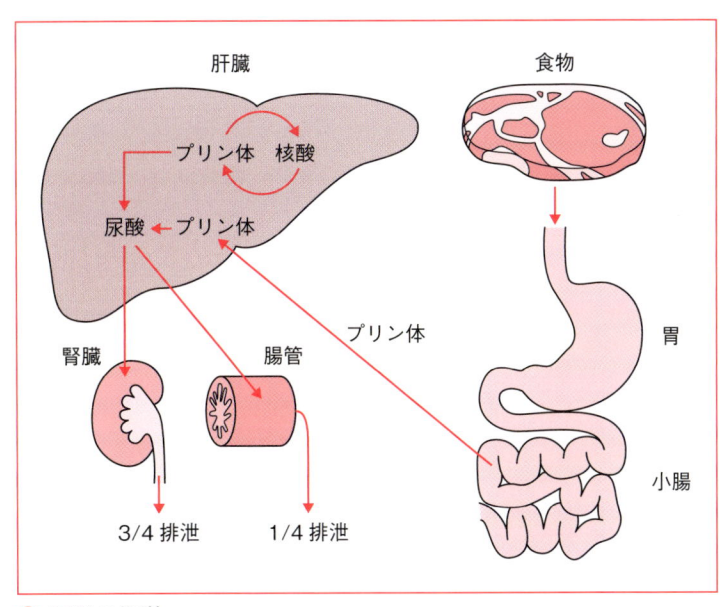

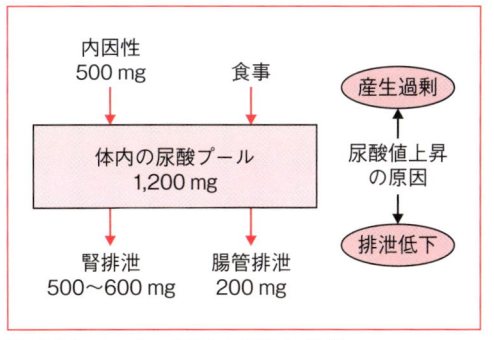

❹ 尿酸の代謝

❺ 尿酸プール：尿酸の産生と排泄
体内で尿酸は1,200 mgに一定に保たれているが，プールへの産生過剰やプールからの排泄低下により，尿酸値が上がる．

高尿酸血症と痛風

- 尿酸の産生過剰や排泄低下で，血中の尿酸は上昇する（❺）．
- 何らかの原因で尿酸が体内で過剰となり，血清尿酸値が7.0 mg/dLを超えた状態を高尿酸血症と呼ぶ．高尿酸血症にかかわる因子として，遺伝因子のほか，食事（過食，高プリン食），アルコール摂取など環境因子が関与している．
- 血清尿酸値は性別と年齢に影響を受け，思春期以降では女性より男性で多く増加する．
- 血清尿酸値が9.0 mg/dL以上の状態が持続すると，尿酸は結晶化して組織に沈着し，痛風発作や痛風結節，尿酸結石，痛風腎などを引き起こす．また，高尿酸血症は動脈硬化などの誘因になることも示唆されている．

参考文献
・日本病態栄養学会編．認定病態栄養専門師のための病態栄養ガイドブック．改訂第4版．メディカルレビュー社；2013．
・日本痛風・核酸代謝学会ガイドライン改訂委員会編．高尿酸血症・尿酸の治療ガイドライン．第2版．メディカルレビュー社；2010．

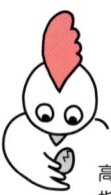

高尿酸血症の栄養指導のポイント
①プリン体摂取制限
②摂取エネルギー制限
③アルコール摂取の禁止
④十分な水分補給

豆知識
痛風：高尿酸血症の約5％に生じる急性関節炎．男性に多い．典型的な例では，第1中趾節関節が発赤腫脹し，激痛を伴う．

●MEMO●
高尿酸血症：血清尿酸値には性差があるが，高尿酸血症の定義に男女差はない．

7 代謝

カコモンに挑戦!!

◆ 第29回-26
アミノ酸・たんぱく質の代謝に関する記述である．正しいのはどれか．1つ選べ．
(1) γ-アミノ酪酸（GABA）は，トリプトファンから生成される．
(2) アドレナリンは，ヒスチジンから生成される．
(3) ユビキチンは，必須アミノ酸の合成に関与する．
(4) プロテアソームは，たんぱく質リン酸化酵素である．
(5) オートファジー（autophagy）は，絶食によって誘導される．

◆ 第28回-35
高尿酸血症・痛風に関する記述である．正しいのはどれか．1つ選べ．
(1) 女性に多い．
(2) ピリミジン塩基を含む食品の過剰摂取によって起こる．
(3) アルコールは，尿酸の尿中排泄を促進する．
(4) 高尿酸血症は，血清尿酸値が5.0 mg/dLを超えるものをいう．
(5) 腎障害を合併する．

解答&解説

◆ 第29回-26　正解（5）
解説：正文を提示し，解説とする．
(1) γ-アミノ酪酸（GABA：gamma-aminobutyric acid）は，グルタミン酸から生成される．
(2) アドレナリンは，チロシンから生成される．
(3) ユビキチンは，不要なたんぱく質の除去などに関与する．
(4) プロテアソームは，たんぱく質の分解を行う酵素複合体である．
(5) オートファジー（autophagy）は，絶食によって誘導される．

◆ 第28回-35　正解（5）
解説：正文を提示し，解説とする．
(1) 男性に多い．
(2) プリン体を含む食品の過剰摂取によって起こる．
(3) アルコールは，尿酸の尿中排泄を抑制する．
(4) 高尿酸血症は，血清尿酸値が7.0 mg/dLを超えるものをいう．
(5) 腎障害を合併する．

第8章 腎臓

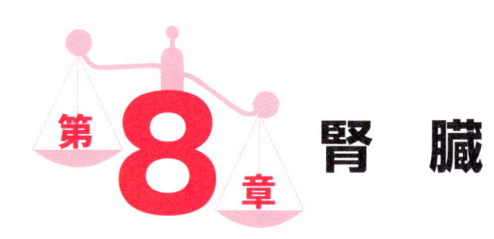

学習目標
- 腎臓の構造を理解する
- 尿の生成過程と，それに関与する糸球体と尿細管のはたらきを理解する
- 腎臓ではたらくホルモンを理解する

要点整理
- ✓ 腎臓は後腹膜臓器であり，腎臓の内部は皮質と髄質に区別される．
- ✓ 1つの腎臓には約100万個のネフロンが存在し，ネフロンは腎小体（糸球体とボウマン嚢）と尿細管で構成される．
- ✓ 腎臓は尿を生成することで，水分・電解質の調節，酸塩基平衡の調節，老廃物の排泄を行い，体液の恒常性を維持している．
- ✓ 糸球体は血液を濾過するフィルターの役割をする．糸球体で濾過された原尿は，尿細管で再吸収と分泌を経て，最終的な尿が生成される．
- ✓ 腎臓はホルモンの分泌や活性化を行っている．

1 腎臓の形状・しくみ

1 腎臓の形状と位置（❶, ❷）

- 成人の腎臓（kidney）は長さ約10 cm，重さ約100～150 gの臓器で，ソラマメのような形をしている．
- 腎臓は腹膜の後ろに存在する後腹膜臓器である．腰の両側（第12胸椎～第3腰椎の高さ）に1つずつ存在し，肝臓があるため右腎は左腎より低く位置する．
- 腎臓は線維被膜で覆われ，上端には副腎が被さっている．さらに脂肪被膜，ジェロタ

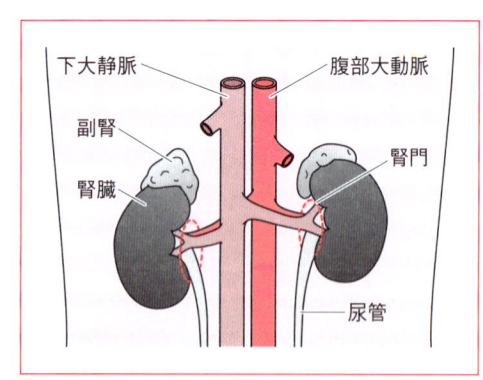

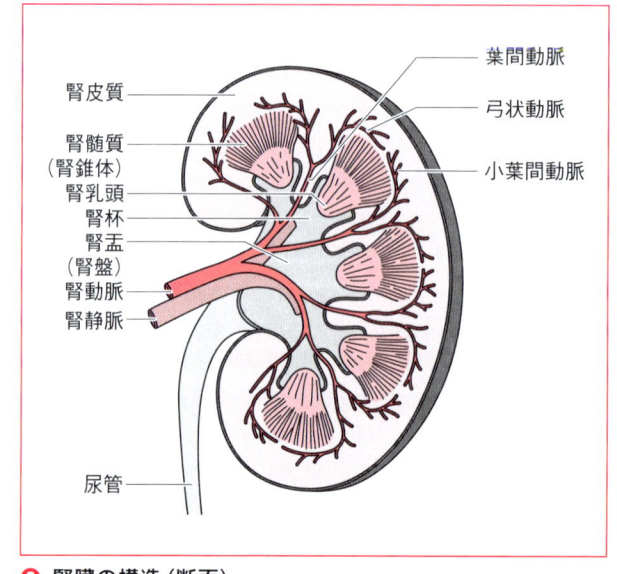

❶ 腎臓の解剖

❷ 腎臓の構造（断面）

(Gerota)筋膜が囲んでいる．
- 腎臓の内側中央部はくぼんでおり，腎門と呼ばれる．腎静脈，腎動脈，尿管のほか，自律神経，リンパ管が出入りする．
- 腎臓実質の断面は表層の皮質と深部の髄質に区別される．皮質には腎小体と尿細管が存在し，髄質には尿細管と集合管が存在する．集合管は腎錐体の先端の乳頭部に開口し，腎杯，腎盂，尿管へ続く．

2 腎臓の血管（❶，❷）

- 腹部大動脈から左右に1本ずつ腎動脈が分岐し，腎臓へ血液を供給する．
- 腎動脈は通常5本の区域動脈に分岐し，腎門から腎臓に入る．腎臓内部では葉間動脈，弓状動脈，小葉間動脈，輸入細動脈を経て腎小体に入る．ここで毛細血管となり，糸球体を形成した後は輸出細動脈を経て傍尿細管毛細血管となり，尿細管を栄養する．その後，小葉間静脈，弓状静脈，葉間静脈を経て腎静脈を形成し，下大静脈に流入する．

3 ネフロン（❸）

- 腎小体と尿細管のセットをネフロン（nephron）といい，腎臓における機能単位である．
- 1つの腎臓には約100万個のネフロンが存在する．

腎小体（糸球体＋ボウマン嚢）（❹）

- 腎小体（renal corpuscle）は直径約0.2 mmの球体で，糸球体とボウマン（Bowman）嚢から成る．
- 糸球体は毛細血管が毛糸玉状となっており，ボウマン嚢がそれを包み込んでいる．
- 腎小体には血管が出入りする血管極（輸入細動脈と輸出細動脈が出入りする）と，尿細管につながる尿細管極がある．

尿細管（❸）

- 尿細管（renal tubule）は糸球体で濾過された原尿の通り道であり，原尿は尿細管を通るあいだに再吸収や濃縮を受ける．また，水・電解質などの生体内環境の維持に重要なはたらきを担っているため，複雑な走行をしている．
- 尿細管は近位尿細管，ヘンレ〈Henle〉のループ，遠位尿細管に分けられる．
①ボウマン嚢から出た近位尿細管は腎皮質内を曲がって走行した後に髄質へ向かってまっすぐ下に向かう（ヘンレのループ下行脚）．

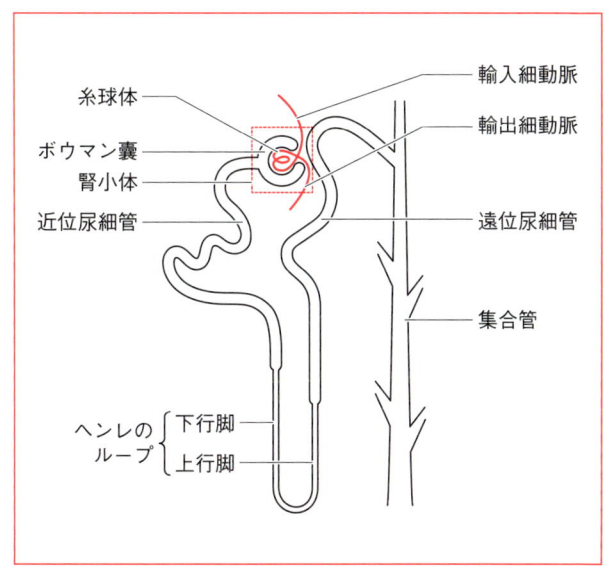

❸ ネフロン

●MEMO●
ネフロンに流入する動脈は2か所で毛細血管を形成する．一つは糸球体で，輸入細動脈と輸出細動脈に挟まれている．もう一つは傍尿細管毛細血管で，輸出細動脈と静脈系のあいだにある．

腎小体と尿細管のセットがネフロンで，腎臓の機能単位なんだ！
1つの腎臓には約100万個のネフロンがあるんだね！

●MEMO●
糸球体の障害により正常にはたらくネフロンの数が減少すると，腎不全へ進行していく．

❹ 腎小体

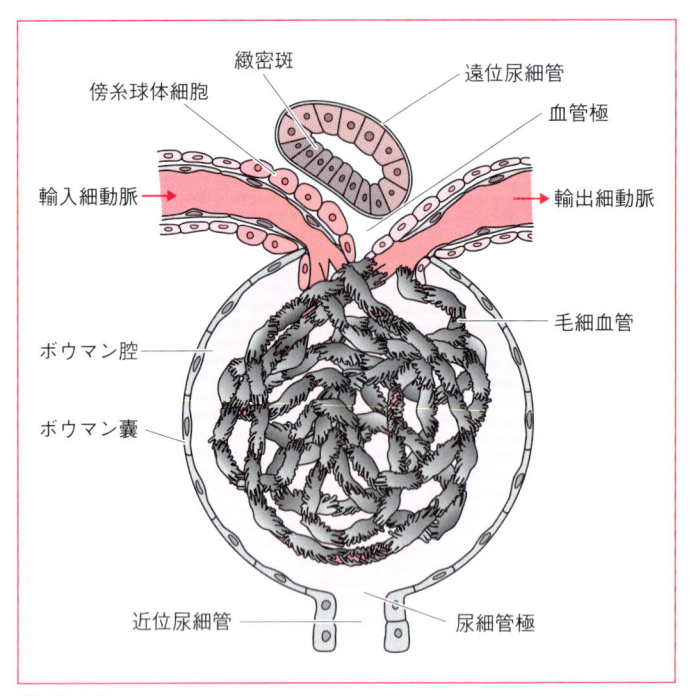

②その後，ヘアピン状にUターンして再び皮質に向かってまっすぐ上に向かい（ヘンレのループ上行脚），遠位尿細管となる．このヘアピン構造は，対向流増幅系を形成するのに重要である．
- 腎小体の血管極と近接する遠位尿細管には緻密斑と呼ばれる特殊な細胞が並んでいる．緻密斑に傍糸球体細胞が接する．
- 遠位尿細管は集合管に合流する．

2 腎臓のはたらき

1 尿の概要

尿の量や性状・組成
- 尿（urine）の量や性状は，摂取した水分量や体内の状況に応じて変化する．
- 1日の尿量は約1,000〜1,500 mLである．1日の尿量400 mL以下を乏尿，100 mL以下を無尿，2,500 mL以上を多尿という．
- 尿の比重は約1.015〜1.025であり，希釈尿では比重は下がり，濃縮尿では比重は上がる．
- 尿のpHは約5〜8で，通常はpH 6.0程度の弱酸性である．
- 尿の95％は水である．残りの5％の約半分は尿素であり，そのほかに尿酸，アンモニア，ナトリウム，カリウム，クロール，リン酸，マグネシウムなどが含まれる．
- 正常の尿にはたんぱく，糖，血球を認めない．

尿の異常
蛋白尿
- 1日に排泄される尿たんぱくが150 mg以上に増加した状態を蛋白尿（proteinuria）という．正常でも成人で50〜100 mg/日程度の尿たんぱくの排泄がある．
- 腎臓の異常によってみられる蛋白尿は，糸球体や尿細管の障害[*1]により生じる．
- 腎臓に異常を認めないが，激しい運動や発熱（機能性蛋白尿），立位や前弯位（体位蛋

[*1] 尿細管細胞に含まれるたんぱくが漏れ出る，または再吸収が低下する．

白尿)によって一過性あるいは可逆的に蛋白尿がみられることがある．これを生理的蛋白尿と呼ぶ．

血尿

- 尿に赤血球がまじると血尿(hematuria)となる．
- 1 Lの尿に1 mL以上の血液が混入すると肉眼的血尿となり，褐色調を呈する．
- 顕微的血尿は，顕微鏡(400倍強拡大)で一視野に5個以上の赤血球を認める．フローサイトメトリー法(FCM：flow cytometry)では，およそ20個/μL以上を血尿とする．
- 腎臓の異常が原因の場合，糸球体毛細血管壁の障害により赤血球が漏れ出ており，赤血球は尿細管を通過するあいだに浸透圧の変化を受けて変形する(変形赤血球)．一方，尿管や膀胱が原因の場合，赤血球には変形がみられない(均一赤血球)．

尿糖

- グルコースは糸球体で濾過されるが，近位尿細管で100％再吸収されて血中に回収されるので，正常尿に尿糖はみられない．しかし，血糖値が高い場合[*2]，腎臓で濾過される量が再吸収できる能力を上回るため，糖が尿に排泄される．
- 血糖値が正常であっても，尿細管の再吸収する能力が下回っている場合は尿糖が生じ，これを腎性尿糖と呼ぶ．

蓄尿による食事摂取量の推測

- 24時間蓄尿を行うと，1日の食塩やたんぱく質の摂取量を推測することができる．
- 食塩摂取量(g/日) = 尿中ナトリウム排泄量(mEq/日) ÷ 17
- たんぱく質摂取量(g/日) = [尿中尿素窒素排泄量(g/日) + 0.031×体重(kg)]×6.25 + 尿たんぱく量(g/日)

糸球体濾過量(値)(GFR)

- 腎臓は1分間に約1 Lという大量の血液を供給されており，心臓から拍出される血液量の約20％に相当する．血液の液体成分である血漿の量は血液の約半分であるので，1分間に腎臓を流れる血漿流量は約500〜700 mLで，そのうち約20％が糸球体で濾過される．よって1分間に糸球体から濾過される血漿流量は約100 mLとなる．単位時間あたりに糸球体で濾過される血漿流量を糸球体濾過量(値)(GFR：glomerular filtration rate)という．
- 糸球体で濾過された原尿の99％は再吸収されて血液に戻り，残りの1％が最終的に尿となる．GFRが約100 mL/分であるので，尿は1分間に1 mLの速さで作られる．1日では1 mL/分×60分×24時間で約1.5 Lとなる．

腎機能の評価

- 腎機能が低下すると尿中へのクレアチニン(Cr：creatinine)の排泄量が低下し，血清Crが上昇するため，腎機能の簡便な指標として血清Cr値が従来用いられてきた．
- 血清Cr値は筋肉量の影響を受けるため，女性や高齢者のように筋肉量が少ないと低くなり，男性のように筋肉量が多いと高くなる傾向がある．年齢や性別によって筋肉量を考慮して評価する必要がある．

eGFR(推算糸球体濾過量)の計算式

- 推算糸球体濾過量(値)(eGFR：estimated glomerular filtration rate)は腎機能の主な指標として用いられている．年齢，性別，血清Cr値により推算できる．
- 男性：eGFR (mL/分/1.73 m^2) = 194×Cr$^{-1.094}$×年齢$^{-0.287}$
- 女性：eGFR (mL/分/1.73 m^2) = 194×Cr$^{-1.094}$×年齢$^{-0.287}$×0.739
- 健常人では，eGFRは100 mL/分/1.73 m^{2}前後である．60 mL/分/1.73 m^{2}未満が持続していれば，慢性腎臓病と診断される．15 mL/分/1.73 m^{2}未満まで低下すると，腎代替療法(透析や腎移植)が必要となる．

●MEMO●
濃縮尿や希釈尿では尿たんぱくや潜血の程度が変化するので注意する．たとえば，正常でも濃縮尿では尿たんぱくが±〜1+となることがある．

豆知識
フローサイトメトリー法：尿に電気とレーザーを当てて，コンピュータで分析する．尿中の有形成分を自動で定量できる．

[*2] 個体差があるが，一般に160〜180 mg/dLを超えたとき．

1日の糸球体濾過量は100 mL/分×60分×24時間で約150 Lにもなるね
大量に濾過して，その99％を再吸収しているのだね

●MEMO●
Crは筋肉のエネルギー供給源であるクレアチンの代謝産物である．Crは糸球体で濾過された後，尿細管で再吸収されず，分泌はわずかであるため，GFRの指標として用いられる．

●MEMO●
eGFRの計算式には血清シスタチンC値を用いるものもある．

●MEMO●
eGFRは簡易に腎機能を評価できるメリットがあるが，日本人の標準的な体型で補正された計算式であるため，標準体型からはずれている場合(極端なやせや肥満，極端に筋肉量が多いまたは少ない場合)は，正確な値が得られないことがある．

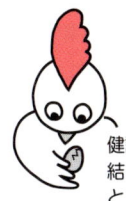

健診や病院の検査結果には血清CrとともにeGFRも記載されているのでチェックしよう

2 尿の生成

- 腎臓では血液を糸球体で濾過した後，尿細管で必要なものは再吸収，不要なものは分泌することで，尿を生成している．

糸球体濾過

- 糸球体で毛細血管内の血液が血管壁から濾し出される．この濾し出された液体が原尿である．
- 糸球体毛細血管には平均血圧で約50 mmHgの圧力がかかっており，末梢組織の毛細血管の平均血圧（約22 mmHg）に比べ，はるかに高い圧である．
- 糸球体毛細血管壁は3層構造（血管内皮細胞，基底膜，糸球体上皮細胞）の濾過膜として機能している．濾過膜には小孔が開いており，血漿中のグルコース，アミノ酸，ビタミンなどの小分子，水や電解質を自由に通過させ，血球成分や血漿たんぱくのような大きな物質は通さない構造をとっている（サイズバリア）．また濾過膜はマイナスの電荷を帯びており，たんぱく質のようなマイナスに荷電している物質も通しにくい（チャージバリア）．

糸球体は血液を濾過するフィルターだ♪

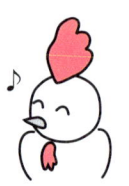

尿細管と集合管 （❺）

- 糸球体で濾過された原尿はボウマン嚢腔内を経て尿細管へ入る．
- 原尿は，尿細管を流れるあいだに再吸収と分泌を経て組成が変化し，最終尿となる．
- 尿細管再吸収：尿細管を通る原尿から身体に必要な物質（水，ナトリウム，クロール，重炭酸，アミノ酸，グルコースなど）を血中へ回収すること．
- 尿細管分泌：不要な物質（アンモニア，クレアチニン，酸〈H^+〉，パラアミノ酸馬尿酸など）を血中から尿細管へ分泌すること．
- 尿細管は各分節（近位尿細管，ヘンレのループ，遠位尿細管）に分かれ，集合管も合わせて，それぞれが尿調節，ひいては体液の恒常性の維持にかかわるはたらきを行っている．

近位尿細管

- 糸球体で濾過されたグルコースとアミノ酸のほとんどと，水・電解質（ナトリウム，カリウム，尿酸，カルシウム，リン酸，重炭酸イオン〈HCO_3^-〉）の多くを再吸収する．
- 酸（H^+）の分泌を行う．近位尿細管で産生されたアンモニアに酸が結合し，アンモニウムイオン（NH_4^+）として排泄される．
- 薬物やその代謝物を分泌する．

ヘンレのループ

- ヘンレのループは主に髄質を通る．
- 腎の皮質から髄質の深部に向かって，尿細管周囲の間質は徐々に浸透圧が高くなる．この浸透圧の勾配を対向流増幅系と呼び，ヘンレのループを形成している．ここで作られる浸透圧の勾配は，集合管における水の再吸収に重要なかかわりをもつ．
- ①下行脚では，尿細管周囲の浸透圧が高くなるにつれ尿細管管腔内の水は再吸収され，尿は濃縮していく．
- ②ループ先端を通過する際には尿の浸透圧は最も高くなる．
- ③上行脚では，尿細管周囲の浸透圧が低くなっていくため，ナトリウムが再吸収される．水はほとんど透過しないので尿は希釈されていく．さらに，太い上行脚にあるNa^+-K^+-$2Cl^-$共輸送体ではナトリウムを能動的に再吸収している．

遠位尿細管

- Na^+-Cl^-共輸送体によりナトリウムとクロールの再吸収を行う．
- 副甲状腺ホルモン（PTH：parathyroid hormone）や活性型ビタミンDが作用し，カルシウム再吸収の最終調節を行う場である．

● MEMO ●
利尿薬は作用する尿細管の部位によって主に以下の種類がある．

ループ利尿薬
- ヘンレのループの太い上行脚のNa^+-K^+-$2Cl^-$共輸送体を阻害
- ナトリウム利尿を促す

サイアザイド系利尿薬
- 遠位尿細管のNa^+-Cl^-共輸送体を阻害
- ナトリウム利尿を促す

抗アルドステロン薬
- 集合管のNa^+-K^+ポンプの活性を抑制
- ナトリウム利尿を促す
- カリウム分泌は抑制される

バソプレシン拮抗薬
- 集合管のバソプレシンV_2受容体を阻害
- 水利尿を促す

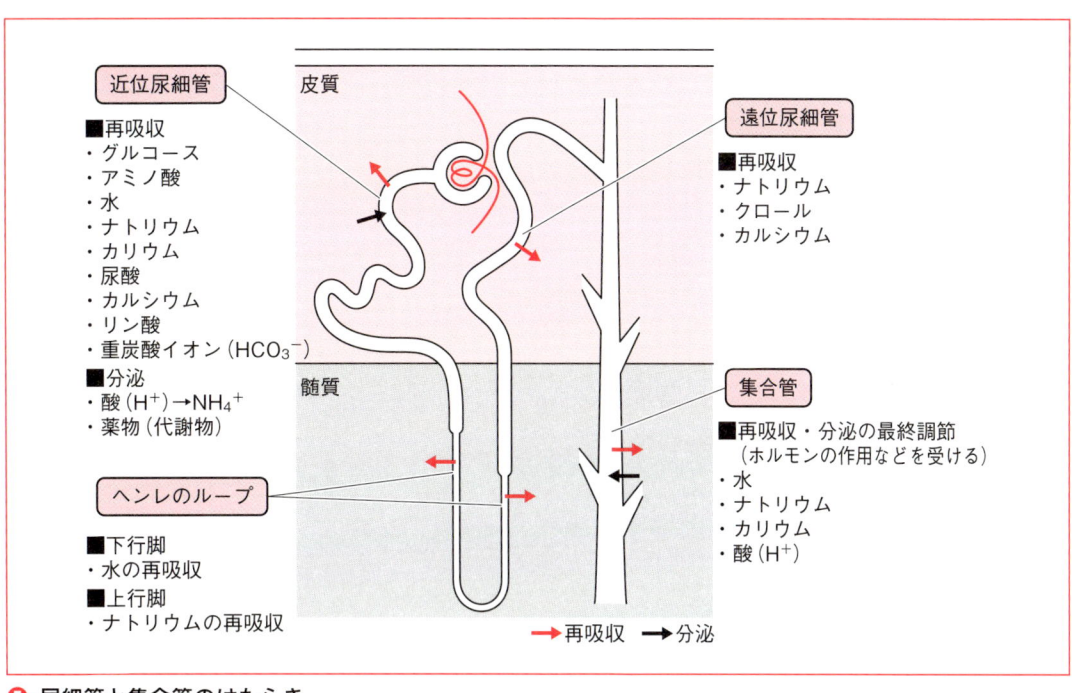

```
┌─────────────────────────────────────────────────────────────┐
│  ┌─────────┐         皮質                                    │
│  │近位尿細管│                          ┌─────────┐          │
│  └─────────┘                          │遠位尿細管│          │
│  ■再吸収                               └─────────┘          │
│  ・グルコース                           ■再吸収              │
│  ・アミノ酸                             ・ナトリウム          │
│  ・水                                   ・クロール            │
│  ・ナトリウム                           ・カルシウム          │
│  ・カリウム                                                  │
│  ・尿酸                                                      │
│  ・カルシウム                                                │
│  ・リン酸                                                    │
│  ・重炭酸イオン(HCO₃⁻)                  ┌───────┐           │
│  ■分泌                 髄質             │集合管 │           │
│  ・酸(H⁺)→NH₄⁺                         └───────┘           │
│  ・薬物(代謝物)                         ■再吸収・分泌の最終調節│
│                                          (ホルモンの作用などを受ける)│
│  ┌──────────┐                           ・水                │
│  │ヘンレのループ│                        ・ナトリウム         │
│  └──────────┘                           ・カリウム           │
│  ■下行脚                                ・酸(H⁺)            │
│  ・水の再吸収                                                │
│  ■上行脚                                                    │
│  ・ナトリウムの再吸収                    → 再吸収 → 分泌     │
└─────────────────────────────────────────────────────────────┘
```

❺ 尿細管と集合管のはたらき

集合管

- 水，ナトリウム，カリウム，酸（H⁺）排泄の最終調節を行う場である．
- 集合管での調節はバソプレシンやアルドステロン，心房性ナトリウム利尿ペプチド（ANP：atrial natriuretic peptide）などのホルモンの調節を受けており，身体の状況に応じて変化する（後述）．

3 体液量・浸透圧の調節

体液の分布

- 総水分量は体重の約60％である．
- 体重60 kgの人では，総体液量は60 kgの60％で36 Lである．そのうち細胞内には36 Lのうちの2/3である24 L，細胞外には1/3の12 Lが分布する．細胞外液の約1/4である3 Lは血漿であり，残りの9 Lが間質に存在する（❻）．
- 水は主に筋肉に含まれ，脂肪にはないので，年齢・肥満度によって体液量の割合が変化する．
- 女性は男性と比べ体重に占める脂肪の割合が多いので，水分量は男性に比べ少ない．また小児では水分量が多く，高齢者では少ない．
- 細胞外液と細胞内液では電解質の組成が異なり，細胞外液は主にナトリウムを，細胞内液はカリウムを豊富に含む．細胞外液のナトリウム濃度はほぼ生理食塩水（0.9％食塩水）と同じである．

体液の出入り

- 体重60 kgの人の1日の水分の出入りを計算してみる（❼）．

① 1日の食事に含まれる水分が1,000 mLで，飲水量を700 mLとする．そのほかに生体内では代謝に伴って水が生成され，これを代謝水と呼ぶ．代謝水は体重の約5％であるため，300 mLとなる．

② 一方，身体から出ていく水分は，尿，便，不感蒸泄である．不感蒸泄は皮膚と呼気からの水分喪失であり，体重の約15％であるため，900 mLとなる．便中の水分が100 mLとすると，尿量は1,000 mLになる．

③ 経口摂取量など，身体の状況に応じて尿量は変化し，水分の出入りはプラスマイナス

● MEMO ●
組織に存在する水が過剰になると，むくみが生じ，体重が増える．下腿の浮腫は2～3 Lの余分な水が貯留して初めて気づかれることが多い．間質の水は細胞外液なので，2～3 Lの生理食塩水が身体に含まれていることになる．

❻ 体液の分布

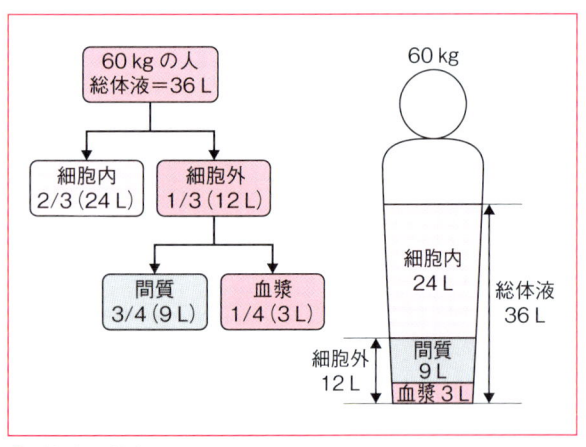

❼ 1日の水分出納の例

身体に入る水分（mL）	身体から出る水分（mL）
食　事　1,000	尿　　　　1,000
飲　水　　700	便　　　　　100
代謝水　　300	不感蒸泄　　900
計　　　2,000	計　　　　2,000

ゼロになるよう調節される．

体液量の調節

- 出血や下痢，嘔吐，発汗などで体液量（細胞外液量）が低下すると，腎臓は体液量や血圧の維持にはたらく．
- 腎臓における体液量の調節には，主に以下のホルモンがかかわっている．

レニン-アンジオテンシン-アルドステロン系（❽）

①腎臓は血圧や体液量の低下を感知すると，傍糸球体細胞よりレニンを分泌し，肝臓で合成されたアンジオテンシノーゲンをアンジオテンシン I に変換する．

②アンジオテンシン I はアンジオテンシン変換酵素（ACE：angiotensin-converting enzyme）によりアンジオテンシン II に変換される．

③アンジオテンシン II は全身の血管を収縮，輸出細動脈を収縮することで GFR を増加，近位尿細管におけるナトリウムの再吸収を促進させる．またアンジオテンシン II の刺激を受けて副腎皮質からアルドステロンが分泌される．

④アルドステロンは集合管のミネラル（鉱質）コルチコイド受容体に結合して上皮型ナトリウムチャネル（ENaC：epithelial Na$^+$ channel）を増加させ，ナトリウム再吸収を促進する．また，Na$^+$-K$^+$ポンプを活性化させ，カリウムの分泌を促進する．

- これらにより血圧や体液量の回復にはたらく．
- 血圧や体液量が上昇した際はレニン分泌が抑制され，レニン-アンジオテンシン-アルドステロン系は抑制される．

バソプレシン

- 血漿浸透圧の上昇や血液量の減少により，視床下部でバソプレシンが合成，下垂体後葉より分泌される．バソプレシン[*3]は集合管のバソプレシン V$_2$ 受容体に結合してアクアポリン（AQP：aquaporin, 水チャネル）を開口し，水の再吸収を促進する．

心房性ナトリウム利尿ペプチド（ANP）

- 体液量が増加すると，心筋細胞から ANP の分泌が増加する．
- 腎臓の集合管の ENaC を不活化し，ナトリウム再吸収を抑制し，利尿にはたらく．また，全身の血管拡張作用をもつ．

浸透圧の調節

- 血液の浸透圧（血漿浸透圧）は約 280〜290 mOsm/kgH$_2$O で，厳密に調節されている．
- 血液の水分（ナトリウムを含まない純粋な水分）が減少すると血漿浸透圧が上昇する．血漿浸透圧の上昇を脳の視床下部が感知すると，口渇が生じ，飲水行動をとる．さらにバソプレシンの作用により，腎臓の集合管での水の再吸収が促進される．原尿からたくさん水を再吸収するため，尿は濃縮される．水をたくさん飲んだ場合や，水が過剰な場合は，腎臓から水の再吸収は抑制され，希釈尿が排泄される．

●MEMO●
レニン-アンジオテンシン系拮抗薬（レニン阻害薬，ACE阻害薬，ARB〈アンジオテンシン II 受容体拮抗薬〉）は高血圧治療薬として用いられる．バソプレシン拮抗薬やANP製剤は心不全治療に用いられ，体液量の是正に役立っている．

●MEMO●
集合管での水の再吸収はヘンレのループで作られた間質の浸透圧勾配によって生じる．

[*3] 抗利尿ホルモン（ADH：antidiuretic hormone）とも呼ばれる．

尿を希釈，濃縮することで体内の浸透圧を調節しているんだ！

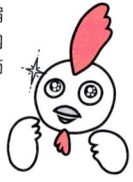

●MEMO●
視床下部は血漿浸透圧を敏感に感知しており，1%の上昇にも反応する．

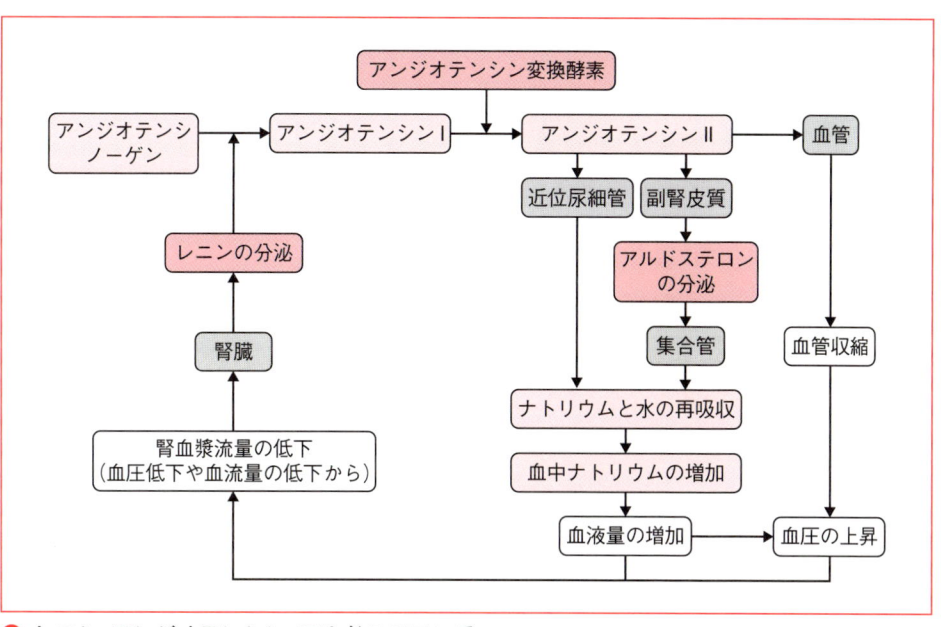

❽ レニン-アンジオテンシン-アルドステロン系

- 尿の浸透圧は約50〜1,200 mOsm/kgH₂Oの範囲で大きく変化することができ，血液の浸透圧を厳密に調節している．
- 血漿浸透圧は実測できるが，血中のナトリウム，グルコース，尿素窒素（BUN：blood urea nitrogen）値を用いて予測式で計算することもできる．
- 血漿浸透圧（mOsm/L）＝2×[Na⁺]（mEq/L）+ グルコース（mg/dL）/18＋BUN（mg/dL）/2.8

4 酸塩基平衡の調節

- 生体内の酸性とアルカリ性のバランスを酸塩基平衡（acid-base equilibrium）といい，血液のpHは7.4±0.05の範囲に調節されている．
- 酵素や細胞が適切にはたらくには，体液を至適なpHに保つ必要がある．
- 腎臓では尿細管でHCO₃⁻を再吸収，集合管で酸（H⁺）を分泌することでpHの調節を行っている．
- 血中のpHが7.35よりも低下した状態をアシデミアといい，7.45よりも上昇した状態をアルカレミアという．極度なアシデミアやアルカレミアでは意識障害や不整脈をきたし，命にかかわる．
- 炭水化物や脂肪の代謝に伴って炭酸が産生されるが，炭酸は水と二酸化炭素に分解され，二酸化炭素は呼吸によって肺から排出されるため，揮発性酸と呼ばれる．一方，たんぱく質が代謝されるとイオウ含有アミノ酸から硫酸が生成され，リン酸含有アミノ酸からリン酸が生成され，これらは腎臓で処理されることから不揮発性酸と呼ばれる．1日に生成される不揮発性酸は約50〜70 mEqである．
- 酸性の物質が異常に多く作られ，腎臓の調節機能を超えると血液は酸性に傾き，この状態を代謝性アシドーシス*⁴という．
- アルカリ性の物質が生体内に増え，血液がアルカリ性に傾いた状態を代謝性アルカローシス*⁵という．
- 酸性やアルカリ性に傾くことは二酸化炭素の蓄積や低下の際にもみられる．それぞれ呼吸性アシドーシス，呼吸性アルカローシスという．
- アシデミア，アルカレミアになると，pHを7.40に回復させるため，肺と腎臓は互いを代償する反応が起こる．たとえば，呼吸性のアシドーシスが生じた際は，腎臓はH⁺を分泌したり，HCO₃⁻を再吸収したりして代償にはたらく．

●MEMO●
mOsm/kgH₂O と mOsm/L の違い：浸透圧の実測値は mOsm/kgH₂O（溶液の水1 kgがもつ浸透圧）であるが，予測式で求められる値の単位はmOsm/Lであり，これは溶液1 Lがもつ浸透圧を意味する．両者の値を比較するには，溶液比重の値を用いて計算すればよい．

*⁴ 例：糖尿病性ケトアシドーシス（異常な酸であるケトン体が大量に産生される），慢性腎臓病（酸の排泄障害）．

*⁵ 例：胃液を大量に嘔吐したとき（H⁺を喪失する）．

5 腎臓で産生，分泌されるホルモン

- 腎臓では3種のホルモンが産生，分泌される．

レニン

- 前述のように，血圧や体液量の低下を感知すると傍糸球体細胞からレニンが分泌され，レニン-アンジオテンシン-アルドステロン系が活性化する．

エリスロポエチン

- 腎臓で産生されるエリスロポエチンが骨髄にはたらき，赤血球が作られる．
- 慢性腎臓病ではエリスロポエチンの産生が障害されるため，貧血が生じる．

活性型ビタミンD

- ビタミンDはまず肝臓で水酸化され，その後腎臓の近位尿細管細胞で水酸化されることで生理活性をもつ．活性型ビタミンDの活性により腸管からのカルシウムやリンの吸収が促進される．
- 慢性腎臓病ではビタミンDの活性化が障害される．

●MEMO●
慢性腎臓病患者には，エリスロポエチン製剤や，活性型ビタミンD_3製剤を補う治療が行われる．

参考文献
- 内田さえほか編．人体の構造と機能．第4版．医歯薬出版；2015．pp.311-27．
- 志村二三夫ほか編．栄養科学イラストレイテッド 解剖生理学—人体の構造と機能．改訂第2版．羊土社；2014．pp.121-33．
- 高野康夫編．エキスパート管理栄養士養成シリーズ 解剖生理学．第2版．化学同人；2012．pp.212-24．
- 青峰正裕ほか．イラスト解剖生理学．第2版．東京教学社；2015．pp.125-37．
- 医療情報科学研究所編．病気がみえる vol.8．腎・泌尿器．第2版．MEDIC MEDIA；2014．pp.7-9．

カコモン に挑戦!!

◆ 第26回-38
健常成人の腎機能に関する記述である．正しいのはどれか．1つ選べ．
(1) 腎血漿流量は，500〜700 mL/分である．
(2) 糸球体濾過量 (GFR) は，約10 mL/分である．
(3) 尿量は，約300 mL/日である．
(4) 尿比重は，1.10以上に調節されている．
(5) 尿のpHは，7.40±0.05の範囲に調節されている．

◆ 第27回-39
推算糸球体濾過量 (eGFR) の計算に用いる項目である．正しいのはどれか．1つ選べ．
(1) 身長
(2) 体重
(3) 尿中たんぱく量
(4) 血清尿素窒素値
(5) 血清クレアチニン値

解答&解説

◆ 第26回-38　正解(1)
解説：正文を提示し，解説とする．
(1) 腎血漿流量は，500〜700 mL/分である．
(2) 糸球体濾過量 (GFR) は，約100 mL/分である．
(3) 尿量は，約1,000〜1,500 mL/日である．2,500 mL/日以上を多尿，400 mL/日以下を乏尿という．
(4) 尿比重は1.015〜1.025である．
(5) 尿のpHは約6.0の弱酸性である．

◆ 第27回-39　正解(5)
解説：
計算に用いる項目は，年齢，性別，血清Cr値である．
推算糸球体濾過量 (eGFR) の計算式
男性：eGFR (mL/分/1.73 m^2) ＝194 ×$Cr^{-1.094}$×年齢$^{-0.287}$
女性：eGFR (mL/分/1.73 m^2) ＝194 ×$Cr^{-1.094}$×年齢$^{-0.287}$×0.739

第9章 血液

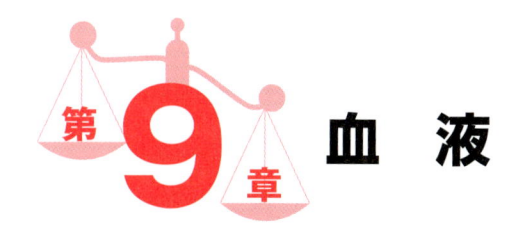

学習目標
- 血液の成分と機能について理解する
- 止血機構について理解する

要点整理
- 血液は細胞成分である血球と液体成分である血漿から成る.
- すべての血球は骨髄造血幹細胞から作られる.
- 赤血球の主な役割はヘモグロビンによる酸素運搬, 白血球の役割は生体防御, 血小板の役割は一次止血である.
- 血漿成分の約90％は水であり, 血漿たんぱくにはアルブミン, グロブリン, フィブリノーゲンがある.
- 止血は血小板血栓による一次止血と, フィブリン網による二次止血による.
- 血液凝固は, 内因系と外因系のカスケード反応による.
- 血栓を溶解する現象を線溶という.

1 血液の組成とはたらき, 造血

1 血液の組成

- 血液(blood)は, 液体成分の血漿が約55％とその中に浮遊する血球(赤血球, 白血球, 血小板)が約45％で構成されている.
- 全血に抗凝固剤を加えて遠心分離すると赤血球が沈殿し, その上層に白血球と血小板から構成される層(buffy coat)を形成し, 上澄みに血漿が分離する(❶).
- 血漿は水が約90％であり, ナトリウムやクロールなどの電解質, 有機物としてたんぱく質や脂質が溶解している.
- 全血液量は体重の約8％であり, pH 7.40±0.05弱アルカリ性である.
- 全血の比重は1.050〜1.062であり, 血漿の比重は1.023〜1.032である.

2 血液のはたらき

物質の運搬
- 肺で取り込まれた酸素は赤血球中のヘモグロビンと結合し組織へ運搬される.
- 末梢組織で発生した二酸化炭素は赤血球内で重炭酸イオン(HCO_3^-)となり血漿に溶解し肺へ運搬される.
- 消化・吸収された栄養素を各組織へ運搬し, 代謝された栄養素を各組織へ運搬する.
- ホルモンを運搬する.
- 老廃物を肝臓や腎臓に運搬する.

生体防御
- 白血球は体内に侵入した病原体や異物から生体を防御する.

止血作用
- 血小板や血液凝固因子により出血を防ぐ.

豆知識
採血した検体に抗凝固剤を加えて遠心分離して得られた血漿はフィブリノーゲンを含んだ液体成分であるが, 全血をそのまま放置すると血液凝固が進行し血餅という固形成分(フィブリノーゲンと血球が固まったもの)と血清(血漿からフィブリノーゲンを除いたもの)に分離される.

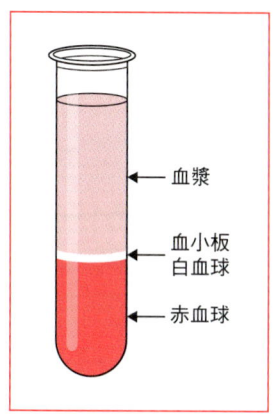

❶ 血液の分離

血漿成分には凝固因子が含まれるんだね

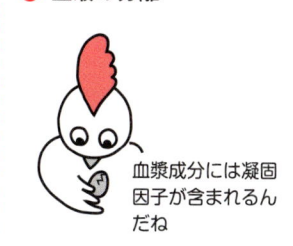

体内恒常性の維持

- 血液浸透圧を280 mOsm/L（生理食塩水：0.9％食塩水と同じ）に維持する．
- 赤血球やリン酸による緩衝作用によりpHを一定に保つ．
- 熱を全身に分布させ体表面から熱放散を行うことで，体温の調節を行う．

3 造血のメカニズム

- 血液を構成する赤血球，白血球，血小板は，造血幹細胞が自己複製や分化を繰り返すことで作られる．この過程を造血と呼ぶ．
- 造血の場は骨の内部にある骨髄で行われる．骨髄のなかでも赤色骨髄のみが造血機能を有し，黄色骨髄（脂肪髄）*1では造血は行われない．
- 胎児期後期から小児期にかけて全身の骨で造血がさかんに行われるが，成長するとともに多くの骨髄は脂肪組織に置き換わり，黄色骨髄に変化していく．
- 成人では頭蓋骨，椎骨，胸骨，肋骨，腸骨などの扁平骨と上腕骨，大腿骨などの長骨の近位部で造血が行われている．

造血幹細胞（❷）

- すべての血球は造血幹細胞（幹細胞）と呼ばれる1種類の未分化細胞から作られる[1]．
- 造血幹細胞は骨髄系幹細胞とリンパ系幹細胞になる．

造血の場の推移

- 造血の場は，ヒトの成長に伴い変化する．胎生3週では卵黄嚢壁の細胞が血球に分化し血島となり造血が始まる．やがて胎生3か月ごろには肝臓と脾臓で造血が行われ，胎生4か月からは徐々に骨髄へ移行していく．
- 乳幼児ではほとんどの骨髄で造血が行われるが，成人では上述の部位に限局される．

造血幹細胞の性質

- 自分と同じ細胞を複製する自己複製能力と，複数の血球系統に分化する多分化能力をもつ．

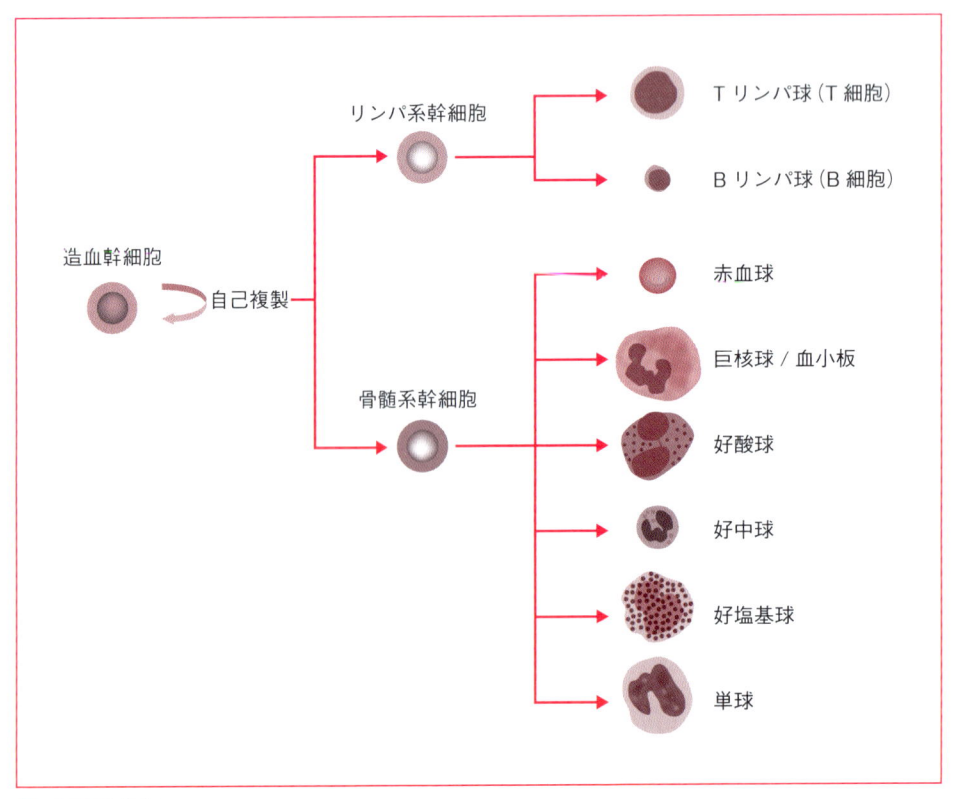

> 赤色骨髄のみに造血機能がある！

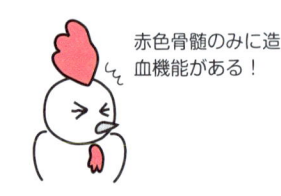

*1 黄色骨髄は再生不良性貧血の骨髄所見にも認められる．

❷ 血球の分化

❸ 主な造血因子とそのはたらき

エリスロポエチン(EPO)	●赤芽球系細胞への分化，増殖促進 ●腎尿細管周囲の間質細胞で産生
トロンボポエチン(TPO)	●巨核球系細胞の分化，増殖促進 ●肝細胞で産生
GM-CSF(顆粒球マクロファージコロニー刺激因子)	●骨髄系前駆細胞から赤芽球系・顆粒球単球系・好酸球系・好塩基球系，巨核球系前駆細胞への分化，増殖促進 ●T細胞，マクロファージなどで産生
G-CSF(顆粒球コロニー刺激因子)	●好中球系細胞の分化，増殖促進 ●単球，骨髄ストローマ細胞などで産生
M-CSF(マクロファージコロニー刺激因子)	●単球，マクロファージ系細胞の分化，増殖

(医療情報科学研究所編. 病気がみえる vol.5. 血液. メディックメディア；2015. p.7より)

造血因子
- 主な造血因子を❸に示す．

骨髄の構造
- 骨髄(bone marrow)は骨髄に栄養を与える中心動脈と成熟した血球が末梢血へ送られる中心静脈から構成されており，造血細胞が静脈洞に存在する．この静脈洞で血球の成熟，分化過程が行われる．

2 赤血球

1 赤血球の分化と成熟

- 赤血球(red blood cell，erythrocyte)は，❷に示したように骨髄系幹細胞から分化するが，その過程で赤芽球や網赤血球を経る．
- 網赤血球は脱核しており超生体染色により網状の構造物が観察される．この構造物はヘモグロビンのメッセンジャーリボ核酸(mRNA：messenger ribonucleic acid)である．
- 溶血性貧血などの貧血になるとネガティブフィードバックにより網赤血球の産生が亢進し，その結果，末梢血でも網赤血球が増加する．
- 成熟赤血球は網赤血球が分化して骨髄から末梢血に流出したものであるが，網状構造物はこの段階ではみられない．
- 赤血球の産生を調節する造血因子の代表として腎臓で産生されるエリスロポエチンがある．動脈血中の酸素濃度や腎血流量が低下するとエリスロポエチンが産生放出され赤色骨髄で造血を促す．しかし血液中の酸素が十分に満たされると腎臓はエリスロポエチンの産生を抑制する[2]．

2 赤血球の形状・しくみとはたらき

赤血球
- 赤血球は中央が窪んだ円盤状の直径7～8μmの細胞である．核は脱核により失われており，ミトコンドリアなどの細胞小器官をもたない．
- エネルギーは，解糖系*2により得られる．
- 形態の特徴として高い変形能をもち，自分の直径より狭い毛細血管内でも通過できる．
- 赤血球の成分は約2/3が水分，1/3がヘモグロビン(血色素)である．ヘモグロビンを含んでいるため，赤血球は赤く見える．

ヘモグロビン
- ヘモグロビン(hemoglobin)は分子量約64,000の球状の色素たんぱく質であり，1つの

豆知識

遺伝子組換え技術によりエリスロポエチンは現在，腎性貧血などの治療に使われている．骨髄幹細胞の障害により起こる再生不良性貧血では血液中や尿中のエリスロポエチン活性が亢進する．逆にエリスロポエチンの産生場所である腎臓が障害を受け腎不全に至るとエリスロポエチンの産生は低下する．

抗がん剤などで末梢血の顆粒球が減少する場合があるが，このような場合にも造血因子としてG-CSFを遺伝子組換えにより臨床応用している．

豆知識

骨髄と静脈洞は基底膜，内皮細胞，外膜細胞の3層で構成されている．成熟した血球のみが内皮細胞の小孔を通過し末梢血に至ることができる．異常な細胞は骨髄内にとどまるが，がんの骨髄転移などによりこのメカニズムが崩れると，末梢血に幼若あるいは異常な細胞が出現する．

【用語解説】

超生体染色：ニューメチレンブルーなどの染料を用い，生きたまま生体を染色すること．細胞膜を透過する染料がこれを可能にする．

エリスロポエチンは，特に高地での運動などの刺激により産生が亢進されるんだ！

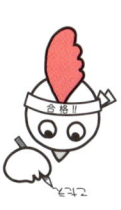

*2 7章「1 代謝総論，糖代謝」の用語解説(p.68)を参照．

❹ 酸素解離曲線

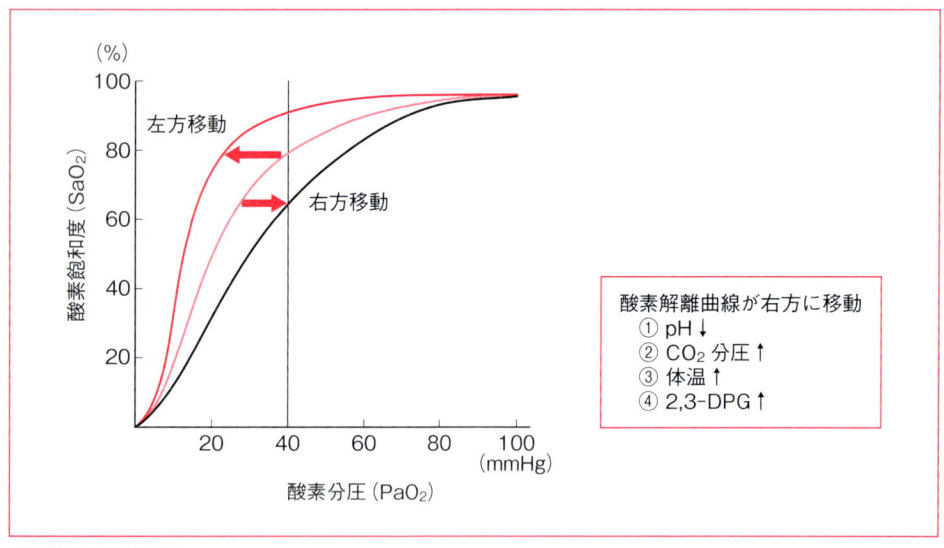

[図中]
- 左方移動 ←
- 右方移動 →
- 縦軸：酸素飽和度 (SaO₂) (%)
- 横軸：酸素分圧 (PaO₂) (mmHg)

酸素解離曲線が右方に移動
① pH↓
② CO_2 分圧↑
③ 体温↑
④ 2,3-DPG↑

- ヘムと1つのグロビン鎖から成るサブユニットが4つ結合して構成された四量体である．
- グロビン鎖は α 鎖，β 鎖それぞれ2本で構成され，ヘムはプロトポルフィリン環の中心に鉄(Fe^{2+})が結合したものである．
- ヘモグロビンは酸素運搬において重要な役割を果たし，肺で取り入れられた酸素とヘモグロビンは結合してオキシヘモグロビン（酸化ヘモグロビン）となり動脈血中を流れ，末梢組織へ運ばれる．オキシヘモグロビンは末梢組織で酸素を離しデオキシヘモグロビン（還元ヘモグロビン）となって静脈血中を流れ，再び肺に戻る．
- グロビン部分は二酸化炭素の輸送にも関与する．

酸素解離曲線（❹）
- 酸素分圧(mmHg)を横軸にヘモグロビンの酸素飽和度(%)を縦軸にとってその関係を表したものを，ヘモグロビンの酸素解離曲線(oxygen dissociation curve)という．
- 酸素解離曲線はS字状曲線を描き，酸素分圧が低くなると酸素とヘモグロビンの親和性が低くなる．
- この曲線が右方に移動すると一定量の酸素とヘモグロビンが結合するには，高い酸素分圧が必要となる．逆に左方へ移動すると低い酸素分圧でも結合しやすいことになる．
- 酸素解離曲線が右方に移動する因子としては，pH低下（アシドーシス），二酸化炭素分圧上昇，体温上昇，2,3-DPG（ジホスホグリセリン酸）濃度上昇がある．

3　ヘモグロビンの生合成と分解・代謝

生合成
- ヘモグロビンは，ヘムとグロビンが別々に作られ，その後に両者が結合してヘモグロビンが産生される．
- ヘムの合成はミトコンドリア内で行われるため網赤血球までしか関与することができない．
- ミトコンドリア内でグリシンとサクシニルCoAから5-アミノレブリン酸が合成され，その後，細胞質にてポルホビリノーゲン，ウロポルフィリノーゲンと合成が進み，再度ミトコンドリア内へ戻りプロトポルフィリンがFe^{2+}と結合しヘムが合成される．
- ヘムは再度，細胞質に戻りグロビンと結合しヘモグロビンとなる．

分解・代謝
- 成熟赤血球の寿命は約120日であり，やがて脾臓などの細網内皮細胞に捕捉されて分

ヘモグロビンは主に酸素を運搬するが，二酸化炭素の運搬にも関与しているんだ！

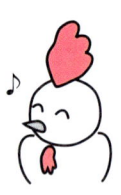

【用語解説】
2,3-DPG：赤血球中に多数存在し，解糖系の中間代謝産物である．ヘモグロビンの酸素分子への親和を低下させるはたらきがあり，酸素輸送の調節因子である．

解される．
- ヘモグロビンはヘムとグロビンに分解され，ヘムからはFe^{2+}がはずれてヘモグロビンの合成のために再利用される．
- ヘムの一部であるプロトポルフィリンは間接ビリルビンとなり血液中を流れ肝臓でグルクロン酸抱合により直接ビリルビンとなる．直接ビリルビンは胆汁色素として胆汁とともに胆管を経て腸管に排泄される．一部は腸から再吸収され（腸肝循環），一部はさらに代謝されて便や尿に排出される．

ヘムの合成には鉄が必要であり，鉄はヘモグロビンの分解後，再利用されるんだ！

【用語解説】
腸肝循環：肝臓で合成され胆汁に分泌された物質が，再び腸で吸収され門脈を介して肝臓に戻るサイクルをいう．このサイクルを行う代表的なものが胆汁酸である．

3 白血球 ❺

1 白血球の種類

- 白血球（white blood cell, leukocyte）は骨髄系とリンパ系に大別される．
- 骨髄系には顆粒球と単球があり，さらに顆粒球は好中球，好酸球，好塩基球に分類される．
- リンパ系はT細胞，B細胞，ナチュラルキラー（NK：natural killer）細胞などのリンパ球に分類される．
- 白血球は全血1 mm^{3}あたり4,000～8,000個で，そのうち好中球約50～60％，好酸球約3％，好塩基球約1％，単球約5％，リンパ球約30～40％である．

2 白血球のはたらき

好中球

- 好中球（neutrophilic leukocyte）は，接着，遊走，貪食，殺菌などの感染防御や異物除去のための機能がある．
①血管内を流れる好中球は，細菌や異物などで生じた炎症部位へ集まる過程で血管内皮細胞に接着する．
②赤血球と異なり，ただ受け身的に流されて移動しているわけではなく，自ら移動することができる．これを遊走能と呼ぶが，多くの細菌が血清と反応する場合や，マクロファージがこれらの細菌を認識した際に産生される走化性因子（ケモカイン）に向かって遊走する．
③好中球が細菌などを細胞内に取り込む過程を貪食といい，貪食した細菌を最終的には殺す．
④殺菌の機序には，酸化的メカニズムと非酸化的メカニズムがある．

【用語解説】
走化性因子：好中球などの免疫担当細胞を細菌が引き起こした炎症部位などに呼び寄せるため，マクロファージなどが分泌する因子．

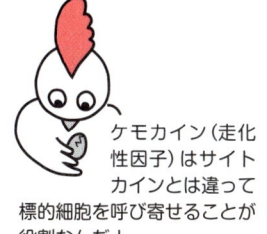

ケモカイン（走化性因子）はサイトカインとは違って標的細胞を呼び寄せることが役割なんだ！

豆知識
好中球が貪食を効率良くするためには細菌表面が血清成分などで覆われている必要があり，貪食を促進する物質をオプソニンという．細菌やウイルスなどの異物の抗原に抗体や補体が結合して，食作用をもつ好中球，マクロファージに取り込まれやすくすることをオプソニン化という．

❺ 白血球の種類と機能

骨髄系				リンパ系
顆粒球			単球	リンパ球
好中球	好酸球	好塩基球		
細菌などの貪食 接着能・遊走能 殺菌能	細菌などの貪食 接着能・遊走能 殺菌能 アレルギー反応への関与	即時型（Ⅰ型）アレルギーへの関与	マクロファージへの分化 殺菌・抗原提示・抗腫瘍作用 サイトカイン産生	免疫応答

- 酸化的メカニズムでは，スーパーオキシドアニオン，過酸化水素，ヒドロキシルラジカルなどの活性酸素の作用により殺菌する．
- 非酸化的メカニズムでは，顆粒に含まれているリゾチーム，プロテアーゼなどにより殺菌される．

好酸球

- 好酸球（eosinophilic leukocyte）は，主に寄生虫などに対する防御機構をもつ．
- 顆粒内には主要塩基性たんぱく（MBP：major basic protein）などの寄生虫を直接殺菌するたんぱく質がある．
- 好中球と同様に細菌，真菌などを貪食し，種々の物質に対する走化性があり，血管内皮細胞への接着機能ももつ．
- アレルギー性鼻炎，気管支喘息などのアレルギー（即時型〈I型〉アレルギー）反応にも関与する．これはMBPなどが組織障害活性も有するためである．

好塩基球

- 生体内でアレルギー反応の中心的役割を果たす．好塩基球（basophil, basophilic leukocyte）はヒスタミンを合成し顆粒内に貯蔵している．
- さらに免疫グロブリンE（IgE：immunoglobulin E）に対する高親和性のレセプター（受容体）をもち，このレセプターが反応すると細胞内顆粒の脱顆粒を起こす．この現象により即時型（I型）アレルギーが惹起される．

単球

- 単球（monocyte）は白血球のなかで最大の大きさ（直径20～30μm）を呈する．単球は組織内に移行すると，より成熟したマクロファージ（大食細胞）に分化する．
- 貪食，殺菌作用を有するが，好中球と異なり，リソソーム酵素を新しく合成し，リソソームを新しい酵素で置き換えることができる．そのため，より殺菌作用が強力である．
- 殺菌作用のほかに，T細胞が非自己抗原刺激決定基を受け止め分裂・分化するプロセスで，その抗原刺激決定基を含む抗原物質を適切な形やサイズに修飾しT細胞の抗原特異的レセプター（TCR：T cell receptor）に有効な刺激として受け渡す抗原提示作用がある．
- 種々の炎症性サイトカインを産生する[2]．

リンパ球

- リンパ球（lymphocyte）は，抗体産生や抗原記憶の役目を果たすB細胞，細胞を傷害したりほかのリンパ球やマクロファージを制御したりするT細胞，そして腫瘍，ウイルス感染細胞の排除にかかわるNK細胞に大別される．

B細胞

- 骨髄で造血幹細胞から分化した前駆B細胞は成熟した後，末梢血とリンパ節などの末梢リンパ組織へ移行するが，抗原刺激を受けていない段階ではナイーブB細胞と呼ばれる．
- リンパ節で抗原刺激を受けたナイーブB細胞は分裂を繰り返しリンパ節で胚中心を形成する．
- 分化の結果，骨髄では形質細胞に，末梢血ではメモリーB細胞になる．
- 形質細胞は抗原に対して特異的な抗体産生の役割を有し，メモリーB細胞は抗原を記憶し次回の抗原刺激に備えることで，同一の抗原刺激に対して迅速に反応する．

T細胞[*3]

- 前駆細胞で胸腺に移行したものは，主にCD4陽性ヘルパーT細胞とCD8陽性細胞傷害性T細胞と呼ばれる細胞へ分化する．
- ヘルパーT細胞はTh1とTh2に分類される．
- Th1はインターロイキン（IL：interleukin）-2，インターフェロン（IFN：interferon）-γなどのサイトカインを分泌するが，これらのサイトカインにより細胞傷害性T細胞

【用語解説】
ヒスタミン：血管透過性亢進，血圧降下，平滑筋収縮，腺分泌促進などの生理活性を示す物質．

●MEMO●
サイトカイン：免疫担当細胞が活性化刺激に応じて産生・分泌する分子量8,000～30,000のたんぱく質で，標的細胞に結合し，シグナル伝達によりその細胞に変化をもたらす．

[*3] T細胞とNK細胞は骨髄で共通の前駆細胞から発生する．

豆知識

Th1は細胞性免疫を活性化させ，Th2はB細胞による液性免疫を促進する．
Th1とTh2のはたらきはアレルギーの発症にも関係する．
Th2は即時型（I型）アレルギーを引き起こし，Th1，Th2はそれぞれ別の経路で遅発型（IV型）アレルギーを起こす．

やマクロファージを活性化し細胞傷害機能を活性化するはたらきがある.
- Th2はIL-4, IL-5, IL-10などを分泌し形質細胞の抗体産生を活性化する.
- 細胞傷害性T細胞は腫瘍，ウイルスなどを破壊するはたらきがある.

NK細胞[*3]
- NK細胞は体内の正常細胞に対しては抗原認識すると細胞傷害性は示さないが，非自己と認識したウイルス感染細胞，腫瘍細胞には非特異的に細胞傷害性を示す[4].

4 血小板

1 血小板の形状・しくみ

- 血小板（platelet）は大きさ2～4μmの円盤状の小体で，骨髄中の巨核球の細胞質から産生される.
- 末梢血中には1 mm^{3}あたり約20万～30万個あり，10日間末梢血を循環した後，脾臓で捕捉されて処理される.
- 血小板には核がなく，α顆粒と濃染顆粒が存在する.α顆粒中には血小板由来成長因子（PDGF：platelet-derived growth factor），血小板第4因子などが含まれ，濃染顆粒中にはアデノシン二リン酸（ADP：adenosine diphosphate），アデノシン三リン酸（ATP：adenosine triphosphate），カルシウムイオン，セロトニンなどが含まれる.
- 血小板の産生はトロンボポエチンにより促進される.

2 血小板のはたらき

- 血管が破損して出血すると，その損傷部分に血栓ができて止血される.これは止血機構によるものであり，止血機構のなかでも血小板が関与する一次止血と血液凝固因子が関与する二次止血[*4]に分類される.
- 血小板による一次止血は，血管の損傷部分にフォンウィルブランド（von Willebrand）因子を介して血管壁のコラーゲンと血小板が結合する.この段階を粘着と呼ぶ.
- 粘着により活性化した血小板はADP（アデノシン二リン酸）やトロンボキサンA$_2$（TXA$_2$：thromboxane A$_2$）などの顆粒内成分を放出する.
- ADPは血小板の活性化を促進する.
- TXA$_2$は一次止血の次の段階である凝集と血管収縮作用を有する.
- 血管の損傷部位に粘着した血小板の糖たんぱく（glycoprotein；GP）IIb/IIIa複合体が，血管内を循環するほかの血小板のGPIIb/IIIa複合体とフィブリノーゲンを糊として結合し凝集が行われる.
- 血小板は次々に凝集して血栓を形成するが，これを一次血栓という.出血が始まってから一次血栓が形成されるまでの時間を出血時間と呼ぶ.出血時間の正常値は1～5分である.

5 血漿たんぱく

- 血漿（blood plasma, plasma）は血清と異なりフィブリノーゲンなどの血液凝固因子を含むため，たんぱく濃度は血清より高い.
- 血漿の約90％は水分であり，固形成分は約10％とされ，血漿たんぱく，脂質，糖質，酵素，ホルモンなどが存在する.

[*4] 本章「6 凝固・線溶系 血液凝固のしくみ」（p.95）を参照.

【用語解説】
ADP：活性化血小板から放出され，自己およびほかの血小板を活性化し凝集を促す.

豆知識
血小板の機能亢進により血栓が形成されない要因の一つに血管内皮細胞による血小板機能阻害がある.
血管内皮細胞から産生されるプロスタグランジンI$_2$（PGI$_2$：prostaglandin I$_2$）は，血小板のTXA$_2$に拮抗して凝集と放出を抑制する.さらに一酸化窒素（NO：nitric oxide, nitric 〈nitrogen〉 monoxyde）はPGI$_2$の産生を増加させる.動脈硬化などの血管内皮細胞の障害は血栓症の誘発につながる.

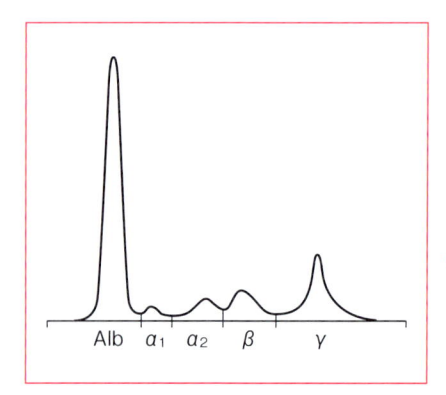

❻ 血清たんぱく分画
各分画の主なたんぱく：Alb（アルブミン，トランスサイレチン），α₁（α₁-アンチトリプシン），α₂（ハプトグロビン，セルロプラスミン），β（トランスフェリン），γ（免疫グロブリン）．

1 血漿たんぱくの成分

- 健常人の血漿たんぱくの濃度は7〜8 g/dLでアルブミン，グロブリン，フィブリノーゲンなどに大別される．
- アルブミンはそのなかでも約60％と最多であり，次いで免疫グロブリンが約10〜20％存在する．
- 電気泳動[*5]で得られた濃度波形によるとアルブミンは1つの分画であり，グロブリンはα₁，α₂，β，γの4つに分離できる（❻）．

2 血漿たんぱくのはたらき

アルブミン

- アルブミン（Alb：albumin）は，肝臓で産生される分子量67,000のたんぱく質である．
- 血漿浸透圧の維持のほか，ビリルビン，脂肪酸，甲状腺ホルモン，カルシウム，薬物などを輸送するたんぱくとしての役割がある．また，全身の組織のアミノ酸供給源にもなる．
- アルブミンが減少すると浮腫を起こすが，これは膠質浸透圧の低下により血管内の水分が組織へ移行するために生じる．

免疫グロブリン

- 免疫グロブリン（Ig：immunoglobulin）は，体液性免疫をつかさどる分子であり，IgG，IgM，IgA，IgD，IgEがある．
- リンパ球の分化により生じた形質細胞で合成され，血清たんぱく分画（❻）ではγグロブリン分画に存在する．
- 多発性骨髄腫のようにモノクローナルに特定の免疫グロブリンが産生される場合はMたんぱく（モノクローナルたんぱく）と呼ばれ，正常免疫グロブリンが減少するため，電気泳動の濃度波形では急峻で狭い幅のピークを形成する．

その他の血漿たんぱく

- 栄養アセスメントたんぱくとして，腎機能や貧血の影響を受けにくいことで最近注目されているのが，従来，プレアルブミンと呼ばれていたトランスサイレチンである．これはサイロキシンやレチノール結合たんぱくと結合し，これらの輸送を行っている．
- そのほか，栄養アセスメントたんぱくとして，ビタミンAを運搬するレチノール結合たんぱく，鉄を運搬するトランスフェリンなどが知られている．

[*5] たんぱく質は電荷を帯びているため，電気泳動装置を用いて一定のpHで電圧をかけるとそれぞれの血漿たんぱくを分離することができる．

【用語解説】
膠質浸透圧：アルブミンなどの血漿たんぱくが毛細血管膜の内外で浸透圧形成にあたる．この浸透圧を膠質浸透圧という．

● MEMO ●
トランスサイレチンは，負の急性期たんぱくであり，感染症などの炎症により著明に低下するため，感染症などの疾患下ではこれを考慮に入れて栄養評価する必要がある．

6 凝固・線溶系

1 血液凝固のしくみ

- 血管は損傷を受けるとまず一次止血として血小板血栓（一次血栓）が形成される．血小板血栓は先述したように血小板の粘着・放出・凝集の過程により完成されるが，脆弱であり血管内では破綻して再出血を起こす．
- この一次止血で生じた血小板血栓を強固にするのが二次止血である．
- 二次止血ではフィブリン網により血栓が安定化する．
- 二次止血は血液凝固因子のカスケード反応により起こるが，反応の引き金となる因子の違いにより内因系と外因系の2つに分けられる（❼）．
- 内因系：血液が陰性電荷をもつある種の異物と接触することで第XII因子が活性化され，最終的に第X因子が活性化される．
- 外因系：血管が損傷されると第III因子である組織因子が血管内に流入し，それによる第VII因子の活性化によって最終的に第X因子が活性化される．
- ①内因系，外因系のどちらも第X因子が活性化されると，それ以後は第II因子であるプロトロンビンがトロンビンに活性化され，第I因子であるフィブリノーゲンを不溶性のフィブリンに活性化する．
- ②フィブリンはトロンビンによりフィブリンモノマーになり互いに重合してフィブリンポリマーになる．
- ③トロンビンにより活性化した第XII因子がフィブリンモノマー間に架橋結合を形成し，より安定したフィブリン血栓となる．
- ④この安定したフィブリンの網目に，血球がはまり込んで二次止血が完成する[4]．

ビタミンK依存性凝固因子

- 肝臓で，第II・VII・IX・X因子を産生する際に，ビタミンKが必要であり，これらの因子が欠乏すると凝固障害を起こし凝固時間が延長する．
- ビタミンKが欠乏する原因としてワルファリンカリウムの服用や新生児（新生児メレナ），胆道閉塞，広域抗菌薬の投与などがあげられる．

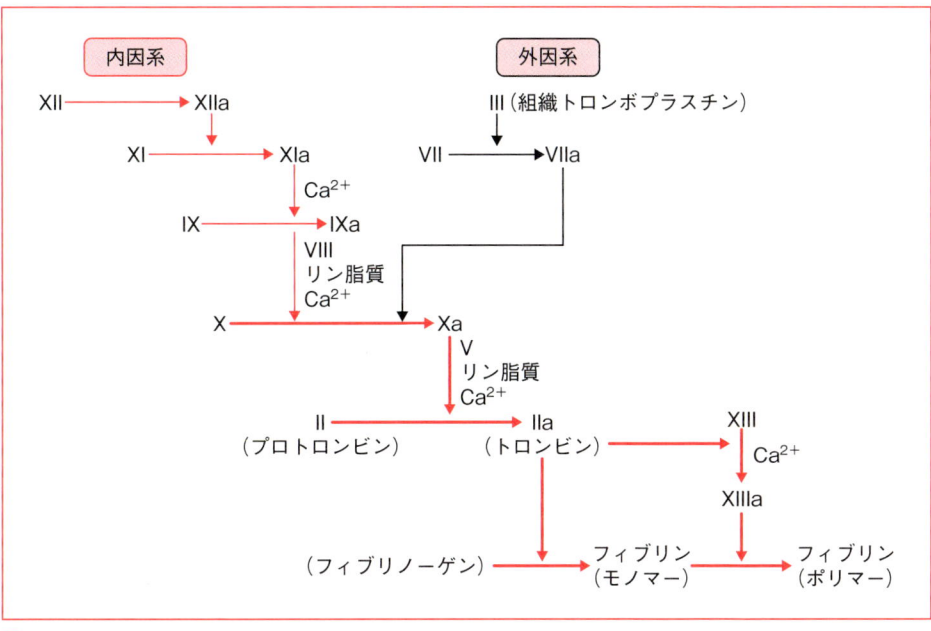

【用語解説】
カスケード反応：凝固反応において，種々の凝固因子が連続的かつ増幅的に活性化されること．

豆知識
凝固カスケードはアンチトロンビン（AT：antithrombin）やプロテインCなどの凝固阻害因子により制御されている．ATはトロンビンなどの凝固因子に結合して反応を阻害する．プロテインCは活性化第V因子，第VIII因子を阻害する．このような反応は血管損傷部位のみで起こる．

【用語解説】
架橋結合：化学反応において，複数の分子を別の分子でつなぎとめるような結合．

ビタミンK依存性凝固因子は肉納豆（に＝II・く＝IX・なっ＝VII・とう＝X）と覚えよう！

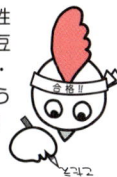

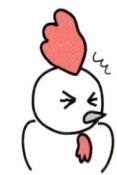

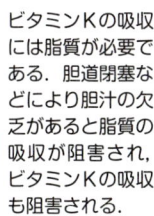

ビタミンKの吸収には脂質が必要である．胆道閉塞などにより胆汁の欠乏があると脂質の吸収が阻害され，ビタミンKの吸収も阻害される．

❼ 血液凝固反応

- ビタミンKが不足するとPIVKA-II[*6]が増加する．

2 線溶のしくみ

- 止血が完了すると凝固カスケードにより産生されたフィブリンを分解し血栓を溶解する必要がある．このしくみを線溶と呼び，プラスミノーゲンから生成されたプラスミンがフィブリンに作用することで，フィブリン血栓を溶解し血栓症の誘発を防止する．
- 血栓を溶解する線溶系が過剰に反応すると出血傾向を生じる．線溶系をコントロールするために，a_2プラスミンインヒビター（a_2-PI：a_2-plasmin inhibitor）やプラスミノーゲンアクチベーターインヒビター（PAI：plasminogen activator inhibitor）などがはたらく．
- a_2-PIは血液中のプラスミンを阻害するが，血栓内ではフィブリンにより反応ができない．そのため，フィブリンが溶解してからプラスミンのはたらきを阻害する．
- PAIは血管内皮細胞で産生される．プラスミノーゲンアクチベーターを阻害し，プラスミノーゲンの活性化を抑制する．

[*6] PIVKA (protein-induced by vitamin K absence or antagonists；ビタミンK欠乏時産生たんぱく)-IIは，原発性肝臓がんの腫瘍マーカーとしても知られている．

引用文献
1) 三浦恭定．改訂版 血液幹細胞．中外医学社；1984．pp.1-72．
2) Miyajima A, et al. Cytokine receptors and signal transduction. Ann Rev Immunol 1992；10：295-331.
3) Nikolichi-Zuglich J, et al. The many important facets of T-cell repertorie diversity. Nat Rev Immunol 2004；4：123-32.
4) Brass LF. Thrombin and platelet activation. Chest 2003；124 (3 Suppl)：18S-25S.

参考文献
- 御手洗玄洋総監訳．ガイトン生理学．原著第11版．エルゼビア・ジャパン；2010．pp.437-91．
- 高木 康ほか編．標準臨床検査医学．第4版．医学書院；2012．pp.48-92，149-61．
- 三輪史朗ほか著．血液細胞アトラス．第4版．文光堂；1990．pp.28-44．
- 三輪史朗ほか編．血液病学．第2版．文光堂；1995．
- 医療情報科学研究所編．病気がみえる vol.5．血液．メディックメディア；2015．pp.2-13，46-53，150-7．
- 井村裕夫ほか監．齋藤英彦ほか総監修．最新内科学体系3．血液，造血器疾患．中山書店；1997．pp.12-47．

カコモンに挑戦!!

◆第27回-47
赤血球の産生を刺激するホルモンである．正しいのはどれか？ 1つ選べ．
(1) エリスロポエチン
(2) グルカゴン
(3) ノルアドレナリン
(4) プロラクチン
(5) レニン

◆第26回-46
ビタミンK依存性凝固因子である．正しいのはどれか．2つ選べ．
(1) 第V因子
(2) 第VII因子
(3) 第VIII因子
(4) 第X因子
(5) 第XII因子

解答&解説

◆第27回-47 正解(1)
解説：
(1) 腎臓の低酸素状態の刺激により腎尿細管間質細胞中で産生が亢進され，作用は赤血球の産生促進である．腎性貧血で欠乏する．
(2) 膵臓ホルモンである．血糖値増加作用がある．
(3) 副腎髄質ホルモンである．血圧上昇などの交感神経刺激作用がある．
(4) 下垂体前葉ホルモンである．乳汁分泌促進作用などがある．
(5) 腎臓ホルモンである．アンジオテンシノーゲンをアンジオテンシンIに変換する．

◆第26回-46 正解(2)(4)
解説：
そのほかに，第II, IX因子もある．

第10章 免疫

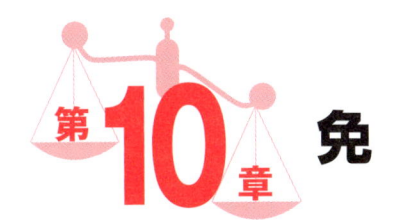

学習目標
- 免疫の概念を理解する
- 自然免疫と獲得免疫のしくみを理解する

要点整理
- 自己と非自己を認識して，非自己を排除しようとする生体のはたらきを免疫といい，自然免疫と獲得免疫の2種類がある．
- 免疫系には，免疫担当細胞と抗体などの液性因子，リンパ器官（組織）などがかかわる．
- 自然免疫は，①皮膚や粘膜が生体内への異物の侵入を防ぐ，②生体内へ侵入した異物を好中球やマクロファージが貪食，殺菌などにより攻撃する，③ウイルスなどに感染した細胞をNK細胞が破壊するなど，生下時から備わっている非特異的防御反応である．
- 獲得免疫は，自然免疫が突破された次の段階ではたらく特異的防御反応である．
- 獲得免疫には液性免疫と細胞性免疫がある．液性免疫ではB細胞（後に形質細胞）やヘルパーT細胞（Th2）のはたらきにより，特定の抗原を認識する抗体を産生して生体を防御し，細胞性免疫ではヘルパーT細胞（Th1）のはたらきにより，マクロファージや細胞傷害性T細胞を活性化して防御反応にかかわる．

1 概要

1 免疫の概念

- 免疫（immunity）とは，自己と非自己を認識・識別し，非自己を排除して自己を守ることである．
- 免疫を制御するシステムを免疫系と呼び，人体に侵入した微生物や微生物に感染した細胞，異常細胞，異物などを排除して防御する役割をもつ．
- 免疫系は，自然免疫と獲得免疫の連携により成立する（❶）．

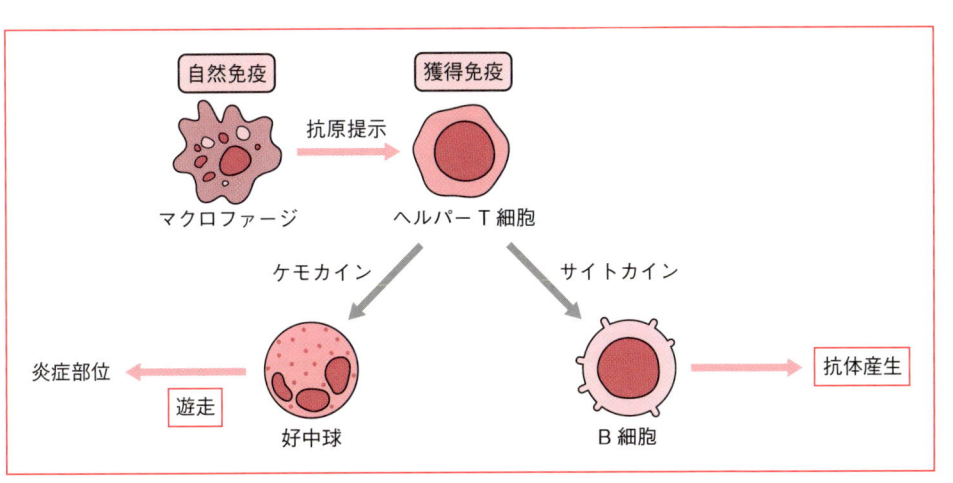

> 免疫系では，特異性と多様性が重要！

❶ 自然免疫と獲得免疫の相互作用

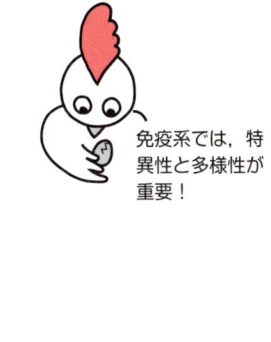

- 自然免疫は非自己と認識したものに対して非特異的にはたらき，一次防御としての役割をもつ．
- 獲得免疫は侵入した微生物などの情報から新たに獲得する免疫反応であり，液性免疫と細胞性免疫がある．

2　免疫にかかわる細胞・分子・器官（組織）[*1]

- 免疫系には，顆粒球[*2]や単球，マクロファージ，リンパ球などの免疫細胞，抗体，補体，サイトカインなどの分子，胸腺，骨髄，リンパ節，脾臓などリンパ器官（組織）がかかわっている．

免疫細胞

顆粒球
①好中球：走化性因子により炎症巣へ遊走し，細菌の貪食，殺菌を行う．
②好酸球：寄生虫の侵入に際し，顆粒内の主要塩基性たんぱく（MBP：major basic protein）などで駆除を行う．気管支喘息，アレルギー性鼻炎などの即時型（I型）アレルギーに関与する．
③好塩基球：IgE（後述）に対するレセプターを有し，IgEの結合した抗原と反応することでヒスタミンなどを放出する．即時型（I型）アレルギーに関与する．

単球・マクロファージ
(1) 単　球
- 単球が末梢血から組織へ移行すると，マクロファージや樹状細胞に分化する．
- 単球を経由せず，造血幹細胞から直接分化するマクロファージもある．

(2) マクロファージ
- 活性化するまでは，細菌の貪食，殺菌や異物などの処理，抗原提示などに関与する．
- ヘルパーT細胞（Th1）で活性化されると，細胞内寄生菌，原虫などの殺菌や炎症性サイトカイン（IL-1，IL-6，TNF-α）の産生を行う．さらに抗腫瘍作用をもち，ウイルスの不活化にも関与する．

リンパ球
- リンパ球はB細胞，T細胞，ナチュラルキラー（NK：natural killer）細胞に分類される．

(1) B細胞
- 抗体産生や外来抗原の提示に関与する．
- 特異的な抗原を認識し，Th2の補助により形質細胞へ分化し抗体を産生する．

(2) T細胞
- ヘルパーT細胞と細胞傷害性T細胞（キラーT細胞とも呼ばれる）に分けられ，ヘルパーT細胞は細胞性免疫に関与するTh1と液性免疫に関与するTh2に分類される[1]．
- Th1：細胞傷害性T細胞やマクロファージを活性化する．
- Th2：B細胞の分化や抗体産生の誘導を行う．
- Th1，Th2ともに抗原提示細胞（マクロファージ，樹状細胞など）により提示された抗原ペプチドを認識し，ほかの免疫細胞に作用する．
- 細胞傷害性T細胞ではウイルス感染細胞，腫瘍細胞の破壊を行う．この場合，異常細胞に提示された抗原ペプチドを特異的に認識する（❷）．

(3) NK細胞
- 異常自己細胞を非特異的に認識し，ウイルス感染細胞，腫瘍細胞を殺す．

抗体・補体・サイトカイン

抗　体
- 抗体（antibody）の本体は，免疫グロブリンと呼ばれる糖たんぱくである．
- 基本構造は，2本の長いH鎖（heavy chain）と2本の短いL鎖（light chain）がジスルフィド結合した多重構造で，Y字型をしている．抗原結合部位で可変部のFabと，免

[*1] 免疫細胞については，9章「3 白血球」（p.91）も参照．

[*2] 細胞質に色素で染色される顆粒をもつ白血球．好中球，好酸球，好塩基球を指す．

【用語解説】
サイトカイン：標的細胞のレセプターに結合し細胞内シグナル伝達を活性化させるたんぱく質のこと．

豆知識
マクロファージには，生体内の各組織に分布，定着しているものがあり，それぞれの組織に応じた機能・名称をもつ．中枢神経系ではミクログリア，肺では肺胞マクロファージ，骨では破骨細胞，肝臓ではクッパー（Kupffer）細胞と呼ばれる．

リンパ球は抗体を産生するはたらきがあり，B細胞とTh2は液性免疫，Th1は細胞性免疫にかかわるんだ！

1 概 要

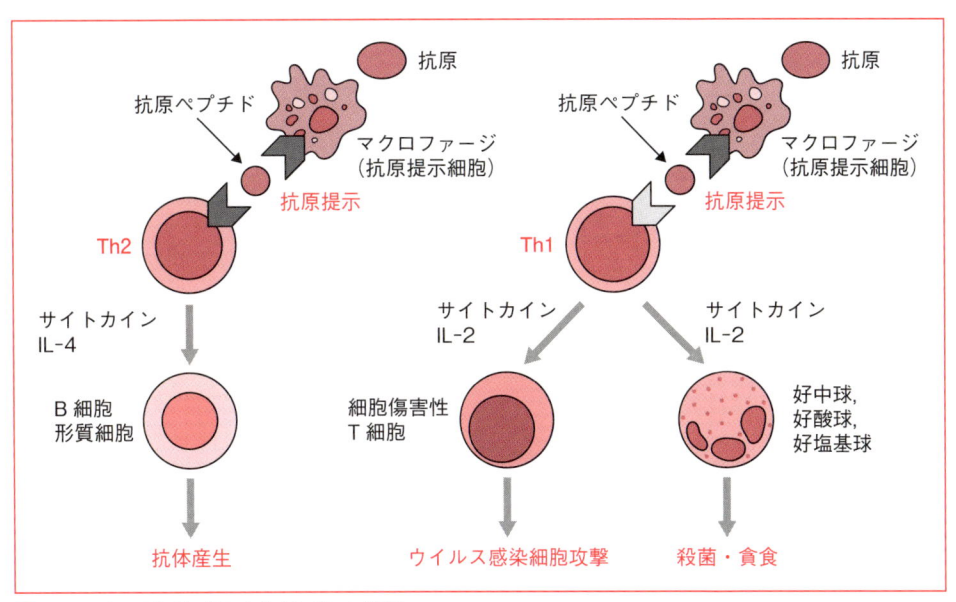

❷ ヘルパーT細胞（Th1とTh2）の機能

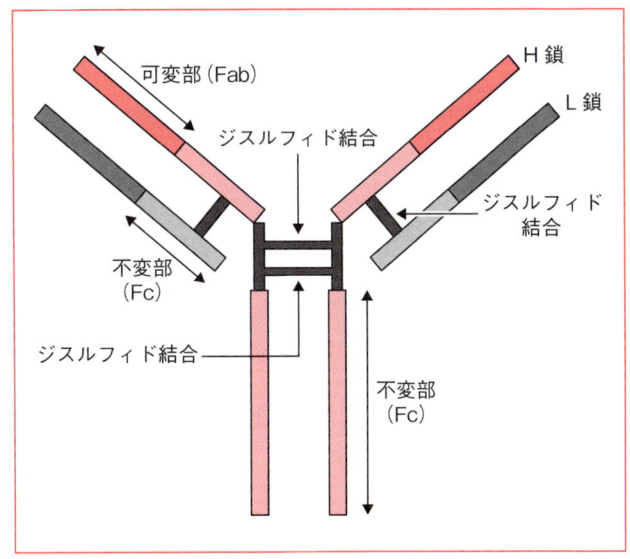

❸ 抗体の基本構造
L鎖とH鎖には可変部がある．この部位は遺伝子再構成によって無数のバリエーションが作られ，あらゆる抗原に対応できる特異的結合部位となる．

疫細胞がもつ受容体などに結合する不変部のFcに分けられる（❸）．

抗体の種類（クラス）[*3]

- 血清中に最も多く存在するのがIgGであり，次いでIgA，IgMの順で，IgD，IgEはごく微量である．
- IgGは，唯一，胎盤通過性があり，オプソニン化[*4]や中和の作用が最も強い．
- IgAは二量体を形成し，多くは粘膜上に分泌され，母乳にも含まれる．
- IgMは五量体を形成し，抗原の侵入に際して最初に産生され，一時的に量が増える抗体である．
- IgEは，マスト細胞や好塩基球の細胞膜表面のFcレセプターと結合し，即時型（I型）アレルギー（気管支喘息，アレルギー性鼻炎など）に関与する．

補 体

- 補体（complement）は，病原体の排除を促進するたんぱく質でオプソニン化と殺菌を行う．

[*3] クラススイッチについては，本章「3 獲得免疫」の用語解説（p.103）を参照．

[*4] 9章「3 白血球」の豆知識（p.91）を参照．

【用語解説】
中和：抗体がウイルスなどを取り囲み，細胞との結合を阻止して感染を防いだり，細菌が出す毒性を抑えたりする作用をいう．

IgAは二量体で，分泌型なんだね！

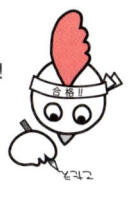

❹ 補体系の3経路

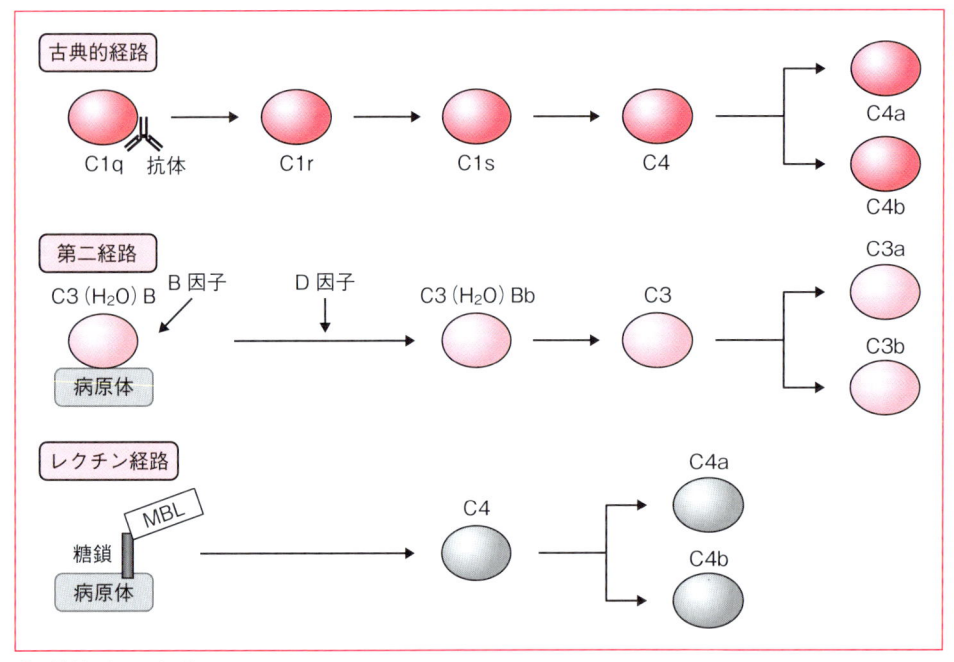

- 補体にはC1～C9までの9つの成分があり，活性化経路には，①古典的経路，②第二経路，③レクチン経路の3通りが存在する（❹）．
- ①古典的経路：抗原抗体反応によりC1から活性化される．IgGまたはIgMの抗体分子のFc部分に補体が結合することから始まり，抗体にC1qが結合する．その後C1r酵素活性が活性化しC1sが活性化される．活性化したC1sはC4に作用しC4aとC4bに分解する．
- ②第二経路：細菌の膜成分などによりC3以降から活性化される．微生物の細胞膜上で起こる．C3が加水分解を起こしてC3（H_2O）となり，D因子が作用しC3（H_2O）Bbとなる．C3（H_2O）BbはC3転換酵素で，これによりC3はC3aとC3bに分解される．C3aは肥満細胞を刺激してアナフィラキシー反応を生じさせる．C3bは異物に結合し，好中球やマクロファージでの貪食能を上げる．
- ③レクチン経路：微生物に特有の糖鎖をマンナン結合レクチン（MBL：mannan-binding lectin）が認識してC4から活性化される．MBLはマンナンと結合するたんぱく質であり，マンナンとMBLが結合するとMASP（MBL-associated serine protease）が活性化され，C4に作用する．後は古典的経路をたどる．
- 補体はその活性化によって，食細胞の貪食を助けるオプソニン化や，食細胞の炎症巣への走化性因子としてはたらき，膜侵襲複合体（MAC：membrane attack complex）形成により溶菌を行う[2]．

サイトカイン

- サイトカイン（cytokine）は細胞間での情報伝達を行う物質で，主に以下のものがある．
- ①インターロイキン（IL：interleukin）：白血球間の情報伝達．
- ②インターフェロン（IFN：interferon）：抗ウイルス作用．
- ③腫瘍壊死因子（TNF：tumor necrosis factor）：抗腫瘍作用．

リンパ器官（組織）

- 免疫細胞であるリンパ球の発生・分化・増殖・機能発現が行われる場所をリンパ組織と呼ぶ．
- リンパ組織には一次性（中枢）と二次性（末梢）があり，リンパ球は一次性リンパ組織で成熟した後，血液循環により二次性リンパ組織へ移動する．
- ①一次性（中枢）リンパ組織：骨髄（bone marrow）と胸腺（thymus）である．骨髄はB

●MEMO●
活性化経路では，補体自体がたんぱく質分解酵素であるプロテアーゼ活性をもち，酵素が連鎖的に活性化し，酵素カスケードによる反応が行われる．

【用語解説】
膜侵襲複合体（MAC）：補体の活性化により古典的経路によるC5bがC6，C7，C8，C9と結合して形成される．この複合体は，病原体の細胞に穴をあけ浸透圧の変化により細胞を融解させる．

細胞の分化・成熟の場であり，胸腺はT細胞が抗原を特異的に認識し自己抗原に対して反応しないようにする教育の場である．
②二次性（末梢）リンパ組織：脾臓，リンパ節，粘膜関連リンパ組織（MALT：mucosa-associated lymphoid tissue）がある．

3 免疫寛容

- T細胞やB細胞が自己抗原などの特定抗原に対して免疫反応を起こさなくなることを免疫寛容（免疫トレランス〈immunological tolerance〉）という．
- 免疫寛容はT細胞やB細胞の除去，アナジー（休止），抑制の3つの機構により成立する[3]．
①中枢性免疫寛容として主要組織適合遺伝子複合体（MHC：major histocompatibility complex）と自己抗原ペプチドの組み合わせに強く結合するTCR（後述）をもつT細胞が取り除かれる「負の選択」が胸腺でなされ，これにより自己抗原に反応するT細胞やB細胞が除去される．
②末梢性免疫寛容として，成熟T細胞や細胞で特定抗原に反応するものが不応状態になる．これをアナジーという．
③もう一つの末梢性免疫寛容として制御性T細胞が他のT細胞による免疫反応を抑制する．
- 免疫寛容機構の異常により自己免疫疾患が発症する．

2 自然免疫

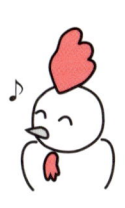

- 自然免疫（innate immunity）とは，生体が生まれながらもっている免疫機構，すなわち病原体などが侵入した際に起こる非特異的な生体防御反応で，炎症に寄与する[4]．

1 皮膚・粘膜による防御

- 皮膚や粘膜が物理的バリア（防御機構）となって，生体内への病原体などの侵入を防ぐ．
- 消化器・呼吸器などの粘膜では物理的バリアが脆弱であるため，酵素などの化学物質を含んだ分泌液や粘液で粘膜表面を覆い（化学的バリア），病原体の侵入を防止する．

2 病原体関連分子パターン認識による防御

- 主に好中球やマクロファージなどの食細胞には，細菌が物理的バリアを突破してきた際に，細菌が有する病原体関連分子パターン（PAMPs：pathogen-associated molecular patterns）を認識するはたらきが遺伝的にプログラム化されており，貪食などの防御反応が迅速に生じる．

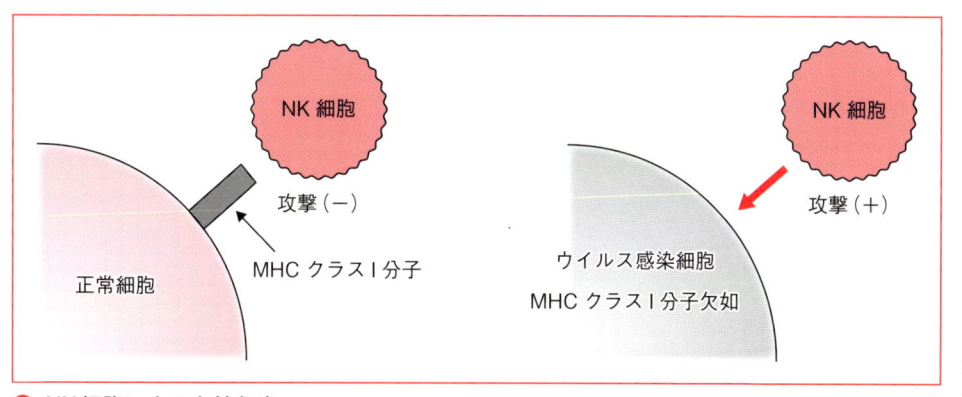

●MEMO●
自己抗原に対する抗体を自己抗体という．

●MEMO●
免疫寛容：たとえば，妊娠すると母体にとって胎児は非自己であり排除すべき対象のはずだが，そうはならない．免疫反応を制御する制御性T細胞が活性化するほか，胎児の抗体を無力化する抗体が産生する．このように免疫力を弱めることをいう．

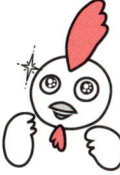

●MEMO●
唾液や鼻水などでは「溶菌酵素」ともいわれるリゾチームが，胃では強い酸である胃液が化学的バリアとなる．

●MEMO●
病原体関連分子パターン（PAMPs）には，細菌の細胞膜の成分であるリポ多糖やペプチドグリカンなどがあり，これに食細胞のパターン認識受容体（PRR：pattern-recognition receptor）が結合し，貪食・殺菌が活性化する．

❺ NK細胞による自然免疫

- パターン認識受容体（PRR）の一つにトール様受容体（TLR：Toll-like receptor）があり，炎症や感染の場へ白血球を動員させるサイトカインの合成などに関与する．
- PRRにより自然免疫系では自己と非自己を認識できる．

3 NK細胞による非特異的防御

- 体内に侵入したウイルスに対し，感染初期はNK細胞が細胞傷害性T細胞の機能が発現するまではたらく．
- 正常細胞にはMHCクラスI分子が存在し，自己であることを証明しているが，ウイルス感染細胞には自己認識されるMHCクラスI分子が欠如しているため，NK細胞は非特異的にこれを破壊する．またウイルス感染細胞が放出するIFNによりNK細胞は活性化され，抗ウイルス作用を発揮する（❺）．

3 獲得免疫

- 自然免疫で病原体などの異物を処理しきれなかった場合，その次の防御機構としてより強力な獲得免疫（acquired immunity）がはたらき，異物の排除を行う．

1 概要

- 獲得免疫には，多様性，特異性，免疫記憶の特徴がある．
- 獲得免疫ではリンパ球（T細胞，B細胞）が重要な役目を果たす．
- 抗原を認識するために，B細胞にはB細胞受容体（BCR：B cell receptor），T細胞にはT細胞受容体（TCR：T cell receptor）が存在する．
- BCRは抗原そのものに結合するが，TCRは抗原を細かく分解した抗原ペプチドに結合する．その際，自己の細胞がもつMHC分子を必要とする．
- ウイルス感染細胞や腫瘍細胞では，細胞内の異常なたんぱく質に由来するペプチドをMHCクラスI分子とともに細胞表面に提示する[*5]．この抗原は特異的な受容体を有する細胞傷害性T細胞によって異常細胞とみなされ，破壊される．
- 細胞外由来の抗原は，抗原提示細胞（APC）[*6]により，MHCクラスII分子とともに外来性抗原ペプチドが細胞表面に提示され，ヘルパーT細胞に認識されて獲得免疫へと誘導される（❻）．
- 抗原受容体は，抗原全体を認識するのではなく，抗原性をもつ最小単位の部分（抗原決定基＝エピトープ）を認識する．抗原の分子量が大きい場合には，抗原決定基は複数存在し，それぞれに対応する抗体が産生される．

【用語解説】
トール様受容体（TLR）：マクロファージや樹状細胞など，さまざまな細胞に存在する受容体．微生物に共通する分子パターンを認識するPRRの一つである[5]．

豆知識
MHCは，ヒトではヒト白血球抗原（HLA：human leukocyte antigen）の型がそれにあたる．6番染色体上にHLAを決める遺伝子がありHLA-A, B, C, DP, DQ, DRの6種類の遺伝子が存在する．HLA-A，B，CはHLAクラスI抗原と呼ばれ，ほとんどすべての細胞に発現しているが，HLA-DP，DQ，DRはHLAクラスII抗原と呼ばれ，マクロファージ，樹状細胞，B細胞などの抗原提示細胞（APC：antigen presenting cell）など一部の細胞に発現している．

[*5] すべての有核細胞では，細胞内で合成された抗原をペプチドまで分解し，細胞表面にMHCクラスI分子とともに提示している．しかし，自己の正常な抗原ペプチドであればMHCクラスI分子とともに提示しても免疫反応は起こらない．

[*6] APCには樹状細胞，マクロファージなどがある．

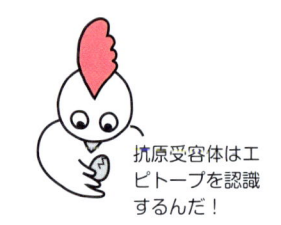

抗原受容体はエピトープを認識するんだ！

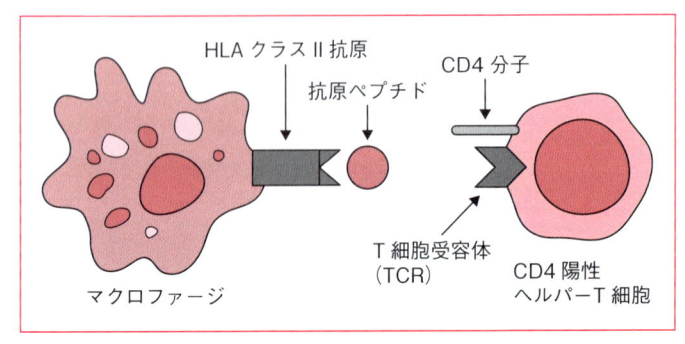

❻ 抗原提示とヘルパーT細胞

2　T細胞による抗原認識

- T細胞は抗原提示の際にTCRだけではなくCD4,CD8を用いてMHC分子に接触する．
- 細胞傷害性T細胞はCD8を有するCD8陽性T細胞であり，MHCクラスI分子のみに反応する．
- ヘルパーT細胞はCD4を有するCD4陽性T細胞であり，MHCクラスII分子のみに反応する(❻)．

3　リンパ球の分化

- B細胞やNK細胞は骨髄内で分化・成熟するが，T細胞は未熟な段階に骨髄から放出され，胸腺で成熟する．
- T細胞，B細胞は多様性の獲得（遺伝子再構成）と自己反応性の排除（正・負の選択）を経て，抗原特異的な受容体を有する成熟細胞に分化する．

T細胞
① 胸腺では，未熟なT細胞のなかから「正の選択」として，自己のMHC分子と相補性[*7]のあるTCRをもつT細胞だけが生き残る．
② その結果，CD4分子をもちMHCクラスII分子と反応するもの，CD8分子をもちMHCクラスI分子と反応するものが残る．
③ しかし，自己のMHC分子と強い相補性のTCRをもつT細胞はアポトーシスを起こし死滅する（負の選択）．
④ これらの結果により自己のMHCを認識でき，自己反応性をもたないT細胞だけが生き残る．
⑤ このようなT細胞が成熟T細胞となり，二次性リンパ組織などへ移動する．
⑥ 成熟T細胞は抗原刺激を受けていないナイーブT細胞と，抗原刺激を受けて活性化し，増殖したエフェクターT細胞に分類される．

B細胞
- B細胞に対しても選択があり，分化過程で自己抗原と強く反応するものが除かれる．

4　液性免疫と細胞性免疫

液性免疫
- 体内に抗原が侵入すると，これに特異的に反応するB細胞の活性化・増殖が起こり抗体を産生する．抗体が中心となってはたらく免疫を液性免疫（humoral immunity）という．
- 特異的抗原をBCRにより認識して活性化したB細胞は，ヘルパーT細胞（Th2）にMHCクラスII分子とともに抗原由来のペプチドを抗原提示する．
- 抗原情報を得たヘルパーT細胞はサイトカイン（IL-4, IL-5, IL-13）を産生してB細胞を活性化し，増殖させて形質細胞への分化・抗体産生を促す．また，B細胞の一部は形質細胞に分化せずに記憶細胞（メモリーB細胞）として残り，次の抗原刺激にすみやかに反応できるようにする(❼)．

免疫グロブリンと感染期間
- 生体内に抗原刺激が加わると，抗原に特異的なIgMが最初に産生される．その後クラススイッチによりIgGが産生される．
- IgMは半減期が短く，感染初期に一過性に上昇するため，IgMの値で感染の初期かどうかがわかる．
- 一方，IgGは半減期も長く，持続産生されるため感染の既往を意味する．

【用語解説】
CD4,CD8などのCD番号：主にヒト白血球の細胞表面に発現した抗原に結合するモノクローナル抗体を，国際ワークショップにおいて分類し，それぞれにCD（cluster of differentiation）番号をつけている．300を超える種類がある．CD番号は抗体だけでなく，認識する抗原の名称にも同じCD番号（抗原）が用いられている．

[*7] 相互に作用し合うこと．

【用語解説】
クラススイッチ：1つのB細胞が，抗原特異性を保持しながら別のクラスの免疫グロブリンの産生を行うことをいう．B細胞は，抗体のH鎖不変部（Fc）を変更することで抗体のクラスを変化させる．

❼ 液性免疫

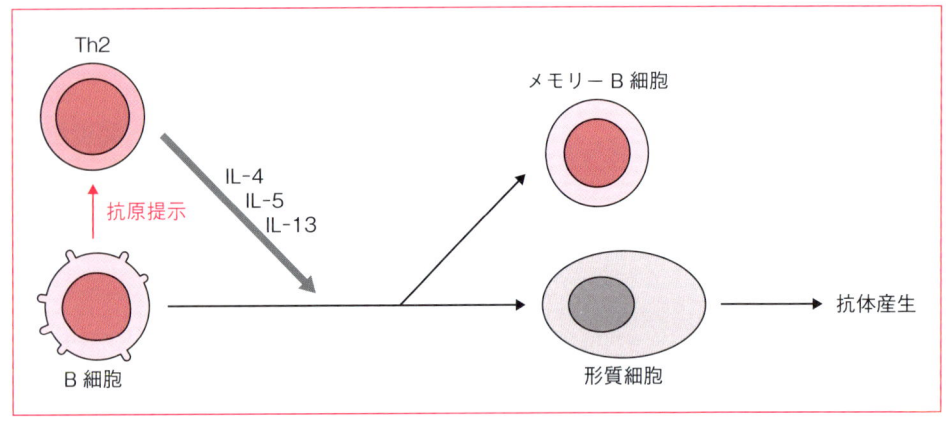

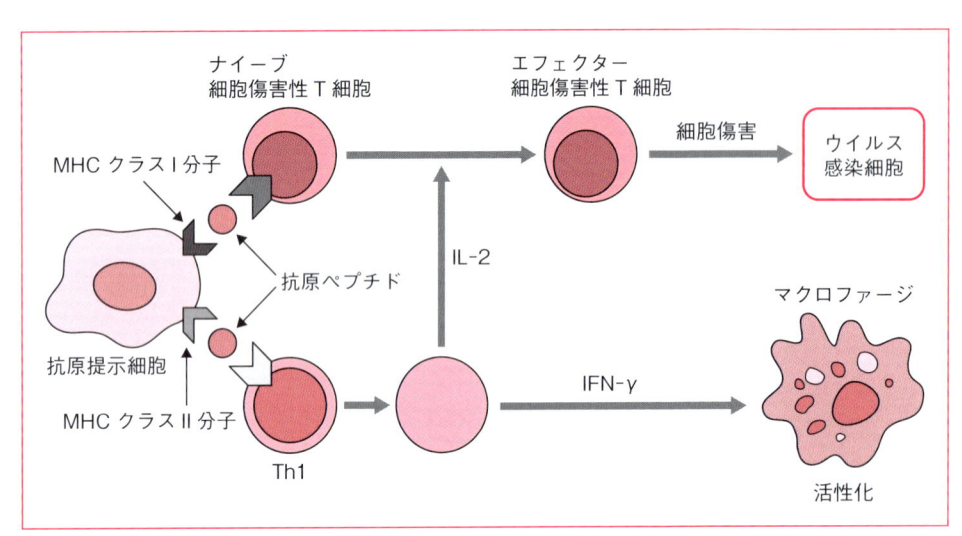

❽ 細胞性免疫

生体内免疫グロブリンの変化
- 胎児では，母親から胎盤通過性のあるIgGにより液性免疫を得る．
- IgGに特異的なFcの受容体が胎盤の絨毛上皮細胞に存在するため胎盤通過性をもつ．他の免疫グロブリンは胎盤を通過できない．
- 出生後は，母乳内の分泌型IgAにより上気道や消化管粘膜の感染防御が行われる．母親由来のIgGが減少し，新生児由来のIgGが増加する期間の感染防御となる[*8]．

細胞性免疫
- ヘルパーT細胞（Th1）により活性化されたマクロファージ，細胞傷害性T細胞が関与する殺菌などの抗原特異的反応を細胞性免疫（cellular immunity, cell-mediated immunity）と呼ぶ．

① 抗原提示細胞は，外来性抗原をMHCクラスⅡ分子とともにTh1に提示し，抗原提示されたTh1は，サイトカインの一つであるIFN-γによってマクロファージを活性化し，真菌などを殺菌する．

② ウイルス感染初期に，NK細胞がウイルス感染細胞に攻撃[*9]してアポトーシスを促す自然免疫に対して，ネクローシスした感染細胞を抗原提示細胞がMHCクラスⅠ分子とともに特異的抗原としてナイーブ細胞傷害性T細胞に抗原提示を行う．その結果エフェクター細胞傷害性T細胞となり，ウイルス感染細胞を殺す（❷，❽）．

引用文献
1) Abbas AK, et al. Functional diversity of helper T lymphocytes. Nature 1996 ; 383 : 787-93.

免疫グロブリンで胎盤通過性があるのはIgGだけなんだね！

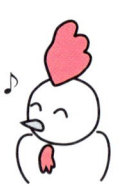

[*8] 自己が産生する免疫グロブリンは10歳ごろには成人値となる．

[*9] ウイルス感染細胞にはMHCクラスⅠ分子が欠如しているため，非特異的として攻撃する（❺参照）．

●MEMO●
細胞死には，アポトーシスとネクローシスの2つが存在する．アポトーシスとは，役割を終えた細胞などを除去するための計画的な細胞死を意味する．アポトーシスが誘導されると核や細胞の縮小が生じて最終的にマクロファージに貪食される．一方，ネクローシスとは病的な細胞死を意味し，細胞融解が生じる．

NK細胞は非特異的な防御を行う自然免疫にかかわり，獲得免疫では細胞性免疫にTh1が，液性免疫にB細胞とTh2がかかわる

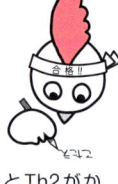

2) Ravetch JV, et al. Divergent roles for Fc receptors and complement in vivo. Annu Rev Immunol 1998；16：421-32.
3) Palmer E. Negative selection--clearing out the bad apples from the T-cell repertoire. Nat Rev Immunol 2003；3：383-91.
4) Takeda K, et al. Toll-like receptors. Annu Rev Immunol 2003；21：335-76.
5) Janeway CA Jr, Medzhitov R. Innate immune recognition. Annu Rev Immunol 2002；20：197-216.

参考文献
・矢田純一ほか監訳．イラストレイテッド免疫学．原著第2版．丸善出版；2013．pp.3-176.
・御手洗玄洋総監訳．ガイトン生理学．原著第11版．エルゼビア・ジャパン；2010．pp.458-71.
・鈴木隆二．カラー図解 免疫学の基本がわかる事典．西東社；2015．pp.12-130.
・医療情報科学研究所編．森尾友宏ほか監．病気がみえる vol.6．免疫・膠原病・感染症．メディックメディア；2015．pp.2-27.
・烏山一ほか編．キーワードで理解する 免疫学イラストマップ．羊土社；2009．pp.16-102.

カコモンに挑戦!!

◆第28回-48
免疫に関する記述である．正しいのはどれか．1つ選べ．
(1) Bリンパ球は，胸腺で成熟する．
(2) 抗体は，抗原の特定部位を認識する．
(3) Tリンパ球は，抗体を産生する．
(4) 赤血球は，抗原提示を行う．
(5) IgMは，分泌型の免疫グロブリンである．

◆第27回-49
免疫と生体防御に関する記述である．正しいのはどれか．1つ選べ．
(1) ナチュラルキラー（NK）細胞は，特異的免疫を行う．
(2) 唾液は，リゾチームを含む．
(3) ワクチン接種による免疫は，受動免疫である．
(4) キラーT細胞は，体液性免疫を担う．
(5) T細胞は，免疫グロブリンを産生する．

解答＆解説

◆第28回-48　正解(2)
解説：正文を提示し，解説とする．
(1) Tリンパ球は，胸腺で成熟する．
(2) 抗体は抗原の特定部分を認識する．この部分をエピトープという．
(3) Bリンパ球は，抗体を産生する．
(4) 抗原提示細胞（マクロファージ，樹状細胞）は，抗原提示を行う．
(5) IgAは，分泌型の免疫グロブリンである．

◆第27回-49　正解(2)
解説：正文を提示し，解説とする．
(1) ナチュラルキラー（NK）細胞は，非特異的免疫を行う．
(2) 唾液は，リゾチームを含む．
(3) ワクチン接種による免疫は，能動免疫である．
(4) キラーT細胞は，細胞性免疫を担う．
(5) B細胞は，免疫グロブリンを産生する．

第11章 神経

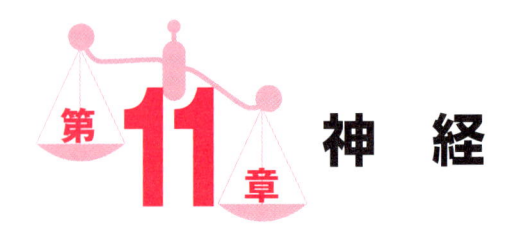

> **学習目標**
> - 神経系の構成と機能，さらに神経組織の構成と構造について理解する
> - 大脳，間脳，脳幹，小脳，脊髄，髄膜の構造と機能について理解する
> - 脳と脊髄の血管系や脳脊髄液の循環について理解する
> - 末梢神経系の分類や構造，自律神経系の構造と機能について理解する

> **要点整理**
> - 神経系には中枢神経系と末梢神経系があり，中枢神経系は脳（大脳，間脳，脳幹，小脳）と脊髄で構成され，末梢神経系は12対の脳神経，31対の脊髄神経に分類される．機能的には，体性神経系と自律神経系に分類される．
> - 神経組織は，ニューロン（神経細胞）とこれを支持するグリア（神経膠細胞）で構成され，ほかのニューロンとの接合部をシナプスという．
> - 大脳は，運動野，知覚野，言語野など，部位によりさまざまな固有の機能をもつ．
> - 視床下部は，体温，摂食，水分調節などに重要な役割を果たしている．
> - 延髄には呼吸中枢や嚥下中枢など，生命維持に重要な中枢が存在する．
> - 自律神経系には交感神経系と副交感神経系があり，それぞれで相反する機能を果たしている．

1 神経系

1 神経系の構成

- 神経系（nervous system）は，中枢神経系と末梢神経系の2つに分けられる．
① 中枢神経系は脳（大脳，間脳，脳幹，小脳）と脊髄から成り，脊髄腔の中に位置している．
② 末梢神経系は中枢神経系の外にあり，中枢神経系と各臓器のあいだの情報を伝達しており，体性神経系（感覚神経，運動神経）と自律神経系（交感神経，副交感神経）に分類される．

2 神経系の機能

- 神経系は主に3つの機能をもっている．運動機能，感覚機能，そして統合機能である．
① 運動機能：運動神経は中枢神経から運動器や分泌腺に情報を伝達する．
② 感覚機能：感覚神経は身体の内外の感覚情報を収集し，中枢神経に情報を伝達する．
③ 統合機能：上記の感覚神経の情報を統合，解析する役割をもつ．

2 中枢神経系

- 中枢神経系（central nervous system）は，ニューロン（神経細胞）とグリア（神経膠細胞）の2種類の細胞から成る．グリアはニューロンの間隙を埋めるだけでなく，種々の機能をもつ．

Column　神経とは？

　そもそも"神経"とは何か．古代，ヒポクラテスの時代から，紐または索状のものすべてをギリシャ語では"neuron"と呼んでいた．このため，末梢神経のみならず，腱や靱帯も，"neuron"と呼ばれていた．17世紀の神経解剖学者のThomas Willis（後述するウィリス動脈輪で有名）は，neuronを末梢神経系に限局して使用しており，さらに19世紀に入ってから中枢神経（脳・脊髄），末梢神経に使用されるようになった．

　その和訳として18世紀末に杉田玄白が「解体新書」の中で「神経」という語を，「神気（spirit）」の「経脈（pathway）」という意味で考案し，これが現在では中国でも使用されている．

1　中枢神経系を構成する細胞とはたらき

ニューロン（神経細胞）
- ニューロン（neuron）は樹状突起，細胞体，軸索の3つの部分から成る．軸索[*1]を介して情報の伝達を行う．
- 樹状突起はほかのニューロンの軸索あるいは樹状突起とのあいだにシナプスと呼ばれる接触構造を作り，情報の伝達を行う（❶）．

グリア（神経膠細胞）
- グリア（neuroglia）には，星状膠細胞，上衣細胞，乏突起膠細胞，小膠細胞がある．
- 星状膠細胞（アストログリア）：ニューロンを支持し，中枢神経系のニューロンを血管（全身循環血）から隔離し，血液脳関門を形成する．このことによって，血中の有害物質から中枢神経系が守られる．
- 上衣細胞：脳室や中心管の壁を構成し，その一部は脳脊髄液を産生する．
- 乏突起膠細胞（オリゴデンドログリア）：軸索のまわりを同心円状にらせん状に巻き込んで髄鞘と呼ばれる薄膜の層構造を構成する．
- 小膠細胞（ミクログリア）：マイクログリアとも呼ばれ，その機能はよくわかっていないが，脳内の防御機能に関与していると考えられている．

髄鞘（ミエリン鞘）
- 多数の軸索は髄鞘（myelin sheath）[*2]という脂質で構成される構造物で包まれている．

[*1] 長さがしばしば1mにも及ぶ．

[*2] 髄鞘は軸索を保護し，電気的に絶縁している．

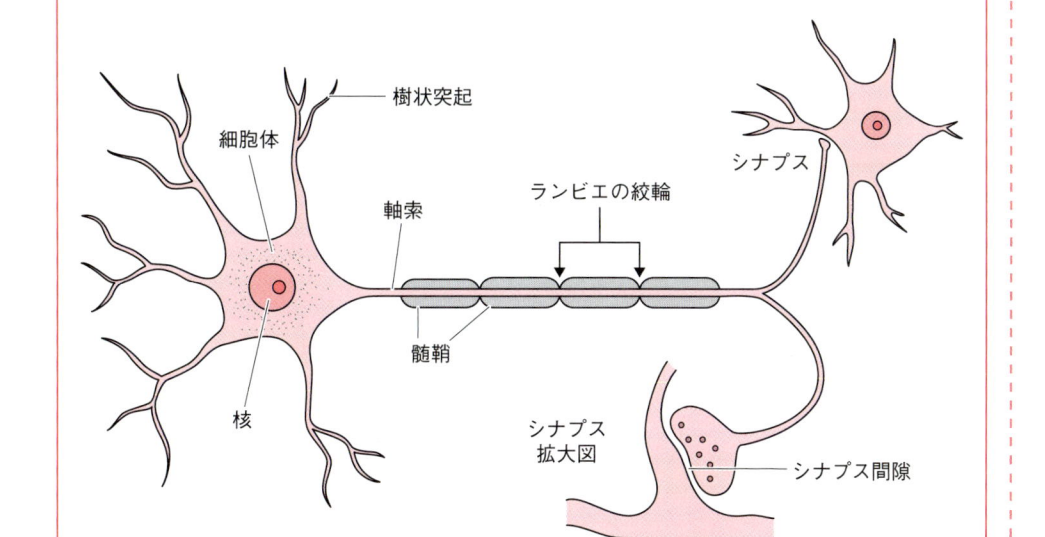

❶ ニューロンとシナプス

髄鞘に包まれた神経線維を有髄線維，包まれていない神経線維を無髄線維と呼ぶ．
- 髄鞘の構造は末梢神経系と中枢神経系で異なっており，末梢神経系ではシュワン（Schwann）細胞が，中枢神経系では乏突起膠細胞が髄鞘を形成する．
- 髄鞘と髄鞘のあいだにランビエ（Ranvier）の絞輪という，軸索がむき出しになっているところがある（❶）．有髄線維では神経の情報は絞輪から絞輪へジャンプするように伝わる（跳躍伝導）ため，情報を速く伝えることができる．

シナプス
- シナプス（synapse）は情報をニューロンから次のニューロンに伝える構造である．
- シナプスの細胞どうしのあいだにはわずかな隙間がある（シナプス間隙）．その間隙に，種々の神経伝達物質が放出され，次のニューロンの受容体から取り込まれることによって，情報を伝達する（❶）．

有髄神経のほうが無髄神経よりも神経伝達速度が速いんだ！

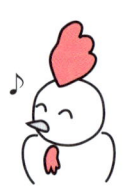

2 大脳

- ヒトがほかの動物と大きく異なる能力を発揮できる理由は，大脳（cerebrum）にある．頭蓋骨内部の大部分のスペースを占め，身体全体のおおよそ2％，1,300 gの大脳がヒトの身体のコントロールタワーであり，最も重要な臓器である．
- 左右の大脳半球に分かれ，そのあいだは脳梁という白質の帯でつながっており，脳梁を介して左右の脳は情報を伝達している．左右の大脳半球には4つの大脳葉があり，前頭葉，頭頂葉，側頭葉，後頭葉と呼ばれる（❷）．
- 大脳の表面はでこぼこしており，それぞれの隆起を脳回と呼ぶ．この構造により大脳の表面積を増加させることができ，表面の大脳皮質に存在するニューロンの数を増やすことができる．
- 脳回と脳回のあいだの溝を脳溝といい，深い脳溝を脳裂と呼ぶ．このなかでも前頭葉と頭頂葉の境界となる中心溝は重要な構造物であり，その前部に中心前回，後部に中心後回がある（❷）．
- 大脳皮質は，各部位で果たす機能が決まっており，これを機能局在という（❸）．また，機能を果たす部位を中枢という．大脳皮質の主要な機能には以下のようなものがある．

運動野
- 前頭葉の中心前回とその隣接部の領域（❸）で，その中でさらに身体の各部の中枢が分かれている．
- 思いどおりに身体を動かせる"随意運動"の中枢で随意運動の命令を伝える"錐体路"

● MEMO ●
大脳の構造は，大脳表面の神経細胞が集まった"皮質"と，その深部にあって，皮質の神経細胞からの線維で構成される"髄質"に分かれている．皮質は細胞成分が多く集まっているために，肉眼的に灰色に見えるので，灰白質と呼ばれ，髄質は白色に見えるので白質と呼ばれる．また，脳幹や脊髄では，逆に神経細胞は中心に位置するため，灰白質は表面ではなく，深部に存在する．

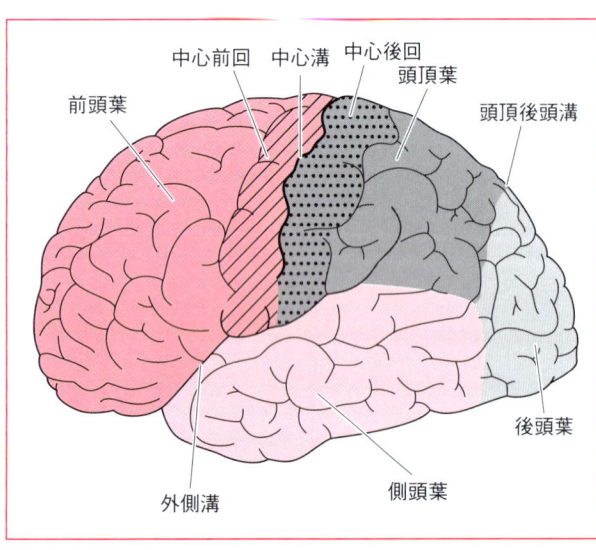

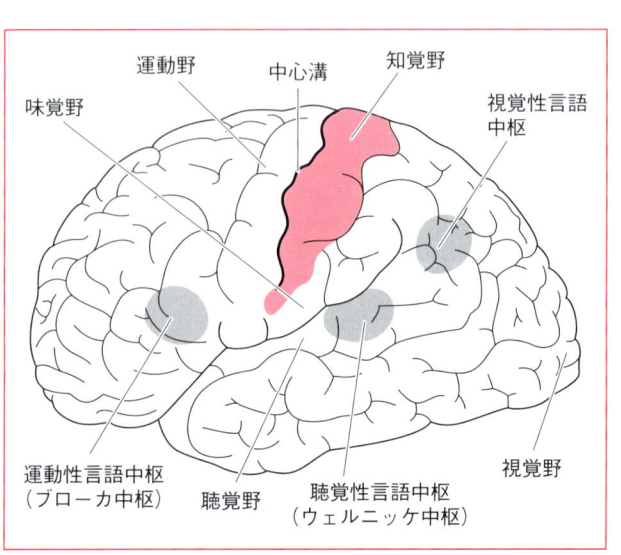

❷ 大脳の構造

❸ 大脳皮質の機能局在（左半球側面）

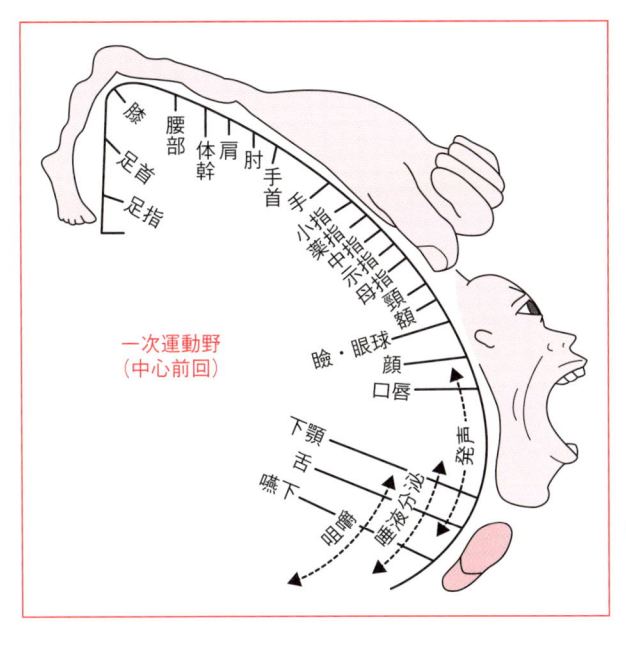

❹ **運動野の支配領域**
(Rasmussen T, Penfield W. Further studies of the sensory and motor cerebral cortex of man. Fed Proc 1947；6：452-60より)

の起始細胞がある.
- 中心前回の上から下に向かって，反対側の下肢・体幹・上肢・頸・顔・頭の領域をつかさどる．手の動きは足の動きよりはるかに繊細で複雑な動きをこなさなければならないため，❹に示すように，手を支配する部分は足に比べてはるかに大きい．

知覚野
- 頭頂葉の中心後回およびその隣接部の領域（❸）で，皮膚・粘膜の触圧覚，痛覚，温冷覚を認知する．
- 身体各部とどのように対応するかは運動野と同様である．

視覚野
- 後頭葉の大脳半球内側面の鳥距溝の周囲の領域（❺参照）にある．両眼の右半側の網膜に入る情報（視野の左半分）が右半球に，左半側の網膜に入る情報（視野の右半分）が左半球に投射される．

聴覚野
- 側頭葉の横側頭回の中央部にある（❸）．右耳の情報は左半球に，左耳の情報は右半球に入る．

味覚野
- 側頭葉と頭頂葉にあるとされているが詳細は不明である．

嗅覚野
- 側頭葉の海馬傍回にある．

言語野

運動性言語中枢
- ブローカ（Broca）中枢ともいい，優位半球の下前頭回の後部領域にある（❸）．
- 意味のある言葉を発するのに必要となる繊細で統合的な運動を支配する．この機能の欠損は運動性失語症をきたし，声は出せるが発語ができなくなる．

聴覚性言語中枢
- ウェルニッケ（Wernicke）中枢．優位半球の上側頭回の後上部とその周辺の領域を占める（❸）．
- 話し言葉を理解する中枢である．この機能の欠損は聴覚性失語症をきたし，聞こえた言葉がなじみのない外国語のようになり，その意味が理解できなくなる．

言語にかかわる中枢はたくさんあるんだね！

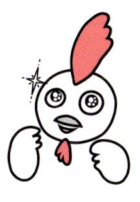

視覚性言語中枢
- 頭頂葉の上側頭回に接する領域で，角回にあたる．
- 文字をみてその意味を理解する中枢である．この機能の欠損は失読症をきたし，みえる文字が見知らぬ文字のようになり，その意味が理解できなくなる．

書中枢
- 中前頭回の後部や角回に局在する．
- この機能の欠損は失書症をきたし，書くことができなくなる．

連合野
- 大脳皮質の広範な部分を占める．
- 運動野や知覚野などの中枢を，さらに高次の中枢で支配するための領域である．つまり情報を受け取るのは各野で行うが，その情報を分析し，有用なものとするために連合野がある[*3]．

大脳基底核
- 大脳半球白質の中にある神経細胞の塊（神経核）であり，主要なものに，尾状核，レンズ核，前障，扁桃体などがある．
- これらの神経核の機能については不明なことも多いが，尾状核やレンズ核は錐体外路系に深く関与しており，パーキンソン（Parkinson）病や不随意運動などの症候を引き起こすとされている．

3 間 脳

- 間脳（diencephalon）は大脳と中脳のあいだにある（❺）．視床（背側視床，視床上部，腹側視床）や視床下部，下垂体から成り[*4]，これらに囲まれた中に第三脳室がある．
- 視床：視覚・聴覚などの知覚伝導路の中継点で，これらの知覚に対する反射運動にかかわる．
- 視床下部：視床のすぐ下にあり，体温，体液平衡，代謝などの身体機能の維持に関与する．また，生命機能の維持に重要な自律神経系の総合的中枢がある．
- 下垂体：視床下部の下にあり，さまざまなホルモンの分泌にかかわっているが，その機能は視床下部によってコントロールされている[*4]．

4 脳 幹

- 臨床的には中脳，橋，延髄を脳幹（brainstem）と呼ぶ（❺）．
- 脳幹は白質と灰白質から成る．白質は主に神経線維束から，灰白質は主に各種の神経核から成る．神経核には，脳神経（p.117参照）に属するものと，脳幹を経由する伝導路の中継核の2種類がある．

中 脳
- 中脳（midbrain）には中脳水道[*5]と呼ばれる内腔があり，それを中心灰白質が取り囲んでいる．中脳水道より腹側部分を背腹の2つに分け，背側部を被蓋，腹側部を大脳脚と呼ぶ．
- 脳神経核として，動眼神経核，滑車神経核があり，伝導路の中継核として，赤核，黒質，上丘および下丘がある．赤核と黒質は錐体外路系，上丘は視覚伝導路，下丘は聴覚伝導路にかかわる．
- 神経線維束として，錐体路と錐体外路を成す線維が大脳脚を作って下行し，内側毛帯や脊髄視床路が上行している．ほかに中脳に特有な神経線維束として，上小脳脚がある．

橋
- 橋（pons）は背部と底部に分けられる．橋背部は橋被蓋とも呼ばれる．
- 脳神経核として，内耳神経核，顔面神経核，外転神経核，三叉神経核があり，伝導路

[*3] 昨今よくいわれる"ビッグデータ"にたとえると，データを収集するのが大脳各野であるが，データそのものだけでは何の意味も価値もない．収集したビッグデータを解析して次に役立てていくのが連合野なのである．

[*4] 視床下部，下垂体の解剖については6章「1 総論，視床下部・下垂体，松果体，副腎」(p.53)を参照．

[*5] 第三脳室と第四脳室をつなぐ通路．脳脊髄液が流れている．

❺ 脳の矢状断構造

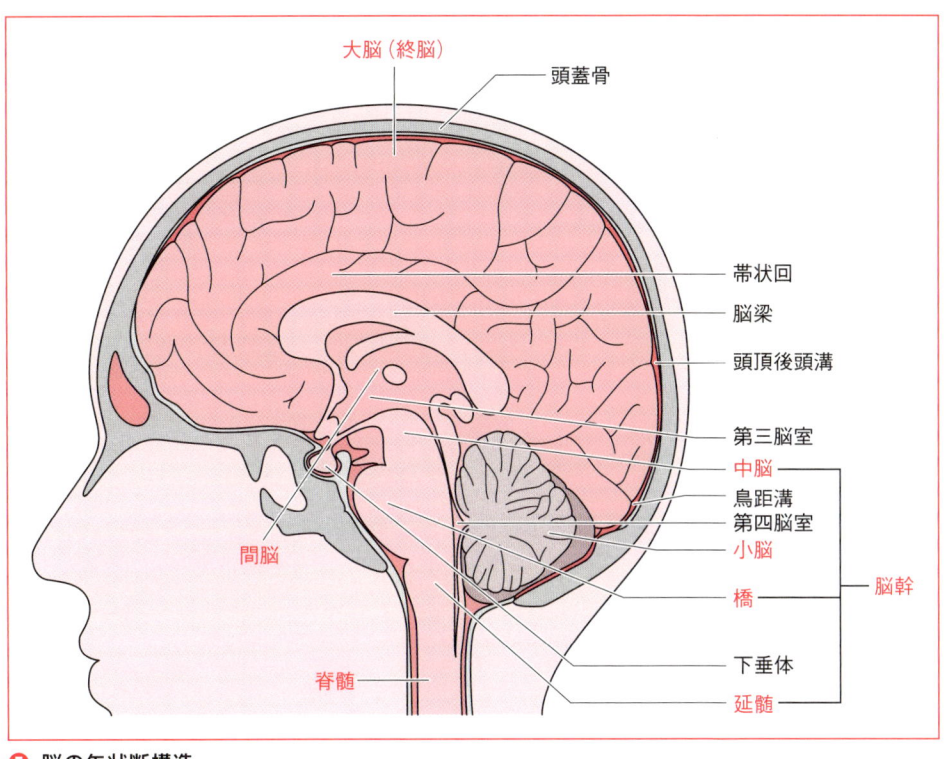

の中継核として，橋核がある．
- 神経線維束として，錐体路と皮質橋路がある．
- 錐体路は橋を縦走するが，その一部は橋や延髄にある運動性の脳神経核に向かう．これを皮質延髄路という．
- 皮質橋路は橋核に終わり，橋核からは橋小脳路が横に走り，一部が中小脳脚となって小脳に入る．ほかに，内側毛帯や，聴覚伝導路の線維束である外側毛帯もある．

延髄
- 延髄（myelencephalon, medulla oblongata）の内部構造は，上部と下部で異なっており，下部のみが脊髄とよく似ている．特に灰白質が中心部で，白質が周辺部にあるという構造は特徴的な類似点である．
- 脳神経核として，舌下神経核，舌咽神経・迷走神経・副神経の核があり，伝導路の中継核として，薄束核と楔状核，オリーブ核，網様体がある．
- 神経線維束として，錐体路，内側毛帯，脊髄視床路，下小脳脚がある．

脳幹網様体
- 脳幹網様体（brainstem reticular formation）は，延髄，橋，中脳の被蓋にある．いろいろな神経線維と神経細胞が集合して網目状となっている．灰白質と白質で構成されている．
- 大脳皮質を活性化させる上行性網様体賦活系にかかわり，睡眠と覚醒などの意識レベルや筋緊張の調節に重要な役割を果たしている．呼吸中枢や嚥下中枢，嘔吐中枢などもこの網様体内の核に存在する．

5 小 脳

- 小脳（cerebellum）は延髄と橋の背面にあり，延髄や橋とともに後頭蓋窩を占める（❺）．握りこぶし大で左右に膨隆する．
- 主に随意的な筋の活動とその協調にかかわり，内耳からの平衡感覚と全身の筋，腱および関節などからの深部感覚が小脳に集約される．

● MEMO ●
小脳が主に障害される疾病に脊髄小脳変性症がある．小脳が著明に萎縮し，すべての精密な随意運動が困難となり，特に歩行や手指の巧緻運動のほか，嚥下，構音などが障害される．

6 脊 髄（❻）

- 脊髄（spinal cord）は，脳幹に続く中枢神経であり，脊柱管の中にある．長さ約40 cm，幅約1 cmの小指ほどの太さの円柱状を示す．上端は後頭骨の大孔から始まり，下端は第1腰椎の高さで終わる．
- 頸部と腰部に膨大部があり，それぞれ頸膨大，腰膨大という*6．
- 外観上，前・後面の正中線を走る溝（前正中裂・後正中溝）により左右に分けられ，腹・背側面を縦に走る溝（前外側溝・後外側溝）により，前索，側索，後索に分けられる．後索は頸部でさらに内側の薄束と外側の楔状束に縦に分かれる（❼）．頸部で後索はさらに内側の薄束と外側の楔状束に分けられる．
- 脊髄神経は脊髄の左右両側から出ており，脊髄から出る部分を根といい，前根と後根の2つがある（❼）．前根は運動神経，後根は感覚神経から成り，後根は脊髄後根神経節を作る．
- 脊髄の横断面では，その中央に中心管があり，中心管の周囲にH字形の灰白質，それを囲うように白質がある．灰白質は神経核から成り，前角（前柱）や後角（後柱）などの名称で呼ばれる部位がある（❼）．
- 脊髄の白質は，縦方向に上行または下行する神経線維束（上行路，下行路）から成る（❽）．

上行路（❽）
薄束，楔状束
- 後索は主として上行する後根線維で構成される．後索は内外の2つに分けられ，内側の薄束は下半身からの，外側の楔状束は上半身からの後根線維で構成される．
- 四肢の触圧覚や深部知覚を大脳皮質へ伝達する．

後脊髄小脳路
- 側索表層の背側部に位置し，下半身の筋・腱からの深部感覚を小脳へ伝達する．

前脊髄小脳路
- 側索表層の側部に位置し，上述の後脊髄小脳路と同様，下半身の筋・腱からの深部知覚を小脳へ伝達する．

脊髄視床路
- 前脊髄小脳路の内側に位置するものを外側脊髄視床路といい，皮膚からの温熱覚・痛覚を伝達する．また，前索に位置するものを前脊髄視床路といい，皮膚からの触圧覚を伝達する．

下行路（❽）
皮質脊髄路（錐体路）
- 皮質脊髄路は外側皮質脊髄路と前皮質脊髄路から成り，大脳の指令を末梢に伝達する．外側皮質脊髄路は側索の後脊髄小脳路の内側に位置する．大脳の運動野から起こり，橋，延髄を通り，錐体交叉において多くの線維が交叉して対側の側索を下行する．一方，一部の線維は交叉せず，同側の前索の内側部を下行する．これを前皮質脊髄路という．

7 髄 膜

- 脊髄と脳は軟らかくて衝撃に弱い構造をしているため，脊柱管や頭蓋腔という硬い骨格に格納され，さらに髄膜（meninges，❾）という3層の被膜で覆われている．脳の髄膜と脊髄の髄膜は大後頭孔で連続している．3層の被膜は，最外層から順に硬膜，

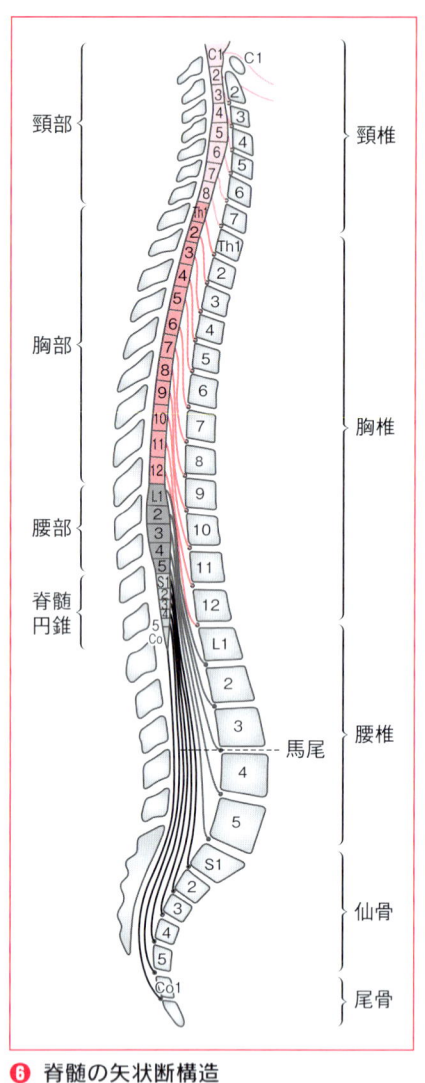

❻ 脊髄の矢状断構造

*6 本章「3 末梢神経系」のMEMO（p.119の下）も参照．

前根-前角（前柱）ラインは運動をつかさどり，後根-後角（後柱）ラインは知覚をつかさどるんだ

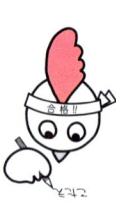

❼ 脊髄の横断面

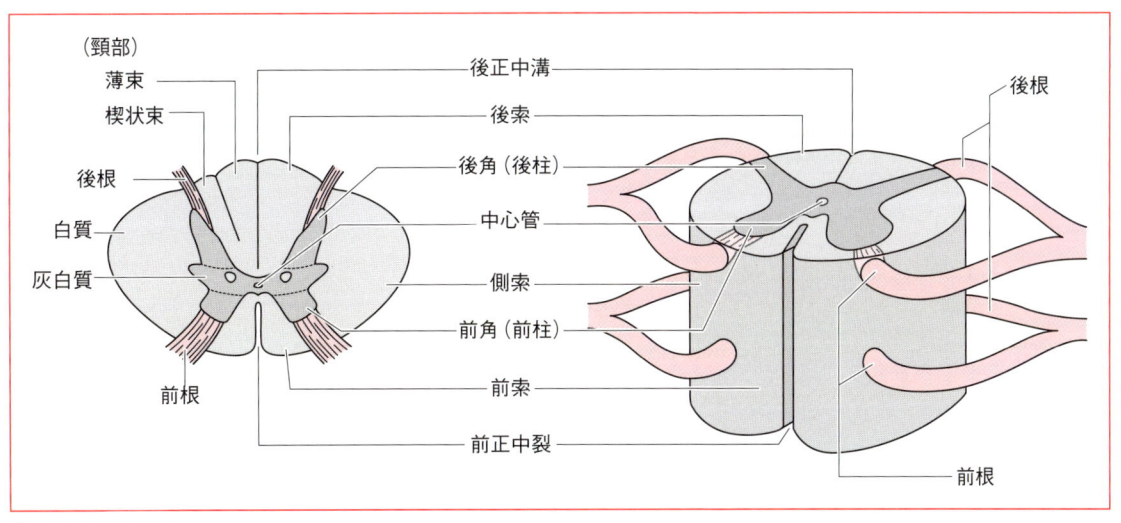

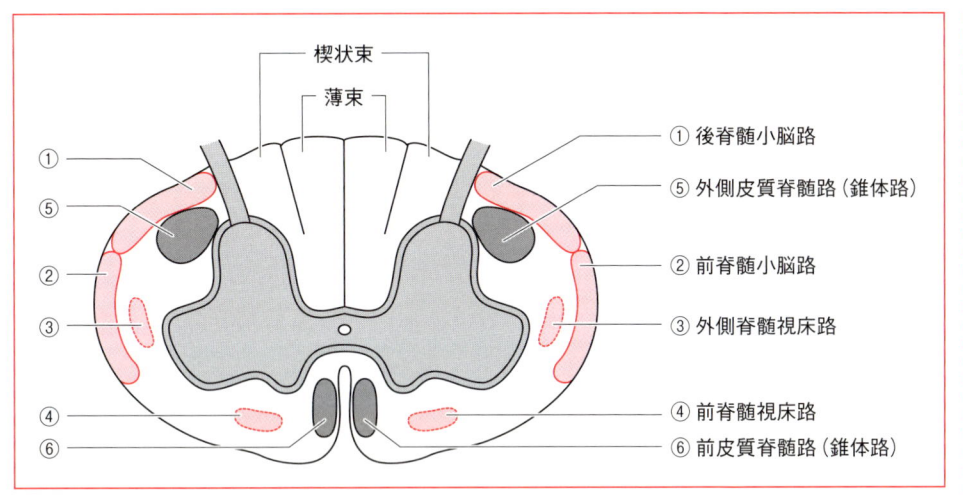

❽ 脊髄の上行・下行路

クモ膜，軟膜という．

硬　膜

- 硬膜（dura mater）は強靭な被膜で，外板と内板の2層から成る．外板と内板の間隙に硬膜静脈洞を形成する（❾）．
①外板は，脊髄では脊柱管，脳では頭蓋腔，それぞれの内面を裏打ちしている骨膜である．
②脳硬膜の内板は大脳や小脳に向かって入り込んでヒダを作り，頭蓋腔の中で脳実質を支えている．ヒダには大脳鎌や小脳テント，小脳鎌がある．

クモ膜

- クモ膜（arachnoid）は硬膜の内側にある軟らかい膜で，軟膜と多数の結合組織性の線維で架橋している（❾）．この様子がクモの巣のようにみえるため，このように呼ばれる．
- 軟膜とクモ膜とのあいだには，脳脊髄液に満たされたクモ膜下腔があり，クモ膜と硬膜とのあいだには，リンパ液で満たされた硬膜下腔がある．脳には，クモ膜下槽というクモ膜下腔が広くなっているところがあり，場所によって小脳延髄槽，脚間槽，交叉槽と呼ばれる．
- ところによって，硬膜側に茸状の突起を出す．この突起はクモ膜顆粒と呼ばれており，硬膜を貫通し血液で満たされた硬膜静脈洞の中に達する．このクモ膜顆粒から脳脊髄液を静脈洞へ排出する．

【用語解説】
硬膜静脈洞：脳硬膜の外板と内板の間隙に存在する大きな静脈で，静脈洞を通る血液の総和はおおよそ内頸動脈と椎骨動脈によって供給される血液量と同等である．硬膜静脈洞には，上矢状静脈洞，下矢状静脈洞，直静脈洞，横静脈洞，海綿静脈洞などがある．止血凝固機能が亢進した際に，静脈洞血栓症をきたすことがある．

●MEMO●
髄膜炎などの診断のため，クモ膜下腔に針を挿入し，採取した脳脊髄液を検査する．一般的には第4，5腰椎付近の穿刺が多い．なお，手術の際に行う麻酔に硬膜下麻酔があるが，これはその名のとおり，硬膜下腔に穿刺し，麻酔液を注入して行う麻酔である．

❾ 頭蓋骨と髄膜

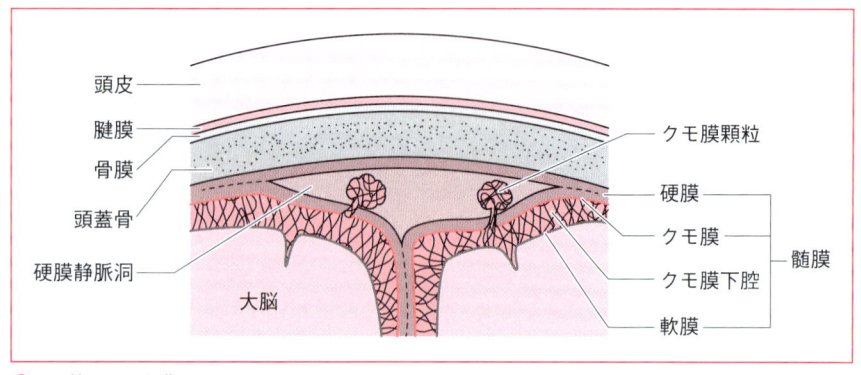

軟 膜
- 軟膜(pia mater)は最内層にある薄い膜で，脊髄や脳の表面に接している(❾).
- クモ膜と軟膜は組織学的に同種である．とりわけ脳回のように表面に突出している部位では1枚の膜を形成する．
- 軟膜の一部は脳室の内壁である上衣細胞と合わさり脈絡組織となる．これが毛細血管を伴い，脈絡叢という脳室内に突出した構造を形成する．脈絡叢では脳脊髄液を産生・分泌する．

8 脳と脊髄の血管系

脳の血管(❿, ⓫)
- 脳への動脈は，大動脈弓からすべて始まり，左右の内頸動脈と椎骨動脈から血液が送られてくる．内頸動脈は頸動脈管を通って頭蓋内に入り，大脳の前部を栄養する．椎骨動脈は大後頭孔を通って頭蓋腔に入り，左右が吻合して脳底動脈を形成し，大脳の後部・脳幹・小脳を栄養する．
- 以下に主要な枝と栄養領域を示す．
①前大脳動脈：内頸動脈から分枝．前頭葉と頭頂葉との内側面を栄養する．
②中大脳動脈：内頸動脈から分枝．主として大脳半球の外側面と島を栄養し，また，数本の細い穿通枝により，線条体と内包を栄養する．
③後交通動脈：脳底動脈から分枝．主として後頭葉と側頭葉の一部を栄養する．
④小脳動脈：椎骨動脈および脳底動脈から分枝し，小脳を栄養する．後下小脳動脈，前下小脳動脈，上小脳動脈の3つがある．
- 左右の前大脳動脈のあいだには前交通動脈，中大脳動脈と後大脳動脈とのあいだには後交通動脈があり，脳底にウィリス(Willis)動脈輪が形成される．
- 脊髄の静脈は，前根・後根に沿って走る静脈から不規則な静脈叢を形成しており，大後頭孔より上方で後頭静脈洞や脳底静脈に流入する．

脊髄の血管
- 脊髄を栄養する動脈には，1本の前脊髄動脈と2本の後脊髄動脈の合計3本の縦走する動脈と，これらを横につないで脊髄外側を取り囲む不規則な動脈網がある．
- 前・後脊髄動脈は椎骨動脈の枝で，脊髄の上端から始まる．前脊髄動脈は椎骨動脈からの1対の枝が合流して形成され，頸髄前面を下行して前索と前角を養う．後脊髄動脈は側索・後索および後角を養う．前脊髄動脈には，肋間動脈，腰動脈，仙骨動脈からの枝が前根動脈となり吻合する．前根動脈の最大のものは大前根動脈といい，下部胸髄から上部腰髄に入る．また，後脊髄動脈には後根動脈が吻合する．
- 脳の静脈は，表在性と深在性の2つの系統に大別される．前者は表在性静脈から上矢状静脈洞に，後者は大大脳静脈，下矢状静脈洞，および直静脈洞などの深在性静脈洞に流入し，さらに横静脈洞，S状静脈洞を経て，最終的には頸静脈に流入する．

● MEMO ●
脊髄梗塞は脊髄の血管の閉塞によって起こる．脳梗塞や心筋梗塞などに比べるときわめてまれな病態であるが，ひとたび起こると，完全な四肢麻痺から対麻痺をきたし，改善も不十分となるため，後遺症としては重篤となる．前脊髄動脈は，上位の椎骨動脈からの供給と下位の下部胸髄からの供給の分水嶺に胸髄中央部があたるため，解剖学上乏血になりやすい．このため脊髄梗塞では両下肢の完全麻痺をきたすことが多い．

❿ 脳の動脈

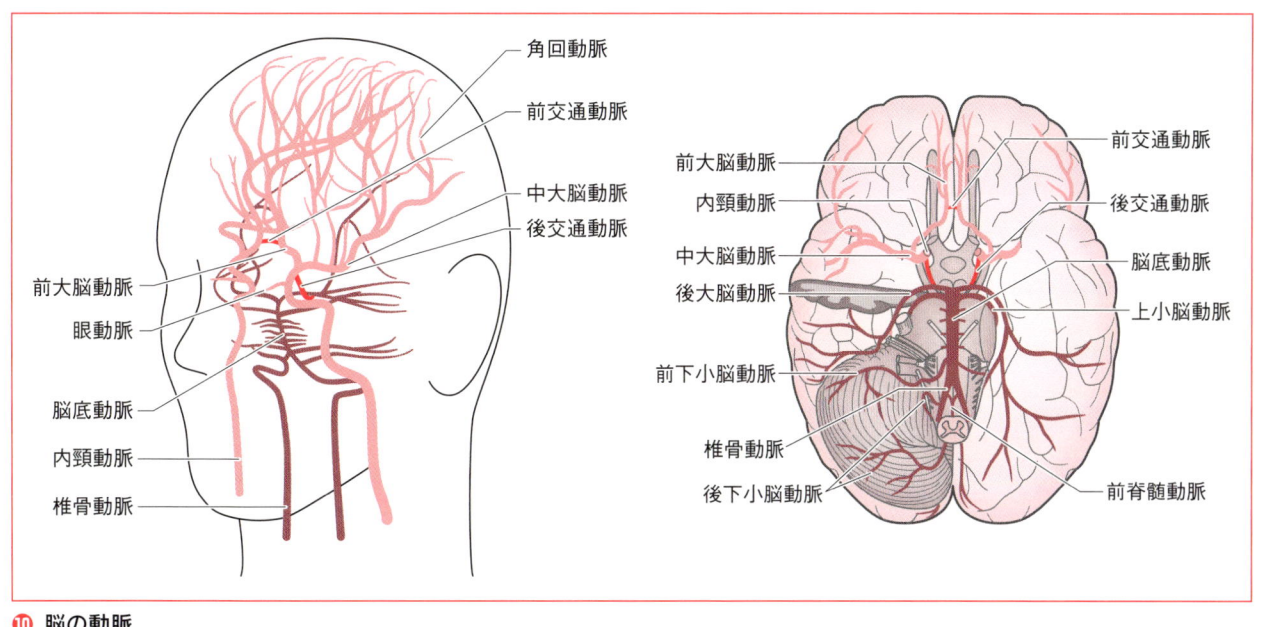

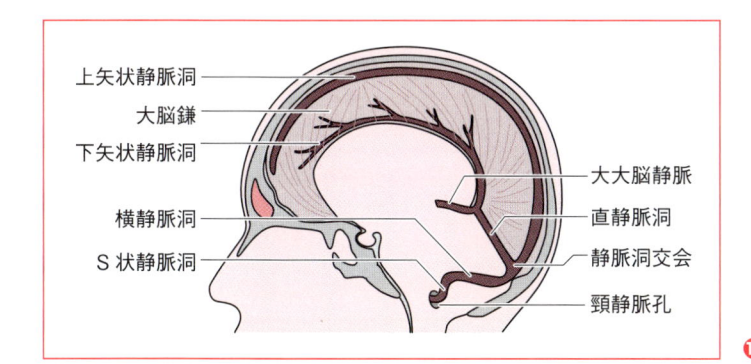

⓫ 脳の静脈

❾ 脳室系および脳脊髄液の循環

- 脳室系は脊髄の中心管に続いており，脳の発達とともにいくつか膨大部を作る．それらは側脳室・第三脳室・第四脳室と呼ばれ，脳室内は脳脊髄液で満たされている．
- 脳脊髄液の大部分は，脳室脈絡組織から1日500 mL分泌される．成人の総脳脊髄液は150 mLなので，1日数回入れ替わることになり，吸収・排液のしくみが必要となる．
- 脳脊髄液は，側脳室（1対）→室間孔（モンロー〈Monro〉孔）→第三脳室→中脳水道→第四脳室→第四脳室正中孔（マジャンディー〈Magendie〉孔）・外側孔（1対のルシュカ〈Luschka〉孔）→クモ膜下腔→クモ膜顆粒の経路で硬膜静脈洞に流入する（⓬）．

> **豆知識**
> 脳室系は脳脊髄液で満たされた閉鎖回路であり，脳脊髄液の産生量と流出量の関係から圧較差を生じる．これを脳脊髄液圧と呼ぶ．脳脊髄液圧は正常では50～200 mmH₂Oであり，高ければ頭蓋内圧亢進症，低ければ脳脊髄液減少症などの症状を呈することになる．

3 末梢神経系

- 脳・脊髄の中枢神経系と身体のさまざまな器官を連絡し，情報のやりとりをするのが末梢神経系である．
- 解剖の際に肉眼で観察する1本の神経（神経幹）は，数千本の神経線維で構成されている．末梢神経を構成する1本の神経線維の直径は1～20 μm程度であり（⓭），個々の神経線維は神経内鞘と呼ばれる結合組織の鞘に納められる．多数の神経線維が1つの群となり，神経周膜で囲まれて神経束を形成する．さらにいくつかの神経束は神経上

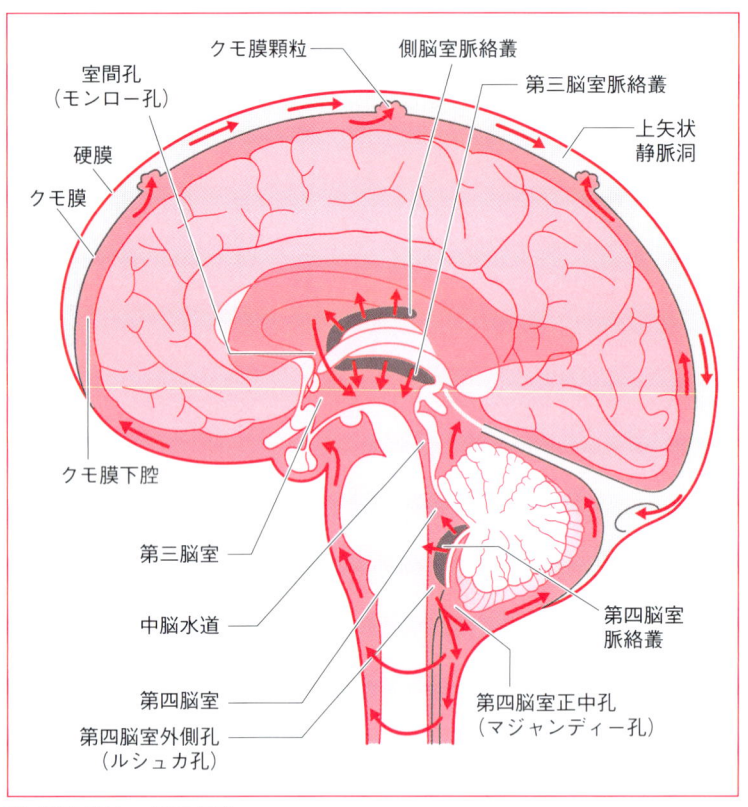

⑫ 脳脊髄液の循環経路

⑬ 末梢神経の分類

線維名	亜分類	線維直径 (μm)	伝導速度 (m/秒)	神経の機能
A 有髄	α	12〜20	70〜120	運動神経
	β	5〜12	30〜70	皮膚の受容器
	γ	2〜7	15〜40	筋紡錘
	δ	1〜5	12〜30	速い温痛覚
B 有髄		1〜3	3〜15	自律神経節前線維
C 無髄		0.2〜1.5	0.5〜2	遅い温痛覚 自律神経節後線維

● MEMO ●
スポーツ万能な人に「運動神経がいい」というほめ言葉を使うことがある．しかし，解剖学的には運動神経はあくまでも運動の司令を伝える神経のことなので個人差はなく，その神経伝達の速度は線維の太さと髄鞘の状態で規定されるため，スポーツ万能な人も苦手な人も，運動神経の機能に変わりはない．

膜と呼ばれる結合組織で囲まれ，神経幹を形成する．

- 神経は軸索の太さと髄鞘の有無によって分類される．内臓神経線維と温痛覚の神経線維は小径の無髄線維である．触覚・深部覚や体性運動神経線維は大径の有髄線維である．形態学上の差異はないため，外観でその機能を見極めることはできない．
- 末梢神経系は，起始する部位によって，脳神経，脊髄神経，自律神経と，四肢への狭

Column 痛いの痛いの飛んでいけ〜

「○○ちゃん，おばあちゃん腰が痛いから，腰をさすってくれる？」と言われたことはないだろうか．なぜ"さする"と楽になるのだろうか．たとえば，がん性疼痛の場合，解剖学的には，痛みを発している臓器から，無髄線維や小径有髄線維の刺激が脳に伝わって，患者は痛みを感じている．そこで痛みの周囲を"さする"ことによって皮膚受容体から大径有髄線維を刺激すれば，小径有髄線維や無髄線維のインパルスを抑制もしくはマスキングでき，痛みを楽にすることができるのである．幼児が「お腹が痛い」と泣いているときに，お母さんがお腹をさすってあげるのも同じ効果が得られるからである．怪しげなハンドパワーなどではなく，スキンシップは生理的機能に裏打ちされた大切な行為なのである．

3 末梢神経系

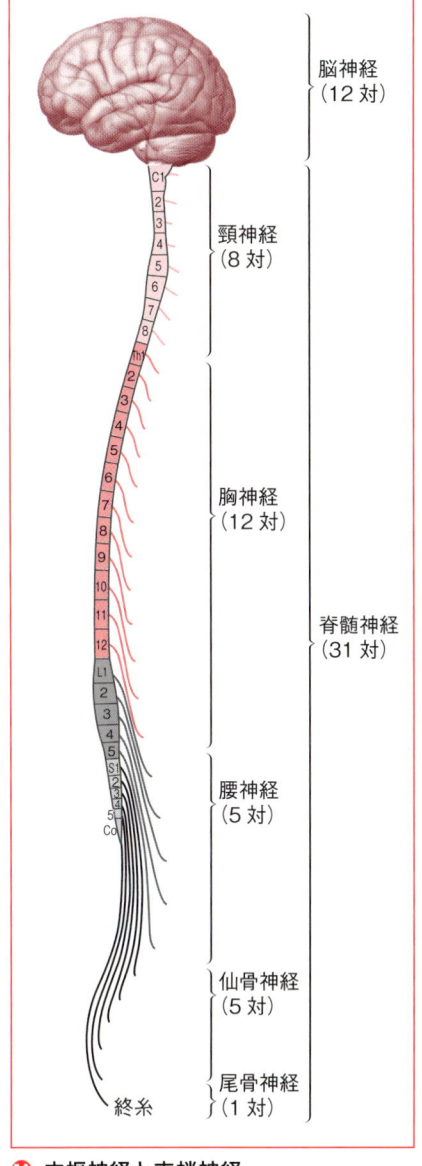

❶ 脳神経

	名称	種類	機能
第I脳神経	嗅神経	感覚	嗅覚
第II脳神経	視神経	感覚	視覚
第III脳神経	動眼神経	混合（ほとんど運動）	眼球運動，眼瞼挙上，縮瞳
第IV脳神経	滑車神経	混合（ほとんど運動）	眼球運動
第V脳神経	三叉神経	混合	咀嚼運動，顔面の感覚
第VI脳神経	外転神経	混合（ほとんど運動）	眼球運動
第VII脳神経	顔面神経	混合	表情筋運動，唾液・涙腺分泌，味覚
第VIII脳神経	内耳神経	感覚	聴覚，平衡感覚
第IX脳神経	舌咽神経	混合	嚥下，唾液分泌，味覚，血圧調節反射の感覚，嘔吐反射
第X脳神経	迷走神経	混合	内臓運動と内臓感覚（特に消化器系）と分泌，血圧調節反射の感覚
第XI脳神経	副神経	混合（ほとんど運動）	頭部と肩の筋運動
第XII脳神経	舌下神経	混合（ほとんど運動）	会話，嚥下

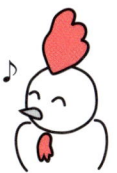

❹ 中枢神経と末梢神経

脳神経は左右12対，脊髄神経は左右31対あるんだ！

●MEMO●
太陽系の惑星は，筆者が学生のとき"水金地火木土天海冥"と覚えていたが，いまでは冥王星は惑星とは考えられていない．いつの日か，脳神経から嗅神経や視神経がはずされる日が来るのだろうか？

*7 左右の視野の同じ側（たとえば右半分）が欠損してしまうこと．

豆知識
医師は意識障害の患者では必ず瞳孔を観察する．瞳孔不同や対光反射の消失などの瞳孔の異常は動眼神経によるものであり，動眼神経は硬膜テントに接しているために，頭蓋内圧亢進や脳ヘルニアなどの際に障害されやすく，重篤な脳障害のサインになるからである．また死亡診断の際には，心停止，呼吸停止に加えて対光反射の消失を確認するが，これも対光反射の消失が脳幹機能停止状態であることを示す最も簡便なサインだからである．

義の末梢神経に分類される（❹）．

1 脳神経

- 脳から出る末梢神経を脳神経（cranial nerves）といい，12対ある（❹，❶）．これらは感覚神経や運動神経，または副交感神経などの混合神経である．なお，嗅神経と視神経は大脳の一部とみなされることもあるが，古くから脳神経に数えられている．

嗅神経（第I脳神経）

- 嗅神経（olfactory nerve）は，嗅覚をつかさどる感覚神経である．大脳の嗅球から起こり，鼻腔天井にある嗅部の粘膜に分布している．

視神経（第II脳神経）

- 視神経（optic nerve）は，網膜の視覚情報を後頭葉に伝える感覚神経である．視神経交叉の中で半交叉を行い，網膜の外側からくる線維は交叉せずに同側の視覚の中枢へ伝達し，内側からくる線維は左右のものが交叉して反対側の中枢に伝達される．そのため，後頭葉の障害の際には，同名半盲[*7]をきたすことになる．

動眼神経（第III脳神経）

- 動眼神経（oculomotor nerve）はほとんどが運動神経で，中脳にある動眼神経核から

の線維は，上眼瞼挙筋・上直筋・内側直筋・下直筋・下斜筋による眼球の運動をつかさどる．また，動眼神経副核からの線維は副交感神経であり，毛様体神経節を制御し，眼球内部の毛様体筋（遠近の調節）や瞳孔括約筋（瞳孔の調節）の運動をつかさどる．

滑車神経（第Ⅳ脳神経）

- 滑車神経（trochlear nerve）は，眼筋の一つである上斜筋の運動をつかさどる．ほとんどが運動神経である．

三叉神経（第Ⅴ脳神経）

- 三叉神経（trigeminal nerve）は12対の脳神経のなかで最大であり，顔面に分布する3つの神経（眼神経，上顎神経，下顎神経）を分枝する感覚神経と運動神経から成る混合神経である．顔面の皮膚と鼻腔および口腔の粘膜，および歯髄に分布してその感覚をつかさどり，運動神経は咀嚼筋などを支配する．

外転神経（第Ⅵ脳神経）

- 外転神経（abducent nerve）は，眼筋の一つである外側直筋の運動をつかさどる．ほとんどが運動神経である．この神経の障害により眼球が外転できなくなるため，障害側をみると複視（ものが二重に見える）を生じる．

顔面神経（第Ⅶ脳神経）

- 顔面神経（facial nerve）は，顔面筋の運動をつかさどる運動神経のほか，舌の一部や口腔底，軟口蓋の味覚を伝達する感覚線維や，顎下腺，舌下腺などの分泌にかかわる副交感神経から成る．顔面神経麻痺が起こると，患者は眼や口を閉じることができない．

内耳神経（第Ⅷ脳神経）

- 内耳神経（vestibulocochlear nerve）は感覚神経で，前庭神経と蝸牛神経に分かれる．前庭神経は内耳の平衡覚を，蝸牛神経は蝸牛からの聴覚情報を伝える．

舌咽神経（第Ⅸ脳神経）

- 舌咽神経（glossopharyngeal nerve）は，主として舌と咽頭に分布し，嚥下にかかわる運動神経と，舌後部の味覚を脳に伝達する感覚神経から成る．また，唾液腺の分泌刺激や，嘔吐反射，血圧の調節にも関与する副交感神経でもある．

迷走神経（第Ⅹ脳神経）

- 迷走神経（vagus nerve）は心臓，喉頭，気管支，腹部の内臓に分布し，運動・感覚神経として支配するほか，平滑筋の運動や消化液の分泌，内臓の知覚に関与する副交感神経である．

副神経（第Ⅺ脳神経）

- 副神経（accessory nerve）は，胸鎖乳突筋と僧帽筋[*8]に分布する．ほとんどが運動神経である．

舌下神経（第Ⅻ脳神経）

- 舌下神経（hypoglossal nerve）は，すべての舌筋を支配する．ほとんどが運動神経である．

豆知識

三叉神経の支配する知覚領域に一致した電撃様の間欠的な痛みを三叉神経痛という．脳血管などが三叉神経を圧迫するのが原因で，咀嚼や顔面の知覚刺激で誘発されるため，患者は食事もとれず，洗面もできなくなる．抗てんかん薬がよく効くが，根本的に治すには脳神経外科で血管などからの除圧術を実施する必要がある．

豆知識

なぜ"迷走"神経という名称なのか．迷走神経の太さは三叉神経には及ばないが，分布範囲の点では脳神経でありながら腹部までも伸びており，当時はその経路や末梢での分布が複雑でわかりにくかったため「迷走」と命名されたのである．

[*8] 四肢の筋力低下は頸髄病変で起こりうるが，胸鎖乳突筋と僧帽筋は脳神経支配のため，頸髄病変では障害が起こらない．このため，筋萎縮性側索硬化症などの鑑別診断の際に，この筋肉の状態を評価することは重要である．

Column　顔面神経麻痺

"顔面神経麻痺"は，1つの末梢神経障害が，病名として広く一般に知られている珍しい例である．それだけ患者をみたときのインパクトが強いからであろうか．また顔面神経麻痺は，ベル（Bell）麻痺とも呼ばれる．これは初めてこの病態を報告した解剖学者の名前をとったものである．

一方で，"ベル現象"という言葉もあり，これは閉眼しようとしたときに，眼球が上転する生理的な現象のことである．顔面神経麻痺の患者では，閉眼の際に眼裂が閉じないので白い強膜が露出して，その現象を確認することができる．

2 脊髄神経

- 脊髄から発する末梢神経を脊髄神経といい，31対ある．これを脊柱の分節に従い，8対の頸神経（C1〜C8），12対の胸神経（Th1〜Th12），5対の腰神経（L1〜L5），5対の仙骨神経（S1〜S5），1対の尾骨神経（Co）の5群に分類する（⓮）．
- 脊髄神経は，脊髄から起始した前根と後根が合わさって1本，左右で1対となり，椎間孔から脊柱管の外に出る．各対は同じような構造と分布となる．

3 脊髄神経叢

- 31対の脊髄神経は脊柱の両側で上下が互いに吻合して数か所神経叢を構成している．各神経叢は多くの枝を出し，身体の特定の部位に神経線維を送る．
- 頸神経叢（C1〜C4）：頸部の筋や皮膚に分布する．呼吸に重要な横隔神経もこの神経叢からの運動線維である．このため，この神経叢が障害されると呼吸ができず，人工呼吸器を必要とすることになる．
- 腕神経叢（C5〜C8，Th1）：肩，上腕，前腕，手首，手の皮膚や筋に分布する．交通事故などで損傷を受けて，上肢の麻痺を引き起こしやすい．
- 腰仙骨神経叢（Th12，L1〜L5，S）：下腹壁，外陰部，殿部，下肢の皮膚や筋に分布する．

4 自律神経系（⓰）

- 自律神経（autonomic nerve）は内臓や血管の機能を制御し，内臓平滑筋の運動や消化液の分泌に関与する．そのほかに発汗や立毛などにもかかわる．

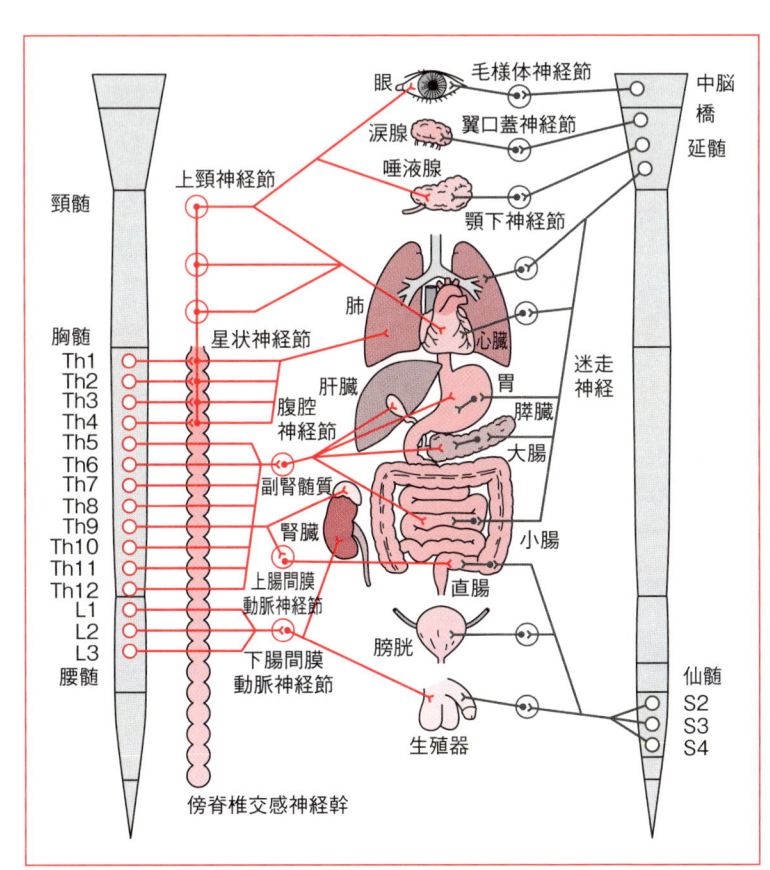

⓰ 自律神経支配の全体像
（塩田浩平編．わかりやすい人体の構造と機能．中山書店；2013．p.321より）
交感神経系は左に，副交感神経は右に示されている．○：節前交感神経，○：節前副交感神経，●：節後交感神経，●：節後副交感神経．

●MEMO●
後頭骨と第1頸椎とのあいだから出る脊髄神経をC1，第7頸椎と第1胸椎とのあいだから出る脊髄神経をC8と呼ぶ．つまり，頸神経の数は頸椎の数よりも1つ多く，名称につけられた数字はすぐ下の椎体骨の番号と同じになる．しかし，このためにC8の次の第1胸椎と第2胸椎とのあいだから出る脊髄神経をTh1と呼ぶことになり，以下の脊髄神経の名称につけられた数字はすぐ上の椎体骨の番号と同じになる（❻参照）．

●MEMO●
脊髄神経の太さは一定ではない．これは中心前回での運動野の支配と同様で，その支配領域の大きさと脊髄神経の太さが比例することになる．上肢を支配するC1〜C7まで徐々に太くなり，それから再び細くなる．Th2〜Th12はほとんど同じ太さであるが，L1から再びその太さを増してS1に至って最大となり，以下順次細くなって，Coははなはだ細い神経となる．

⑰ 自律神経系の主要な臓器への影響

器官	交感神経	副交感神経
心臓	心拍数と収縮力増大	心拍数減少
気管	拡張	収縮
瞳孔	散大	収縮
皮膚血管	収縮	
汗腺	分泌刺激	
腸管	蠕動抑制	蠕動促進
副腎髄質	分泌促進	
唾液腺	粘度の高い唾液分泌	粘度の低い唾液分泌
膀胱		膀胱壁平滑筋収縮と括約筋弛緩

- 自律神経系の機能は，解剖学的な面でも明らかだが，中枢神経からの影響を受けることがある．たとえば，緊張すると動悸がしたり，恐怖を覚えたときに鳥肌が立ったりすることからも理解できる．
- 自律神経には交感神経系と副交感神経系の2つがある．一般に，この2つの神経系は一つの臓器・器官にほぼ一緒に分布し，相反する作用をもたらす．交感神経系はストレスや危機のときに機能し，副交感神経系は安静，ストレスのないときに機能している（⑰）．
- 自律神経系はアセチルコリンとノルアドレナリンの2つの神経伝達物質によって機能する．節前線維は交感神経系と副交感神経系のいずれもアセチルコリンを放出するコリン作動性線維だが，節後線維は，副交感神経系では節前線維と同じくコリン作動性であるのに対して，交感神経系ではノルアドレナリン作動性線維である．
- アセチルコリン：受容体に結合し，効果を発揮するとすぐにアセチルコリンエステラーゼに分解される．
- ノルアドレナリン：ノルアドレナリン作動性線維から放出され，ほとんどのノルアドレナリンは神経終末から再吸収されるため，アセチルコリンに比べてより効果が持続する．過剰なノルアドレナリンは，神経終末内のモノアミンオキシダーゼによって分解される．

豆知識

自律神経はその名のとおり"自分を律する"神経である．ヒトが，意識せずに身体の各種の器官を必要に応じて自動的に制御している神経である．たとえば，食事をした際に，「今は食道を動かして，もう少ししたら胃を動かして，胃酸を分泌して…」などと考えなくても，勝手に制御してくれる神経系である．

参考文献
・船戸和弥のホームページ．http://www.anatomy.med.keio.ac.jp/funatoka/anatomy.html

カコモン に挑戦!!

◆ 第29回-42
神経系の構造と機能に関する記述である．正しいのはどれか．1つ選べ．
(1) 摂食中枢は，視床下部にある．
(2) 副交感神経が興奮すると，唾液分泌は減少する．
(3) 神経細胞間の接合部は，ニューロンと呼ばれる．
(4) 脳神経は，31対である．
(5) 神経活動電位の伝導速度は，無髄線維が有髄線維より速い．

◆ 第25回-43
神経の構造・機能に関する記述である．正しいのはどれか．
(1) 脊髄は，末梢神経に分類される．
(2) 痛覚は，脊髄の前角細胞を通って脳に伝えられる．
(3) 脳神経は，左右16対からなる．
(4) 顔面神経は，味覚を脳に伝える．
(5) 交感神経の節前線維末端から分泌される神経伝達物質は，アドレナリンである．

解答＆解説

◆ 第29回-42　正解(1)
解説：正文を提示し，解説とする．
(1) 摂食中枢は，視床下部にある．
(2) 副交感神経が興奮すると，唾液分泌は増加する．
(3) 神経細胞間の接合部は，シナプスと呼ばれる．
(4) 脳神経は，12対である．
(5) 神経活動電位の伝導速度は，無髄線維が有髄線維より遅い．

◆ 第25回-43　正解(4)
解説：正文を提示し，解説とする．
(1) 脊髄は，中枢神経に分類される．
(2) 痛覚は，脊髄の後角を通って脳に伝えられる．
(3) 脳神経は，左右12対からなる．
(4) 顔面神経は，味覚を脳に伝える．
(5) 交感神経の節前線維末端から分泌される神経伝達物質は，アセチルコリンである．

第12章 骨格，筋肉系

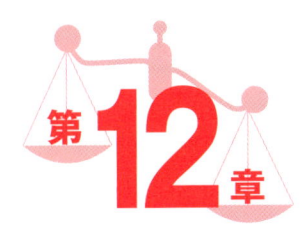

学習目標
- 骨の構成やはたらき，構造と病的変化を学ぶ
- 筋肉のはたらきと構造，種類，病的変化を学ぶ
- 関節のしくみとはたらき，病的変化を学ぶ

要点整理
- 骨は骨格を構成し，Caの貯蔵庫としてはたらくほか，造血に関与する．
- 骨の代謝には，カルシトニンやビタミンD，副甲状腺ホルモンが主な作用を示し，女性では女性ホルモンの関与も大きい．
- 骨格筋は運動や姿勢保持に機能し，熱の発生を行う．神経の刺激を受け，筋線維を構成するアクチンとミオシンの相互作用により，筋収縮が起こる．
- 加齢によって筋肉量が減少するサルコペニアは寝たきりの三大要因の一つである．運動と適切なアミノ酸補給が筋肉量を維持・増進させる．
- 関節の変形などの運動器自体の疾患や，加齢による運動器の機能不全によって移動機能の低下した状態をロコモティブシンドロームという．

1 骨

1 概　要[*1]

- 骨(bone)は，リン酸カルシウムなどのミネラルが約70％を占める硬い組織で，脊椎動物において骨格を構成する．骨に含まれるミネラルをまとめて「骨塩」という．
- 骨の総重量は体重の約18％を占める．カルシウム(Ca)は成人では約1,000 gが人体に存在するといわれ，そのうち99％は骨に集中している．また，体内のマグネシウムの60〜65％が骨に貯蔵されている．
- Caは骨の材料となるだけでなく，体内のさまざまな生理機能において重要なはたらきをするため不可欠である．このはたらきのためには，同じCa濃度の維持が必要となり，血液中のCa濃度は常に一定のレベルに保たれている．
- 成人したヒトでは，約200個(200〜208個，基本的には206個)の骨が存在する．個数は癒合の状態に左右され，年齢や個人差によって異なる．全身の骨格と代表的な骨を❶に示す．

2 骨のはたらき

- 以下のようなさまざまな役割がある．
① 人体構造の骨組みを作り，運動の支点となる(関節)．
② 内臓を保護する．
③ Ca(そのほかにマグネシウムなど)を貯蔵する．
- 血液中のCaが足りなくなると骨から取り出し，逆に血液中のCaが多すぎると骨に貯蔵するしくみになっている．調節にはホルモンが関与している．
④ 血液を造る(造血)．

[*1] 骨の構造やはたらきについては1章「2 組　織」(p.6)，6章「5 骨・ミネラル代謝」(p.64)も参照．

骨は体重の約18％を占めるんだ！

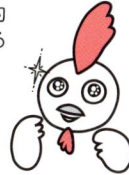

豆知識
発生において，骨と筋肉は中胚葉に由来し，皮膚や内臓は外胚葉に由来する．悪性腫瘍を呼称する際，皮膚がん，胃がん，大腸がんとはいうが，筋肉がん，骨がんとはいわずに，筋肉腫，骨肉腫という．例外もあるが，中胚葉由来のものにできた悪性腫瘍は肉腫と称する．

❶ 全身の骨格

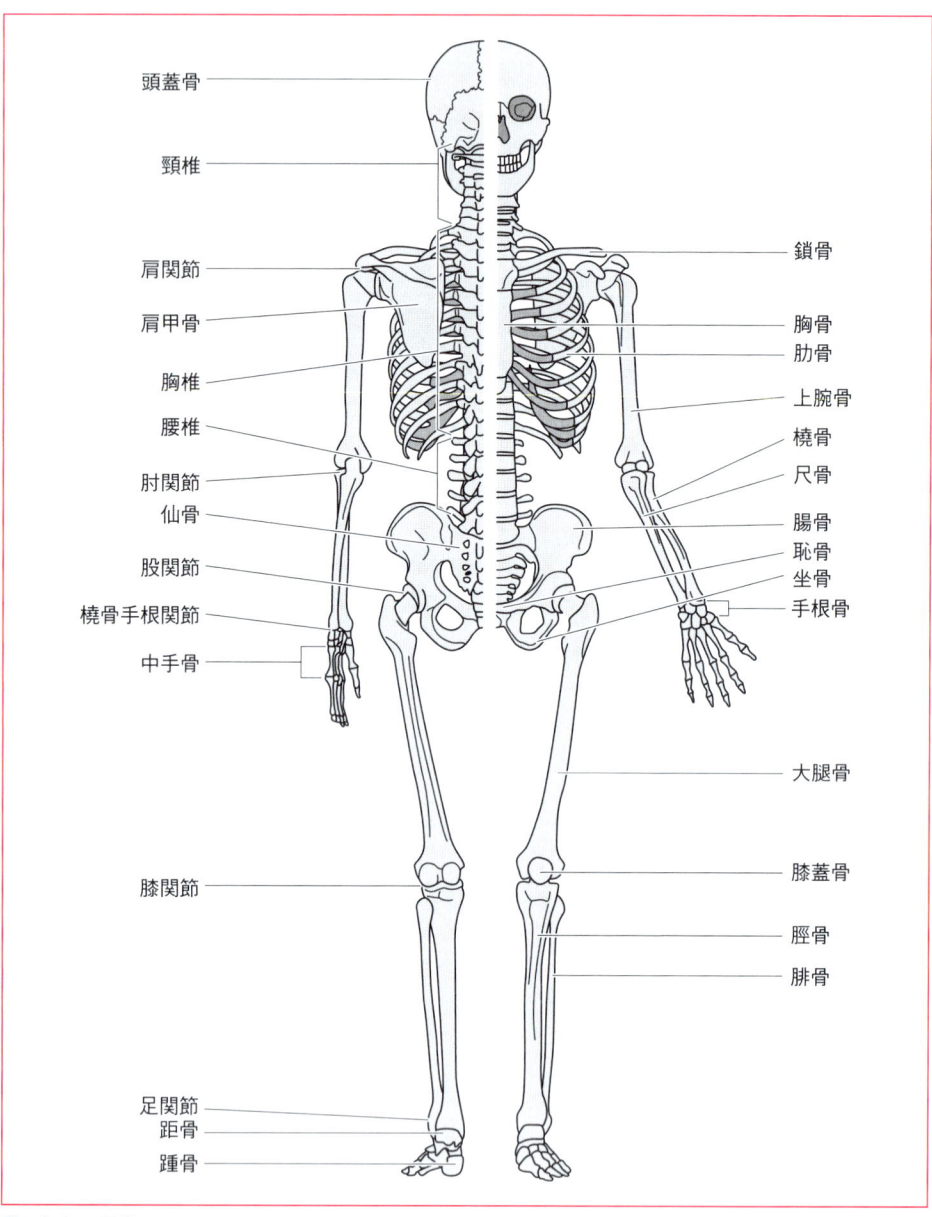

- 血球形成は赤色骨髄で行われる．

3 骨の発生

膜性骨発生
- 結合組織が直接に変化して骨組織になること．
- 頭蓋骨（前頭骨，頭頂骨，鼻骨，頬骨など）や鎖骨．

軟骨性骨発生
- 軟骨（硝子軟骨）が胎生〜思春期に骨組織に置き換わることをいい，軟骨内骨化（内軟骨性骨化）ともいう．
- 脊椎骨，四肢骨など．

4 骨の構造

- いわゆる骨は，骨膜，骨質，骨髄で構成される．
- 関節面には，軟骨が存在する．

骨質
- 骨質（bone substance）は細胞と基質から構成される．細胞には骨細胞，骨芽細胞，破

【用語解説】
赤色骨髄：造血を行っている骨髄は，赤血球，白血球，血小板，リンパ球などを作る．赤血球は赤いため骨髄が赤色に見える．この赤色に見える骨髄を赤色骨髄という．やがて骨髄はその造血機能を失い，機能を失った造血細胞は脂肪細胞と入れ替わる．このとき骨髄は黄色に見え，これを黄色骨髄という．

❷ 骨の微細構造

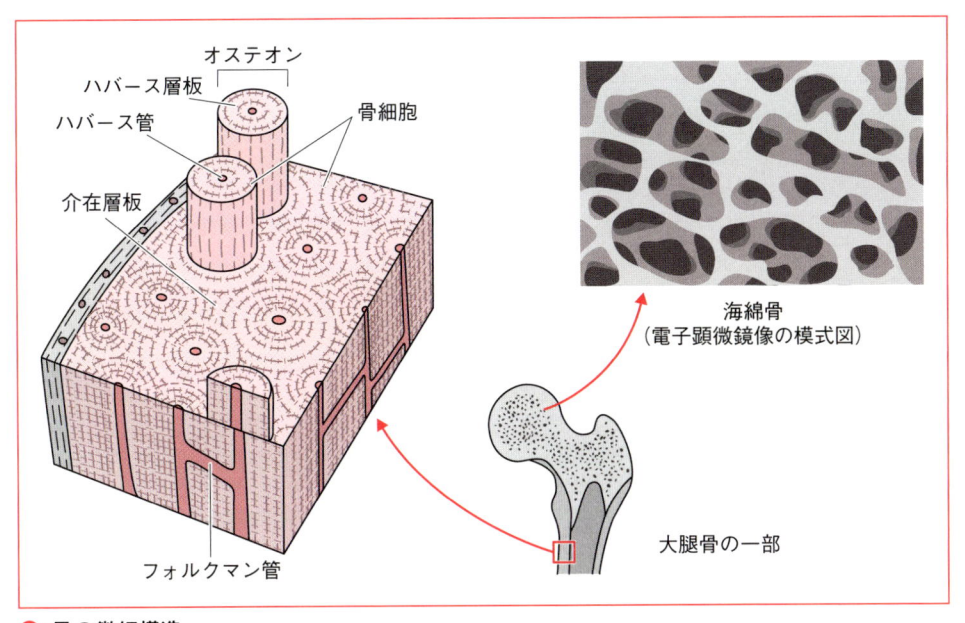

骨細胞が，基質には膠原線維（コラーゲン線維）とそのあいだを満たすリン酸カルシウム，炭酸カルシウムなどの無機質がある．
- 基質の構造的特徴から，骨質は強固かつ弾力性をもつものとなる．
- 骨質には，緻密質と海綿質があり，硬さの違いは，骨の物理的密度の違いによる．
- 緻密質（皮質骨，緻密骨）：骨の表層を構成する．物理的密度が高く，重く，硬い．
- 海綿質（海綿骨）：骨の内部を構成する．一般的に軟らかく，構造として，スポンジの網の目のようになる空間をもつ．この網の目を作る骨を骨梁[*2]（骨小柱）という．網目構造のため，物理的密度が低く，海綿骨は軽い．網目の空間には骨髄が存在する．

[*2] 骨梁は外力の加わる方向に並び，骨強度に寄与している．

長骨の構造

幹部（diaphysis）
- 長骨の幹の部位を骨幹という．骨幹は直接外力を受けるため，表層部は強固な緻密質である．

骨幹端（epiphysis）
- 幹部の端のことで，ここには多くの血管が入る．
- 大きな長骨（たとえば，上腕骨，大腿骨，脛骨など）の骨幹端は，骨髄炎などの感染が好発する．

骨端線（epiphyseal line）
- 長骨の成長は，骨幹と骨端の境界部にある成長軟骨帯で行われる．骨端側で細胞分裂が起こり軟骨形成，骨形成がなされることにより長軸方向に成長する．
- 軟骨形成部分はX線で透過性があり，横走する透明線として映る．この線を骨端線（または成長線）という．

骨の微細構造（❷）
- 緻密質の膠原線維が同じ方向に走行し，同心円状の層板（骨層板）を作る．この層板が集合したものをハバース（Havers）層板といい，その中央にはハバース管と呼ばれる血管の通路がある．ハバース管には，他のハバース管や髄腔などとの連絡のため，フォルクマン（Volkmann）管という直角に走行する管がある．
- ハバース層板とハバース管を一緒にして，オステオン（骨単位）と呼ぶ．複数のハバース層板のあいだにみられる同心円状とならない構造を介在層板という．

5 骨の栄養と代謝

- 骨は，骨を構成する細胞のはたらきにより常に新しく作られ，さらに古い骨は吸収される新陳代謝が行われている．
- 骨芽細胞が新しく骨を作り，破骨細胞が古い骨を吸収する．この一連のはたらきを骨代謝（もしくは骨回転）という．骨代謝の期間は，30歳代の成人では破壊に約20日，形成に約90日といわれている．
- 骨代謝にはカルシトニン，ビタミンD，副甲状腺ホルモンが主な作用を示す（ビタミンKも補助的に作用する）．特に女性では，女性ホルモンの関与も大きい．

> 骨吸収って骨を壊すことなんだ！

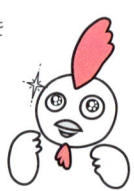

6 軟　骨*3

- 軟骨（cartilage）の性質は，圧迫と屈曲に対して柔軟性を示す．骨より軟らかいため軟骨と呼ばれる．
- 軟骨細胞と軟骨基質から成り，軟骨基質の主成分はコンドロイチン硫酸などのプロテオグリカンと膠原線維である．
- 水分を多く含み，血管や神経は，軟骨内にはほとんど存在しない．

*3 1章「2 組　織」(p.5)も参照．

軟骨の種類・分類

- 基質に含まれる成分量の違いによって，3つに分類される．
① 硝子軟骨：関節面の軟骨や気管軟骨などにみられ，膠原線維のあいだにプロテオグリカンが多く存在し，半透明のガラス様を呈する．
② 弾性軟骨：耳介軟骨などにみられ，弾性線維を多く含む．
③ 線維軟骨：椎間板などにみられ，膠原線維が多く含まれる．

7 骨の病的変化

骨粗鬆症

- 1994年，世界保健機関（WHO：World Health Organization）では骨粗鬆症の定義を「低骨量と骨組織の微細構造の異常を特徴とし，骨の脆弱性が増大し，骨折の危険性が増大する疾患である」とした．
- 2000年，NIH（National Institutes of Health：米国国立衛生研究所）コンセンサス会議

Column　大腿骨近位部骨折

骨粗鬆症を伴う高齢者に多く発症し，男女比は1：4である．受傷の原因には転倒が最も多い．加齢による運動能力の低下や視力障害の合併が転倒の要因となりやすい．

大腿骨近位部骨折（**1**）には，大腿骨頸部骨折と大腿骨転子部骨折がある．その違いは，骨折が股関節の関節包内外のどちらで起こるかであり，関節包内を頸部骨折，関節包の外を転子部骨折と呼ぶ．大腿骨近位部骨折が生じると立ち上がれなくなるため，放置すると寝たきり状態となり生命予後が悪化する．

治療は骨折部を金属材料によって固定する骨接合術や，人工骨頭置換術（**2**），人工股関節置換術などの手術による．欧米では緊急手術に準じ，できるだけ早期に手術が行われる．

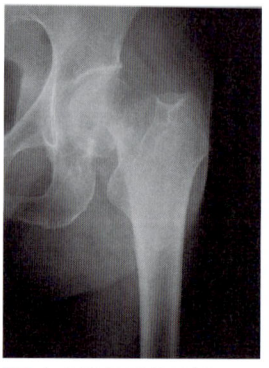

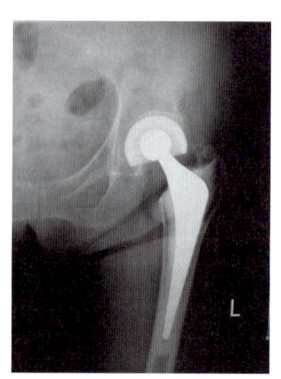

1 左大腿骨頸部骨折　　**2** 大腿骨人工骨頭置換術

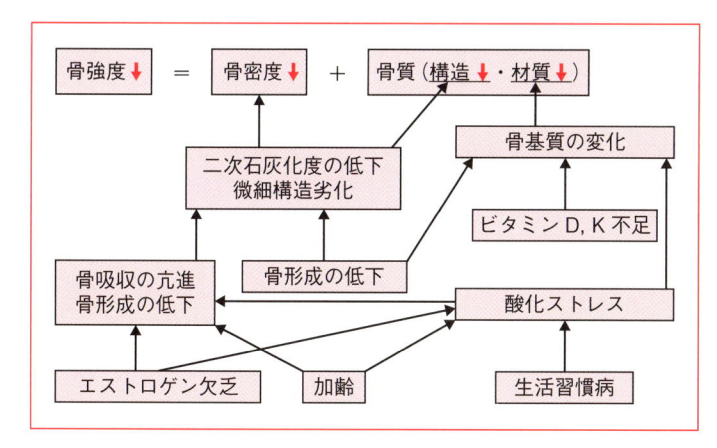

❸ 骨強度の低下要因の多様性

骨質は，骨の素材としての質である材質特性と，その素材を元に作り上げられた構造特性（微細構造）により規定される．エストロゲン欠乏や加齢に伴い骨吸収が亢進し骨密度が低下し，骨の微細構造が破綻する．また，エストロゲン欠乏や加齢，さらには生活習慣病の罹患により酸化ストレスが増大し，骨吸収の亢進を助長する．酸化ストレスは，骨密度のみならず骨質に対しても悪影響をもたらす．骨質の良し悪しは，骨の新陳代謝機構である骨リモデリングや，細胞機能の良し悪し，基質周囲の環境（酸化や糖化のレベル），ビタミンDやビタミンKの充足状態によって制御されている．
（骨粗鬆症の予防と治療ガイドライン作成委員会〈日本骨粗鬆学会，日本骨代謝学会，骨粗鬆症財団〉編．骨粗鬆症の予防と治療ガイドライン2015年版．ライフサイエンス出版；2015．p.9より）

では，骨粗鬆症の定義を「骨強度の低下を特徴とし，骨折のリスクが増大しやすくなる骨格疾患」とした．ここでの骨強度は骨密度と骨質により決まり，そのうち骨密度は70％に関与し，微細構造や骨代謝回転などの骨質は30％に関与するとした[*4]．

- 臨床では，骨のCaが減少して骨質の構造が変化し，菲薄化した緻密質もみられる．このため骨強度が低下し，少しの外力で骨折しやすくなる（❸）．しかし，骨組織の成分に変化はみられない．

[*4] 骨強度＝骨密度（70％）＋骨質（30％）

分類

- 原発性と続発性に大別される．
- 原発性骨粗鬆症：高齢化や，女性の閉経後に生じる．
- 続発性骨粗鬆症：他疾患によるものや薬物（主にステロイドの内服）の副作用，ホルモンの異常，栄養など，さまざまな原因がある．

症状

- 自覚症状として，腰痛，背部痛がみられる．
- 転倒により大腿骨頸部骨折，脊椎圧迫骨折，橈骨遠位端骨折などを生じる．
- 日本には約1,280万人の患者（男性300万人，女性980万人）がいるとされる[1]．
- 低骨密度，既存骨折，喫煙，飲酒，ステロイド薬使用，骨折家族歴，運動不足，体重，Ca摂取不良などが悪化因子である．

診断

- 骨密度測定（腰椎，大腿骨頸部，橈骨遠位端）を要する．二重エネルギーX線吸収法（DXA：Dual-energy X-ray absorptiometry）や超音波法による測定が可能である．
- 骨吸収および骨形成の**骨代謝マーカー**を測定し，骨代謝の状態を調べる．

治療

- 予防的には，最大骨量（20歳代にピークがある，❹）を十分に高めておく必要がある．このためには適切な食事と運動が大切である．
- 薬物療法は，活性型ビタミンD_3製剤，ビタミンK_2，ビスホスホネート製剤の内服や，副甲状腺ホルモン製剤の注射を組み合わせて行う．食事でCa摂取が不十分な場合は，カルシウム製剤の投与も行う．

骨軟化症・くる病

- ビタミンDの欠乏により，骨の形成過程で石灰化障害が生じて発症する．ビタミンDの欠乏には，摂取量や紫外線の不足によるもののほかに，活性型ビタミンDへと代謝される過程での酵素の異常や，ビタミンD受容体の応答異常などが原因となる場合もある．
- 病態としては，骨のミネラル分が減少し，非石灰化基質（類骨）が増加する．骨成長後の成人に発症したものを骨軟化症，骨成長前の小児に発症したものをくる病と呼ぶ．

● MEMO ●
骨代謝マーカー：骨吸収マーカーや骨形成マーカーなどがある．
骨吸収マーカー：血清マーカーとして①酒石酸抵抗性酸ホスファターゼ5b分画（TRACP-5b，破骨細胞に特異的な酸ホスファターゼ活性をもつ），②コラーゲン分解物である，I型コラーゲン架橋N-テロペプチド（NTX）およびI型コラーゲン架橋C-テロペプチド（CTX）．尿中マーカーとして尿中NTX・CTXに加え，デオキシピリジノリン（DPD）がある．
骨形成マーカー：骨型アルカリホスファターゼ（BAP），I型プロコラーゲン-N-プロペプチド（P1NP）が保険適用となっているほか，骨基質関連マーカーの低カルボキシル化オステオカルシンなどがある．

● MEMO ●
骨粗鬆症と骨軟化症・くる病の違い：いずれも石灰化した骨の割合が減少する．骨軟化症・くる病では，全骨量は減少せず類骨（石灰化していない骨）の割合が増加するため，結果的に石灰化した骨の割合が減少する．一方，骨粗鬆症では，類骨の割合は正常であり，全骨量が減少するため，石灰化した骨の割合が減少する．

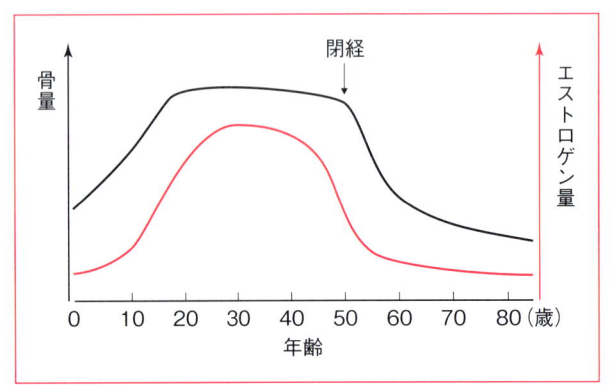

❹ 加齢に伴う骨量とエストロゲンの推移（概念図）

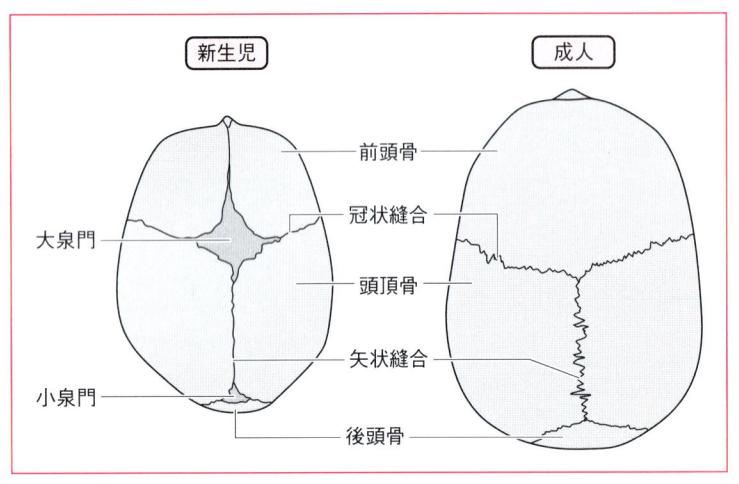

❺ 頭蓋骨の閉鎖（成人と新生児の比較）

骨軟化症

- 罹患初期は症状が乏しく，骨や関節に漠然とした痛みがあり，骨が出ている部位に圧痛や叩打痛がみられる．
- 進行すると，下肢や殿筋の筋力低下による歩行困難や，骨折，骨変形などが現れる．
- 現在では，ビタミンDの摂取不足が原因ではないビタミンD抵抗性骨軟化症が増加している．これは，腎尿細管や腸管でのリンの再吸収が阻害されて生じるもので，軟骨・骨性腫瘍などが原因となって発症することもある．

くる病

- 特に乳児に多くみられ，頭蓋骨の骨化不全，脊柱の弯曲，下肢の変形（O脚，X脚），低身長，歯の発育不全を生じる．
- 新生児期から発症すると頭蓋骨の大泉門閉鎖遅延が生じる（頭蓋骨は膜性骨発生する骨である．❺）．

治療

- 紫外線を浴びる日光浴や，ビタミンDを多く含む食品の摂取などの生活指導のほか，活性型ビタミンD_3製剤や場合によってはリン製剤による薬物療法を行う．
- 低身長や下肢の変形に対しては，骨延長術や変形矯正手術などを行う．

ビタミンD_2はきのこ類，ビタミンD_3は魚・牛乳などの動物性食品に多く含まれるんだ！

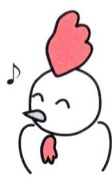

豆知識

ビタミンDの生成と代謝：プロビタミンD_2（エルゴステロール）およびプロビタミンD_3（7-デヒドロコレステロール）は紫外線照射を受けて，ビタミンD（ビタミンD_2とビタミンD_3）へと合成される．特に，皮膚において紫外線と熱の作用で合成されるのはビタミンD_3である．食物由来あるいは皮膚で合成されたビタミンDは，まず肝臓で25位が水酸化されて25-ヒドロキシビタミンDとなり，続いて腎臓で1α位が水酸化されて1,25-ジヒドロキシビタミンD（体内で機能する活性型ビタミンD）に代謝される．活性型ビタミンDは小腸からのCaとリンの吸収促進に作用し，また，骨からのCaの溶出も促進する．

2 筋肉

1 骨格筋のはたらき

- 骨格筋（skeletal muscle，❻）には以下のようなはたらきがある．
①運動作用：文字通り，身体を動かす機能．
②姿勢保持作用：身体の姿勢を維持する機能．
③熱の産生：熱を産生して体温を維持する機能．体内の酵素には36℃近辺に作用の最適温度があり，身体機能を良好に維持させるため体温を維持する必要がある．

2 骨格筋の構造

- 複数の筋束から成る．
- 筋束は複数の筋線維（筋細胞）が集合したものである．
- 筋線維は複数の筋原線維が束ねられたものである．
- 筋原線維はサルコメアと呼ばれる最も小さな構成要素から成る．

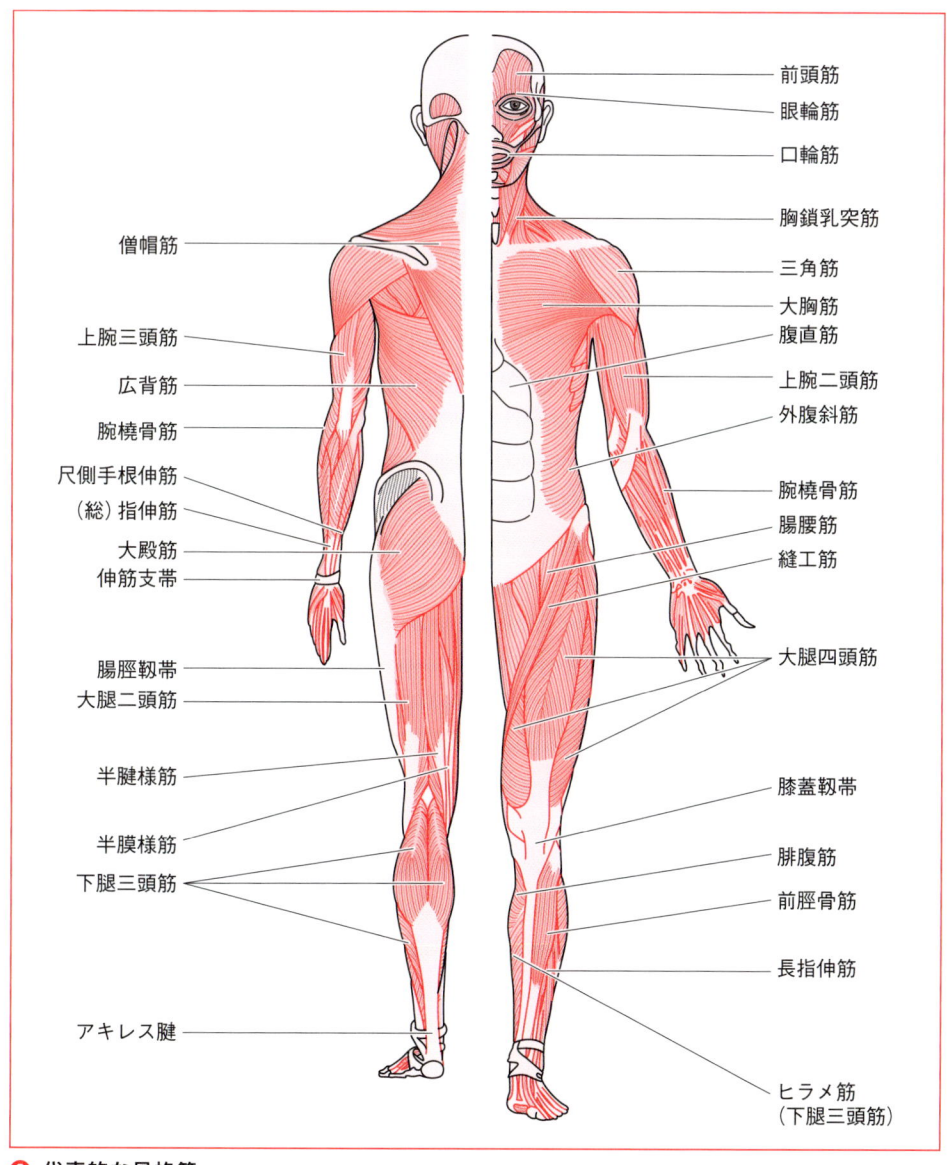

❻ 代表的な骨格筋

筋線維
- 筋線維（muscle fiber）は，収縮という特殊な機能をもつ，細長い形をした巨大多核細胞である．
- 発生・分化の過程で，筋たんぱく（アクチン，ミオシン）を合成する単核の筋芽細胞が融合して作られる．

筋原線維
- 筋原線維（myofibril, muscle fibril）は筋線維内を長軸方向に走行する多数の微小線維を指す．
- 直径は1 nm程度であり，長軸方向につながったサルコメアで構成されている．

サルコメア
- サルコメア（sarcomere）は，ATP（adenosine triphosphate；アデノシン三リン酸）をエネルギー源として収縮する．
- 骨格筋の外観にみられる縞模様は，サルコメアのアクチンフィラメントとミオシンフィラメントの規則的な配列に由来する．

3　骨格筋の収縮と弛緩のメカニズム

- 筋肉が収縮することで筋力を発生させる．このとき，筋肉を構成する筋線維は互いを引きつけ合うように収縮し，筋線維を構成する筋原線維はサルコメア内のアクチンフィラメントとミオシンフィラメント間のスライディングにより収縮する（❼）．
- 筋肉の収縮は神経からの刺激を受けて行われる．神経はシナプスの一種である神経筋接合部を介して刺激を筋肉に伝える．
① 神経筋接合部では，神経末端から放出されたアセチルコリンが筋肉側の受容体に結合し，筋線維の細胞膜を脱分極させる．
② 脱分極の情報は筋肉全体に広がり，筋原線維に平行して存在する筋小胞体からカルシウムイオンが放出される．このカルシウムイオンをシグナルとしてスライディングが起こる．

4　筋肉の分類

- ここまで骨格筋を中心に述べてきたが，身体内の筋肉には平滑筋や心筋という種類もある．筋肉にはさまざまな特徴があり，一つの特徴に着眼することで以下のように何通りにも分類される．
① 随意筋（骨格筋のみ）と不随意筋（平滑筋と心筋）：意識的に筋肉を動かすことができるかどうか．

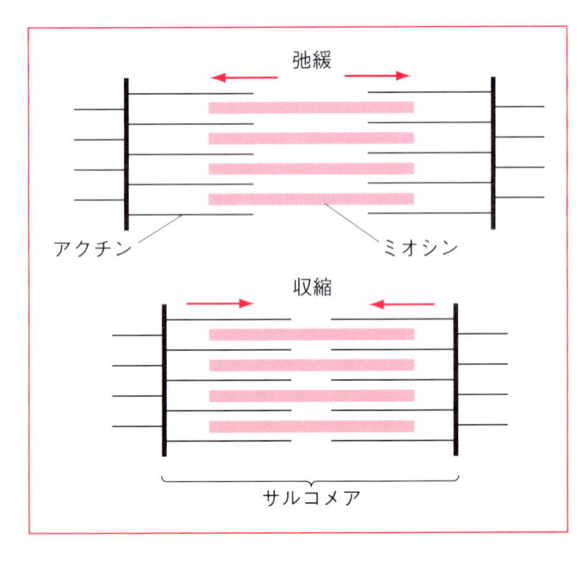

❼ 筋肉のスライディングシステム
アクチンフィラメントがミオシンフィラメントのあいだに滑り込み（スライディング），筋肉が収縮するためにはカルシウムイオン（筋小胞体から放出）のはたらきが必要である．筋肉が収縮したときには，サルコメア全体の長さはアクチンフィラメントが滑り込んだ分だけ小さくなる．

②骨格筋と内臓筋：骨と直接つながって身体を構成し，姿勢制御に貢献するかどうか．
③多核（骨格筋）と単核（平滑筋と心筋）：複数の細胞が融合したかどうか．前述のように骨格筋は多核であり，平滑筋は単核で1つの筋細胞に1つの核しかもたない．心筋は骨格筋と同様に縞模様がみられる横紋筋であるが，筋細胞は単核である．
④赤筋と白筋：見た目の色からの分類．含有するミオグロビンやミトコンドリアの量に左右される．ミオグロビンは酸素を保持する色素たんぱくで，赤筋ではミオグロビンが多くミトコンドリアが活発であり，白筋ではその逆となる．赤筋は持久力があり，白筋は瞬発力がある．
⑤屈筋と伸筋：骨格筋の分類で，関節の曲げ（屈曲）伸ばし（伸展）のどちらに関与するか．骨格筋は関節をまたいで骨に結びつくが，結びついた位置と関節との関係から区別する．筋肉が収縮することにより関節が曲がるものを屈筋，伸びるものを伸筋という．骨格筋は収縮して力を出すことはできるが，自分自身で伸長することはできない．そのため，屈筋と伸筋の相互作用により関節の曲げ伸ばしが行われる．

5　筋肉の動きの様式

- 骨格筋の活動様式は，以下の2つに大別される．
① 等張性筋活動（isotonic muscle action）：骨格筋が長さを変えながら（筋肉が収縮して短くなりながら）力を発揮する運動．
② 等尺性筋活動（isometoric muscle action）：長さを変えずに力を発揮する運動．
- また，等速性筋活動（isokinetic muscle action）という，筋肉の収縮速度が一定のときの運動を表す言葉もある．

6　筋肉の病的変化

筋肉萎縮

- 筋肉量が減少する状態（筋線維の減少も生じる）である．四肢体幹の筋肉に存在する筋線維の数が減少したり，筋線維の太さが細くなったりするような状態を筋萎縮（症）（muscular〈muscle〉atrophy，amyotrophy）という．原因により，以下のような名称で呼ばれる．
① 低栄養性筋萎縮：飢餓など，筋肉を維持するための栄養が少ない．
② 筋原性筋萎縮：筋ジストロフィーなど，筋肉そのものに原因がある．
③ 神経原性筋萎縮：筋萎縮性側索硬化症，神経切断など，筋肉の神経支配にかかわる神経系統に原因がある．
④ 廃用性筋萎縮：寝たきり老人，脳梗塞，ギプスを巻いた四肢などでしばしば認められる．何らかの原因により長期に筋肉を使用しなかったために生じる．

筋肉肥大

- 筋肉量の増大する状態（筋線維の増加も生じる）である．筋肥大（hypertrophy）ともいう．

サルコペニア

- 1989年にRosenbergは「加齢による筋肉量減少」を意味する用語として「サルコペニア（sarcopenia）」という造語を提唱した．サルコ（sarco）は「肉・筋肉」，ペニア（penia）は「減少・消失」を意味する．
- サルコペニアである人の推定数は60〜70歳で5〜13％，80歳を超えると11〜50％に達する[2]．
- 転倒・骨折，認知症とともに，寝たきりの三大要因の一つとなり，健康寿命を延ばすために注意すべき状態である．加齢のほかに，脳卒中などでも生じやすい．

分類

- 加齢に伴って低下する「骨格筋力」「骨格筋量」「身体能力」の状態から，3段階に区分す

心筋は縞模様のある横紋筋だけど，筋細胞は融合しないんだ！

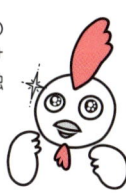

豆知識

サルコペニア肥満：サルコペニアが原因で起こる肥満症である．筋肉量の減少によって基礎代謝が低下するため，脂肪が蓄積しやすくなり肥満が進行する．糖尿病や高血圧などの生活習慣病を発症するリスクが高まる．すでに発症している場合はさらに悪化する悪循環に陥る．サルコペニアと生活習慣病の関係を下図に示す．

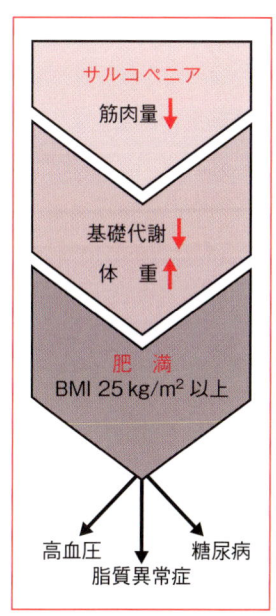

サルコペニア
↓
筋肉量↓
↓
基礎代謝↓
体重↑
↓
肥満
BMI 25 kg/m² 以上
↓
高血圧　糖尿病
脂質異常症

BMI：body mass index（肥満指数）．

❽ 状態によるサルコペニア分類

サルコペニア疑い	骨格筋力の低下（握力の低下のみ）
サルコペニア確定	骨格筋力の低下に骨格筋量の低下を併発
重症サルコペニア	骨格筋力，骨格筋量，歩行速度など身体能力のすべての低下

(Cruz-Jentoft AJ, et al. Sarcopenia : revised European consensus on definition and diagnosis. Age Ageing 2019 ; 48 : 16-31[3] より)

❾ 原発性サルコペニアと二次性サルコペニア

原発性	加齢による
二次性	●活動性の低下による：寝たきり状態（廃用性筋萎縮），関節疾患（変形性関節症，リウマチなど），脊椎疾患（脊椎圧迫骨折，腰部脊柱管狭窄症など） ●栄養状態による：消化管疾患，栄養不足，飢餓など ●疾患による：慢性疾患（がん，心疾患，神経筋疾患）など

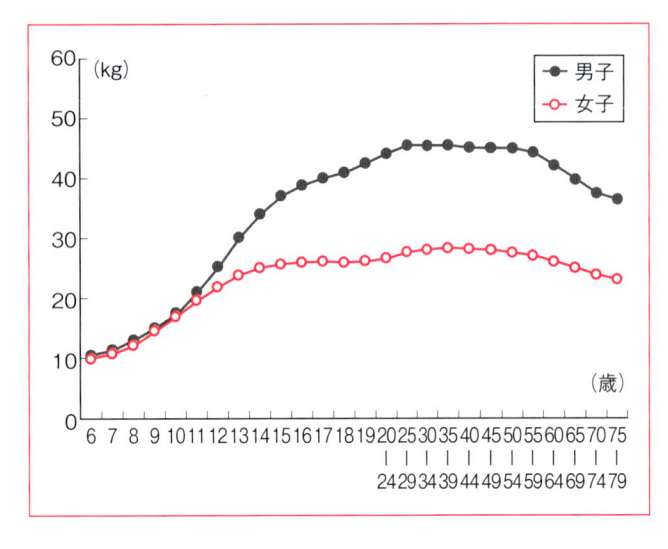

❿ 年齢別・性別　握力の推移（2020年）

（文部科学省．令和2年度体力・運動能力調査より）
加齢に伴う握力の低下を示すグラフである．下肢の筋力も同じように加齢とともに低下し，握力と相関する．50歳を超えたころから，男性では年平均0.43 kg，女性では0.23 kgずつ低下する．通常の低下以上に筋力が低下してしまう状態をサルコペニアという．
（健康長寿ネット．転倒とサルコペニア．https://www.tyojyu.or.jp/net/kenkou-tyoju/rouka/tentou-sarcopenia.html より）

ることができる（❽）[3]．
- 原因により，原発性と二次性とに分けられる（❾）．

診断

(1) 筋力の測定
- サルコペニアは転倒などで疑われるため，歩行に直接関係する下肢の筋力を測定するのが近道だが，下肢の筋力の測定には特殊な機械を要するため，握力を測定することで診断の目安としている（❿）．
- 筋力低下の目安となる握力は，男性で28 kg，女性で18 kgである[4]．

(2) 身体能力の測定
- 検査には，通常歩行速度や6分間歩行テスト，階段駆け上がりパワーテスト，簡易身体能力検査（バランス，歩行，強さ，持久力）などがある．
- 歩行速度を一般の目安とする場合が多い．若年男性の平均歩行速度は1.5〜1.6 m/秒であり，1.0 m/秒以下[4]になると，身体能力の低下と考えられる．

(3) 筋量の測定
- 二重エネルギーX線吸収（DXA）法あるいは生体電気インピーダンス（BIA）法という2つの方法によって筋量を測定する．これらの方法によって測定した両腕と両脚の筋肉量を身長の二乗で除した値を骨格筋量指数（SMI：skeletal muscle mass index）という．
- 日本人においてサルコペニアありとするSMIの基準値は，DXA法で男性7.0 kg/m²未満，女性5.4 kg/m²未満，BIA法で男性7.0 kg/m²未満，女性5.7 kg/m²未満である[3]．
- 大腿部中央のCT画像による筋量の測定は比較的簡便であるが，いまだ研究段階にある．

予防対策と治療
- 筋量の維持・増進のために運動と適切なアミノ酸補給を行う．
- 骨の維持・増強のためにはビタミンDなどを補充する．
- 低栄養が原因の場合は，1日エネルギー必要量＝1日エネルギー消費量＋エネルギー蓄積量（1日200〜750 kcal）として栄養改善を行う．
- サルコペニア肥満の場合はカロリーリストリクション（calory restriction）が有用である．

【用語解説】
フレイル：フレイルは「加齢により心身が老い衰えた状態」を指し，2014年に日本老年医学会が提唱した．厚生労働省研究班の報告書では「加齢とともに心身の活力（運動機能や認知機能等）が低下し，複数の慢性疾患の併存などの影響もあり，生活機能が障害され，心身の脆弱性が出現した状態であるが，一方で適切な介入・支援により，生活機能の維持向上が可能な状態像」とある．
フレイルは，①身体的フレイル，②経済的フレイル，③精神・心理的フレイルなど，局面に注目して使われることもある．身体的フレイルにサルコペニアやロコモティブシンドローム（p.132参照）などが含まれる．

●MEMO●
横断歩道の青信号は，1 m/秒の速度で渡りきれるように点灯時間が設定されているので，1回の青信号で渡りきれなくなるようであれば要注意の目安となる．

【用語解説】
カロリーリストリクション：カロリー制限．必須栄養素を摂ったうえで，摂取カロリーを1日エネルギー必要量の70％ほどに抑えること．

3 関節

1 関節のしくみとはたらき

- 骨と骨が連結する部位を関節といい，骨，靱帯，関節包で構成される．
- 関節は関節包で包まれており，間隙は関節液で満たされる．関節包の内側は滑膜である．関節部では，骨に軟骨がある（⑪）．
- ⑫に関節の種類を示す．
- 関節の機能は，①動作の支点となり体の動きを作り出すこと，②骨と骨が離れないように連結を保つこと，である．

2 関節の病的変化

変形性関節症

- 関節が破壊されていく疾患で，加齢変化が原因である．
- 軟骨が劣化するために関節裂隙が狭くなり，やがて消失する．骨は変形して骨棘を形成し，関節では炎症による痛みや関節水腫が生じて可動域が減少する．
- 男女比は女性に多い．

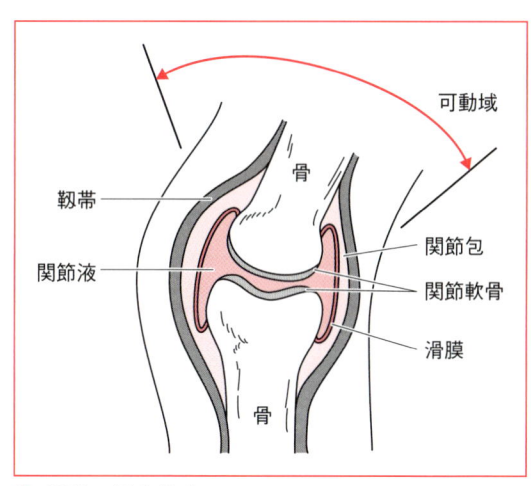

⑪ 関節の基本構造

⑫ 関節の種類

軸の数	種類と例	模式図	種類と例	模式図
3軸以上	球関節*1 ●股関節 ●肩関節		平面関節 ●椎間関節 ●脊椎骨の関節	
2軸	楕円関節 ●橈骨手根関節		鞍関節 ●母指の手根中手関節	
1軸	蝶番関節 ●膝関節		車軸関節 ●環軸椎	

*1：関節窩が深い場合を臼状関節とも呼ぶ．

●MEMO●
関節の軸には，関節を挟んで2つの骨をまっすぐに連結した際の方向である「縦軸」，それに直角を成す「直角軸」，この2軸にそれぞれ直角を成す「垂直軸」の3つがある．複数の軸をもつことで，より複雑な動きをすることができる．

Column　ロコモティブシンドローム（運動器症候群）

2007年に日本整形外科学会は，超高齢社会と日本の未来を見据え，運動器の障害による移動機能の低下した状態を表す新しい言葉として「ロコモティブシンドローム（locomotive syndrome）」（以下，ロコモ）を提唱した．これにより，健康寿命を伸ばそうというねらいがある．

ロコモの原因
運動器が障害される原因には，運動器自体の疾患と運動器の機能不全がある．

運動器自体の疾患：加齢に伴うさまざまな運動器疾患（骨粗鬆症に伴う圧迫骨折による円背，易骨折性，変形性脊椎症，脊柱管狭窄症など）が原因となりうる．たとえば，変形性関節症では，疼痛，関節可動域制限，下肢の変形，関節水腫や圧迫感などにより，移動能力などの低下をきたす．

加齢による運動器の機能不全：加齢による身体機能の衰えが原因で，筋力や持久力，動作速度，バランス能力，反応時間の速さなどに低下がみられる．特に生活活動範囲が家の中だけになってしまうなどの「閉じこもり」の場合には，運動不足による筋力やバランス能力の低下などがみられ，容易に転倒しやすくなる運動器の機能不全が起こる．

寝たきり・要介護の主要原因
ロコモは，メタボリックシンドロームや認知症とともに，健康寿命や介護予防を阻害する三大要因といわれている（❶）．高齢者は，加齢による運動器疾患・機能不全によってロコモとなり，結果的にはトイレへの移動や衣服の着脱などのADLにも影響し，閉じこもりから廃用症候群，寝たきりなどの「要介護状態」に陥る．

ロコモ対策
運動器障害は徐々に進行していくため，自分で気づくことが重要である．自己認識ツールとしての「ロコチェック（ロコモーションチェック）」と，効果的な運動「ロコトレ（ロコモーショントレーニング）」が推奨されている．

運動器不安定症
「運動器不安定症」という保険収載された疾患名があり，これはロコモよりも狭い概念である．加齢に伴って運動機能低下をきたす疾患（またはその既往）が存在するか，あるいは日常生活自立度がランクJ（生活自立：独力で外出できる）かA（準寝たきり：介助なしには外出できない）のいずれかに相当し，運動機能評価基準で①開眼片足起立15秒未満，または②3メートルのtimed up-and-go（TUG）テストで11秒以上が条件となる．

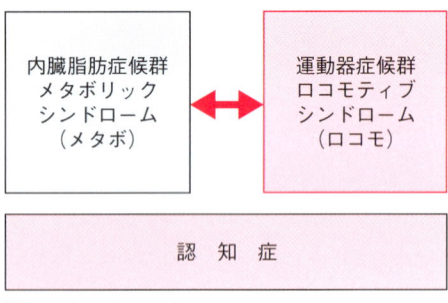

❶ 健康寿命に関与する因子

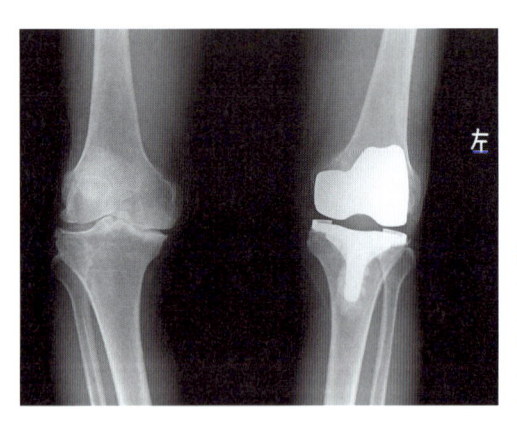

---

❸ 両側変形性膝関節症
右膝は未手術の膝関節で内反変形（がに股）を示す．内側の関節裂隙が狭小化しており，脛骨内顆および外顆に骨棘形成をみる．左膝は人工膝関節全置換手術を施行した．内反変形は矯正されて正しいアラインメントになっている．

- 下肢に生じたものは変形性膝関節症あるいは変形性股関節症と呼ばれ，日常生活動作（ADL：activities of daily living）に大きく影響する．
- 症状の増悪によりロコモティブシンドローム（Column参照）を発症し，さらに悪化すると寝たきりの原因にもなる．

変形性膝関節症　❸
- がに股（いわゆるO脚）になり痛みを伴う．痛みのために歩行や階段昇降が困難とな

る．膝関節に関節液がたまり（関節水腫），次第に膝関節可動域が減少する．
- 女性に多く，男女比は1：4である．
- 原因は関節軟骨の老化による劣化であり，最近の研究では遺伝的要素もあるとみなされ，肥満が悪化因子になるといわれている．
- 保存的治療として，消炎鎮痛薬の投与や外用薬などの薬物療法のほか，サポーターによる保護，大腿四頭筋訓練による筋力アップ，ヒアルロン酸の関節内注射などを行う．肥満には，体重コントロールのための食事指導も行う．保存的治療で効果がみられないときは人工膝関節全置換術や骨切り手術などの手術を検討する．

引用文献
1) 骨粗鬆症の予防と治療ガイドライン作成委員会（日本骨粗鬆学会，日本骨代謝学会，骨粗鬆症財団）編．骨粗鬆症の予防と治療ガイドライン2015年版．ライフサイエンス出版；2015．p.4．
2) Morley JE. Sarcopenia：diagnosis and treatment. J Nutr Health Aging 2008；12：452-6.
3) Cruz-Jentoft AJ, et al. Sarcopenia：revised European consensus on definition and diagnosis. Age Ageing 2019；48：16-31.
4) Chen LK, et al. Asian Working Group for Sarcopenia：2019 consensus update on sarcopenia diagnosis and treatment. J Am Med Dir Assoc 2020；21：300-7. e2.

参考文献
- ロコモの定義：ロコモティブ症候群．日本臨床整形外科学会．http://www.jcoa.gr.jp/locomo/teigi.html（2016年8月閲覧）

カコモンに挑戦!!

◆ 第29回-44
運動器系に関する記述である．正しいのはどれか．2つ選べ．
(1) 閉経後には，骨吸収は亢進する．
(2) 変形性関節症は，骨密度の低下によって起こる．
(3) 骨粗しょう症は，骨の石灰化障害である．
(4) 大腿骨頸部（近位部）骨折は，男性での発生率が高い．
(5) 糖質コルチコイド薬の投与は，骨折リスクを高める．

◆ 第27回-44
横紋筋で構成される臓器・器官である．正しいのはどれか．1つ選べ．
(1) 胃
(2) 血管
(3) 子宮
(4) 心臓
(5) 膀胱

解答＆解説

◆ 第29回-44　正解(1)(5)
解説：正文を提示し，解説とする．
(1) 閉経後には，骨吸収は亢進する．
(2) 変形性関節症は，軟骨の劣化によって起こる．骨密度の低下は骨粗しょう症の原因の一つとなる．
(3) 骨粗しょう症は，骨強度（骨密度と骨質）の低下によって生じる．骨軟化症・くる病は，骨の石灰化障害である．
(4) 大腿骨頸部（近位部）骨折は，女性での発生率が高い．
(5) 糖質コルチコイド薬（＝副腎皮質ステロイド）の投与は，骨折リスクを高める．

◆ 第27回-44　正解(4)
解説：正文を提示し，解説とする．
(1) 胃は平滑筋で構成される．
(2) 血管は平滑筋で構成される．
(3) 子宮は平滑筋で構成される．
(4) 心臓は心筋（横紋筋）で構成される．
(5) 膀胱は平滑筋で構成される．

第13章 感覚器

学習目標
- 感覚の種類と特徴，聴覚，平衡感覚，味覚，嗅覚，視覚のはたらきと，脳への伝達について学ぶ
- 感覚を受容する器官である耳，口腔，鼻，眼の形状・しくみを学ぶ
- 聴覚機能評価のための聴力，視機能評価のための視力，視野，色覚，屈折や調節を理解し，検査の基本を学ぶ

要点整理
- 生体には環境や自身の変化をとらえるために，さまざまな感覚器官が備わっている．
- 感覚は，特定の刺激の変化をとらえる特殊感覚とそれ以外の感覚（体性感覚・内臓感覚）に分類できる．
- 内耳にある蝸牛に聴覚受容器が存在し，音を感知する．
- 内耳にある前庭と半規管に平衡感覚受容器が存在し，重力に対する身体の傾きや方向を感知する．
- 味覚や嗅覚は，味やにおいを化学物質として味蕾や嗅細胞で知覚する．知覚された情報は，大脳辺縁系などと連絡し，情動などの脳のはたらきにかかわる．
- 眼球は直径約24 mmの球状で，角膜，強膜，ぶどう膜，網膜で覆われている．ぶどう膜は血流が豊富でメラニンに富み，虹彩，毛様体，脈絡膜で構成されている．
- 網膜を構成する細胞の一つである視細胞（錐体，杆体）が光受容体で，主に明所では錐体（後極部に多い），暗所では杆体（周辺部に多い）がはたらく．
- 視力とは2点を分別できる能力，視野とは視線を固定した状態で見える範囲，色覚とは可視光線の中で色を感じる機能である．

1 総論

1 感覚の種類

- 感覚器系は，感覚受容器が頭頸部に限局される聴覚，平衡感覚，味覚，嗅覚，視覚などの特殊感覚と，受容器が身体全体に分布する皮膚感覚や深部感覚から成る体性感覚および内臓感覚から成っている（❶）．
- 特殊感覚はその神経伝達が脳から直接出ている脳神経（末梢神経）によって知覚される．

❶ 感覚の分類

感覚の種類		受容器	感覚の質
特殊感覚	聴覚	耳（コルチ器）	高音，低音
	平衡感覚	耳（前庭・半規管）	頭の向き，回転など
	味覚	舌（味蕾）	甘い，からいなど
	嗅覚	鼻（嗅上皮）	花の香り，刺激臭など
	視覚	眼（網膜）	青，赤など
体性感覚	皮膚感覚	皮膚	触覚，圧覚 温覚，冷覚 痛覚など
	深部感覚	筋，腱，関節	位置覚，痛覚など
内臓感覚	臓器感覚	内臓	空腹感，尿意など
	内臓痛覚	内臓	痛覚

2 感覚の特徴

適刺激
- 身体の内外の刺激は特定の受容器（レセプター）によって感覚としてとらえられる．
- それぞれの受容器に対して反応を引き起こすのに最適な刺激を適刺激（もしくは適合刺激，adequate stimulus）という．
- 聴覚では音，平衡感覚では運動方向や身体の傾き，味覚や嗅覚では化学物質，視覚では光，温覚や冷覚では温度，触圧覚では機械的刺激などが適刺激に該当する．

刺激の強さと順応
- 受容器が反応を起こす最も弱い刺激を閾値という．
- 刺激によって，受容器の細胞膜に膜電位変化が起こる．プラス変化は脱分極，マイナス変化は過分極という．
- 受容器に生じた電位がある大きさに達すると活動電位（action potential）となり，神経軸索を伝播し，中枢（大脳皮質）に伝わって感覚として認知される．
- 受容器は同じ強さの刺激を繰り返し受けると感受性が下がり，次第に弱く感じるようになる．たとえば，においは嗅いでいるうちに徐々に弱くなっていく．これを感覚の順応[*1]という．

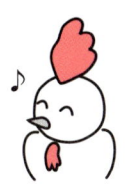

[*1] 順応の程度は感覚器の種類によって著しく異なり，触覚や嗅覚は順応が速いが，痛覚は順応が起こりにくい．

感覚の投射
- 受容器が受け取った刺激情報は，大脳皮質内の感覚野（一次感覚野）に伝えられて感覚を起こす．感覚の種類によって，感覚野には体性感覚野（頭頂葉内），視覚野（後頭葉内），聴覚野（側頭葉内），味覚野（頭頂葉内）などがある．
- 感覚野内のニューロンが刺激によって興奮して初めて感覚が生じるが，ヒトはこれを末梢の受容器が刺激されたように感じ取る．これを感覚の投射という．
- 投射された感覚情報は，さらに連合野の神経細胞で処理されて過去の感覚の記憶と照合され，感覚として認識される．

感覚と情動
- 感覚情報は大脳皮質内の感覚野に投射されるほか，視床下部や大脳辺縁系にも伝達される．視床下部と大脳辺縁系の反応は情動（emotion）を生じさせる．感覚情報は意識とは無関係に情動反応を引き起こす．

【用語解説】
情動：快・不快，怒りや恐れ，喜びや悲しみなど，行動を起こすきっかけとなりうる強い感情を指す．情動反応には，情動に伴う発汗などの生理的変化を含む．

感覚刺激と反射
- ある種の感覚情報は，意識とは無関係に反射（reflex）を起こす．たとえば，対光反射では眼に強い光が入ると縮瞳が起こる．

2 聴覚

- 耳は聴覚（auditory sensation）と平衡感覚を感受する器官である．
- ヒトの聴覚は20〜20,000 Hzの周波数を振動として感知し，音としてとらえる．環境を察知して人間どうしのコミュニケーションに重要な役割を果たす．

1 聴覚の受容器と伝導路

- 耳は外耳，中耳，内耳に区分される（❷）．

外耳
- 外耳（external ear）は耳介と外耳道から成る．
- 耳介によって集められた音波は鼓膜へ導かれる．
- 耳介から鼓膜に至る通路を外耳道といい，全長のうち，入口に近い側の1/2は表皮の下が軟骨で，奥側の1/2は骨でできている．軟骨部の外耳道には異物の侵入を防ぐた

❷ 耳のしくみ

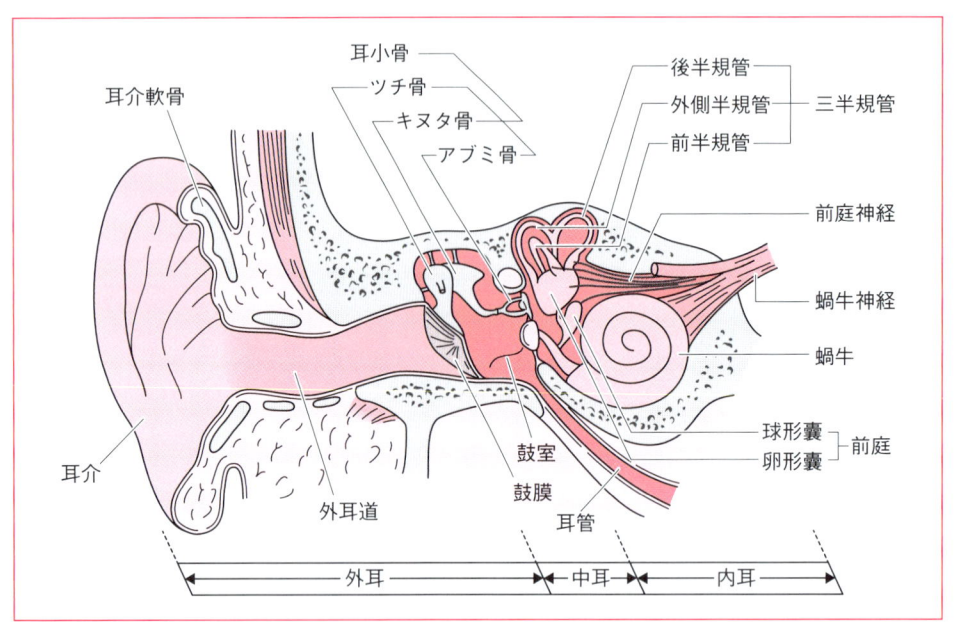

め，耳道腺，毛，脂腺が存在する．

中耳

- 中耳（middle ear）は鼓膜と鼓室，耳管から成る．
- 鼓膜（tympanic membrane）は外耳と中耳を境界する，厚さ約0.1 mmの漏斗状の薄い膜である．さまざまな振動数の音に共鳴して振動する．
- 鼓室内には鼓膜に接するツチ骨，キヌタ骨，アブミ骨という3つの耳小骨が関節状に連なり，鼓膜の振動を前庭窓から内耳へと伝える．
- 耳小骨の周囲には空気が存在する．鼓室と鼻咽腔は耳管という細長い管によって連絡されている．通常，耳管は閉鎖しているが，嚥下運動もしくは開口に伴う顎の動きによって開き，鼓室内圧が調節される．

内耳

- 内耳（inner ear）は蝸牛，前庭および半規管から成り，側頭骨の中に存在する[*2]．
- 蝸牛（cochlea）には聴覚受容器が，前庭（vestibule）と半規管（semicircular canals）には平衡感覚受容器が存在する．
- 聴覚にかかわる神経には蝸牛神経と前庭神経があり，2つを合わせて内耳神経と呼ぶ．聴覚受容器からの情報は蝸牛神経を，平衡感覚受容器からの情報は前庭神経を通って中枢に入る．
- 蝸牛，前庭，半規管は互いに骨迷路と呼ばれる管の内部で交通し，骨迷路の中に膜迷路と呼ばれる膜性の管腔が入っている．骨迷路と膜迷路はリンパ液で満たされている．

蝸牛 ❸

- 約2回転半らせん状に巻かれた管で，内部は基底膜と前庭膜によって，前庭階，中央階（蝸牛管），鼓室階の3層構造になっている．
- 蝸牛管は膜迷路に相当し，内リンパで満たされている．
- 前庭階と鼓室階は外リンパで満たされている．
- 蝸牛管の基底膜上に聴覚受容器であるコルチ（Corti）器が乗っており，有毛細胞（hair cell）が並んでいる．
- 音に共鳴した鼓膜の振動は，耳小骨で増幅され前庭窓を経て前庭階の外リンパに伝わり，前庭膜を介して蝸牛管内の内リンパを振動させる．基底膜や内リンパの振動によって有毛細胞とこれに覆い被さっている膜（蓋膜）とのあいだで摩擦や圧力が生じ

豆知識

中耳炎：中耳（鼓膜，鼓室，耳管）に炎症が起きたものをいう．細菌やウイルス感染によるものなどがあり，鼻咽頭炎などの際に鼻を強くかむと，耳管に沿って感染が中耳に波及して引き起こされる．

[*2] 前庭と半規管については本章「3 平衡感覚」（p.138）も参照．

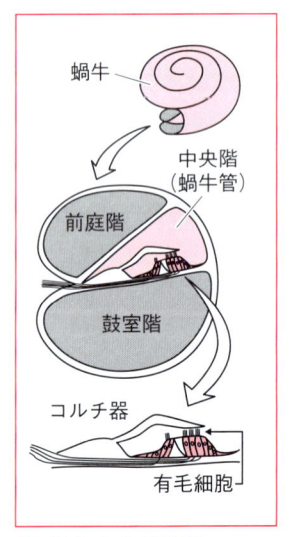

❸ 蝸牛の内部構造
蝸牛管は内リンパ，前庭階と鼓室階は外リンパで満たされている．

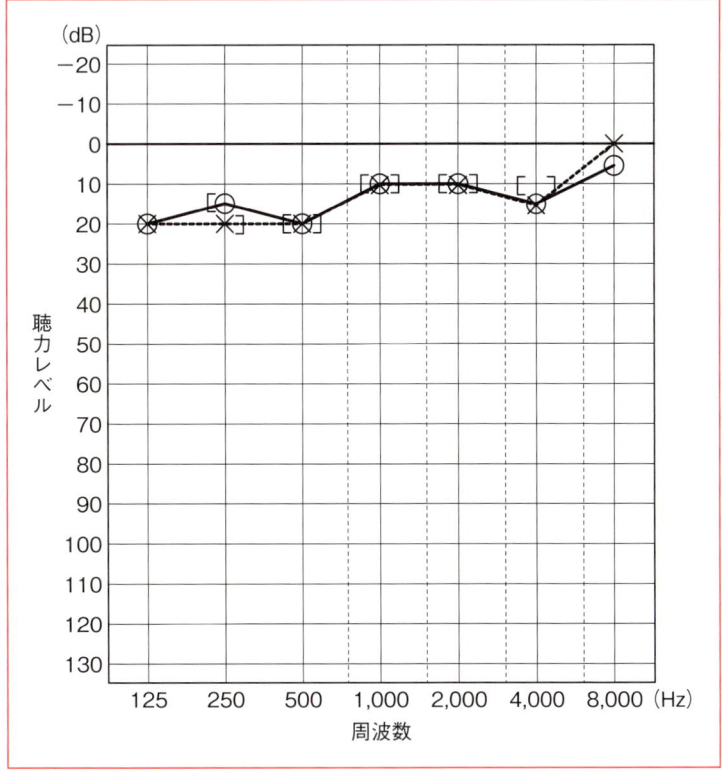

❹ **正常オージオグラム**
聴力レベルを周波数の関数として示したグラフ．標準的聴力を0 dBとしたときに30 dB以上閾値は上昇（感度低下）しているときに難聴とする（p.138のColumnを参照）．
右耳：◯（気導），[（骨導）．左耳：-✕-（気導），](骨導)．

【用語解説】
気導：音が外耳と中耳を通して内耳へ伝えられること．日常で聞く音は大部分が気導聴力によって決まる．
骨導：音が頭蓋骨と軟部組織の振動を通して内耳へ伝えられること．
骨導聴力と気導聴力を比較することで伝音難聴，感音難聴，混合難聴の鑑別診断ができる．感音難聴では骨導聴力が低下する．

て刺激となり，有毛細胞内に脱分極が起こる．
- この興奮が細胞基底部にシナプスを形成している蝸牛神経終末を介して脳に伝えられる．

聴覚伝導路

- コルチ器で受容された聴覚情報は，蝸牛神経を通って橋（蝸牛神経核）や視床（内側膝状体）など複数の中継核を経由した後に，大脳皮質側頭葉の聴覚野に投射される．

2 音を認知するしくみと聴力

- 前述のように，ヒトの耳は20〜20,000 Hzの周波数を感知する．感知された音を高さや強さによって区別することができる．

①音の高さ：周波数によって決められる．通常の会話の周波数は200〜4,000 Hzであり，周波数の高いほうが高い音に聞こえる．
②音の強さ：音圧（音波の振幅）で決定される．デシベル（dB）という単位がよく使われる．
③音の方向：両耳で感知することにより，音源の位置が立体的に聞き分けられる．

聴力

- 聴力とは音刺激に対する聴覚の感受性のことをいう．一般的な聴力検査では，聴力計（オージオメータ）を用いて各周波数の音を聞かせ，正常閾値以上が聞こえているかどうかを調べる（❹）．

> **Column** 伝音難聴と感音難聴
>
> 難聴の種類は耳の障害部位によって区別される．伝音難聴は外耳や中耳の障害で生じ，鼓膜の損傷や中耳炎などが原因となる．感音難聴は内耳や聴覚伝導路の障害で生じ，有毛細胞や蝸牛神経，大脳皮質の障害が原因となる（❶）．
>
> 感音難聴の一つに薬物性難聴があり，薬剤の副作用として生じる．代表的薬剤にアミノグリコシド系抗菌薬（ストレプトマイシン，ゲンタマイシンなど），抗がん剤（シスプラチンなどの白金製剤），サリチル酸（アスピリンなど），ループ利尿薬（フロセミドなど）がある．アミノグリコシド系抗菌薬で生じる難聴の一部には，ミトコンドリアの遺伝子変異が関与していることが明らかとなっている．
>
> **❶ オージオグラムにみる伝音難聴と感音難聴**
> a：伝音難聴のオージオグラム．骨導と気導に差がある．b：感音難聴のオージオグラム．左低音部に閾値上昇（感度低下）がある．右耳：⊖（気導），［（骨導）．左耳：-✕-（気導），］（骨導）．

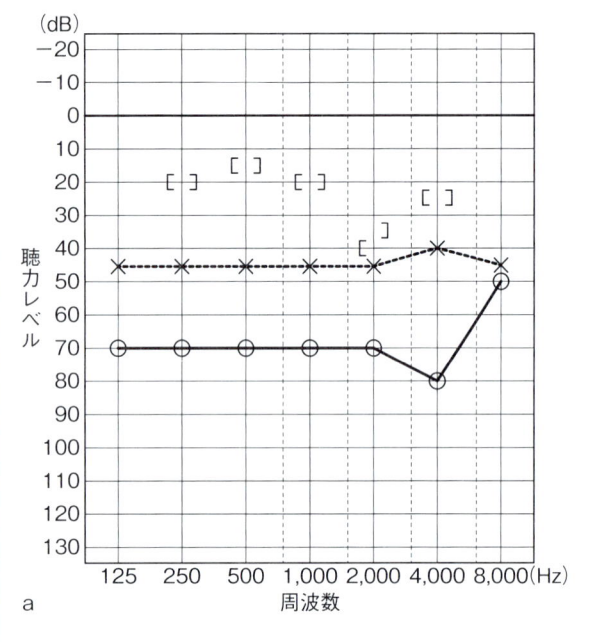

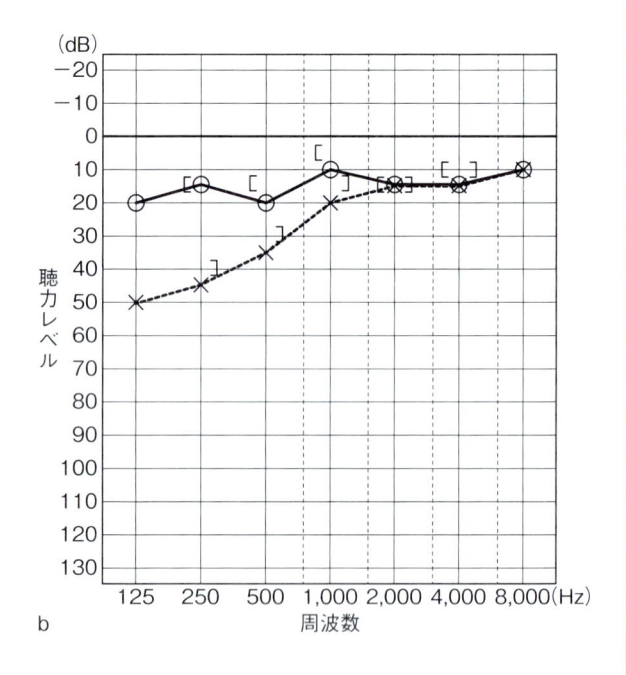

3 平衡感覚

- 平衡感覚（sense of equilibrium, static sense）は重力に対する身体の傾きや，運動の方向ならびに速度変化（加速度）を感知するものである．
- 正常な平衡感覚により，姿勢を調節し，身体のバランスをとることができる．

1 平衡感覚の受容器と伝導路

- 平衡感覚は内耳に存在する前庭器官で受容する．前庭器官には前庭と半規管がある．前庭は直線運動（加速度）を，半規管は回転運動（角加速度）を感知する．

前 庭（❺）

- 前庭（vestibule）は骨迷路の中にあり，蝸牛の少し手前に位置する．前庭の内部には球形嚢と卵形嚢が存在し，これらは耳石器と総称される．
- 球形嚢と卵形嚢には前庭神経の終末器官である平衡斑があり，平衡斑には配列した有毛細胞とそれを覆うような形で耳石が存在する．耳石は炭酸カルシウムの微細な結晶であり，頭部にかかる重力や加速度によってずれが生じる．有毛細胞はこのずれを刺

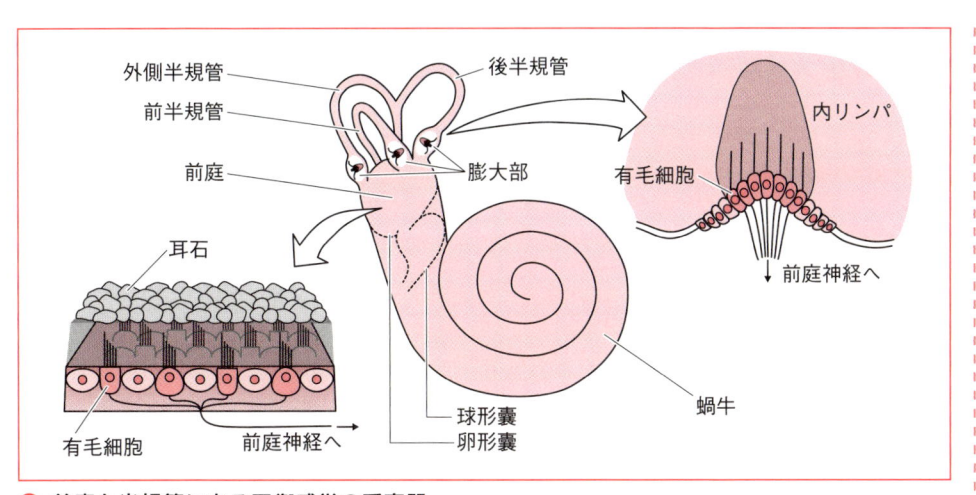

❺ 前庭と半規管にある平衡感覚の受容器

激として興奮を引き起こし，シナプスを介して前庭神経に伝える．球形嚢は上下方向，卵形嚢は水平方向の加速度を感知する．

半規管（❺）
- 半規管（semicircular canals）は，前半規管，後半規管，外側半規管の3つから成り，これらを合わせて三半規管ともいう．互いにほぼ垂直の平面にあり三次元の構造をとる．各半規管の膨大部に有毛細胞が並んでおり，回転方向の加速度が加わると半規管内の内リンパが回転に伴って流速を生じ，これが刺激となって有毛細胞を興奮させる．この興奮がシナプスを介して前庭神経に伝わる．

平衡感覚の伝導路
- 前庭器官からの情報は，前庭神経を経て延髄の前庭神経核に伝達される．
- 前庭神経核は外眼筋の運動核，小脳や脊髄と連絡しており，前庭神経核への入力情報で反射を起こし，眼球の運動や姿勢の調節がみられる．
- 前庭神経核から視床を経由し大脳皮質に伝達する経路もあり，平衡感覚が知覚されたり認識されたりする．

2　平衡感覚による姿勢調節のしくみ

- 平衡感覚は姿勢の調節にはたらく．前庭器官からの情報に視覚や体性感覚（深部感覚）の情報が統合されることが重要である．

姿勢の調節
- 前庭が感知する直線運動と半規管が感知する回転運動，この2つにより身体のバランスや動きの情報が得られている．さらに視覚や深部感覚などからの情報が小脳において統合され，姿勢を調節する．

平衡感覚による反射
- 頭の傾きの変化や回転運動により前庭器官が刺激を受けると，身体が倒れないように姿勢を調節しようとする反射（前庭反射）が起こる．
- 視野の確保には，前庭動眼反射が起き，頭部の傾きや回転方向とは逆に眼球が動く．たとえば，ある物体を注視しながら頭を左に回すと眼球は右に動く．つまり，前庭動眼反射により，頭部の動きにかかわらず，視野は保たれることになる．

4　味　覚

- 味覚（gustatory sensation）の適刺激は化学物質であり，感覚上皮に作用して知覚され

身体が回転すると半規管内の内リンパが流れを起こして刺激となるんだ！

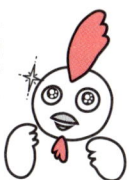

【用語解説】
深部感覚：皮膚よりも深いところで感知される感覚である．眼で確認しなくても，関節の曲がり具合や筋肉の状態は感知できる．このような感覚は，皮下や筋肉，腱，関節などにある受容器が感受している．

●MEMO●
めまい：「自分の身体が回る」「自分の周りが回る」といった感覚が，実際は身体も周りも動いていないのに生じるものである．めまいは内耳疾患（三半規管や耳石器などの障害）でみられるほか，小脳梗塞などの中枢性疾患や心因性に起きる場合もある．

- 味覚は選択行動や情動などの脳のはたらきに関与する．

1 味覚の受容器と伝導路

味 蕾

- 味覚は味蕾（taste buds）と呼ばれる構造で感受される．味蕾は舌の表面にある有郭乳頭，葉状乳頭，茸状乳頭と呼ばれる突起[*3]の一部に存在し，ヒトの舌には約1万個ある．また，軟口蓋，咽頭後壁粘膜，喉頭蓋粘膜にも存在する．
- 味蕾はつぼみのような形をしており，開口部（細孔）でとらえられた化学物質は味細胞を興奮させる．

味覚伝導路

- 味を感知する神経線維は味蕾の中で直接シナプスを形成する．味蕾が舌や口腔内のどの部位に存在するかによって神経支配が異なっている．
① 舌の前側（前2/3）でとらえた情報は，舌神経から鼓索神経を経て顔面神経に入り，延髄内の孤束核に達する．
② 舌の後側（後1/3）でとらえた情報は，舌咽神経を経て孤束核に達する．
③ 咽頭や喉頭粘膜でとらえた情報は，迷走神経を上行して孤束核に達する．
- 延髄の孤束核は味覚の一次中枢であり，一次ニューロンが孤束核に入った後，二次ニューロンが視床の味覚中枢に入り，さらに三次ニューロンが大脳皮質の第一次味覚野に投射される．
- 第一次味覚野より上位の高次味覚野は眼窩前頭皮質外側部にあり，高次であるほど複数の刺激に反応するニューロンが増加する．

2 味を認知するしくみと脳への関与

- ヒトは多くの味覚を想起することができるが，それらは味蕾で感知された5つの基本味（塩味，酸味，甘味，苦味，うま味）の混合によって生じている．
- 食物の味覚は，基本味のほかに，においなどの嗅覚の情報，歯ごたえや温かさなどの触覚や温・冷覚の情報，見た目や噛んだときの音などの視覚や聴覚からの情報も加わって，統合的に知覚される．
- 味覚は"味"として認知されるほか，視床下部や大脳辺縁系とも連絡し，たとえば，ある味を感知して食べるか食べないかを決める選択行動を引き起こしたり，好き嫌いにかかわる情動に関与したりする．

[*3] 2章「2 口腔，咽頭の形状・しくみとはたらき・役割」の❾（p.17）も参照.

味蕾って舌だけじゃなく，咽頭や喉頭にもあるんだ！

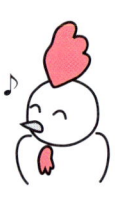

5 嗅 覚

- 嗅覚（olfactory sensation）の適刺激は味覚と同様に化学物質である．
- 嗅覚はにおいの感知にかかわるほか，味覚と同様に選択行動や情動などの脳のはたらきに関与する．

1 嗅覚の受容器と伝導路

- においの受容器は嗅上皮の嗅細胞[*4]で，鼻腔の天井部分にある．吸気の際，空気の一部が上鼻道を通り，吸気中に含まれるにおい分子が嗅細胞を刺激する（❻）．
- 嗅細胞を刺激した情報は，嗅神経を通って大脳にある嗅球に投射する．嗅球からの情報は嗅索を経て大脳辺縁系や視床下部，大脳皮質嗅覚野に伝えられる．

[*4] 正確には嗅細胞にある嗅毛に嗅覚受容器があり，におい分子と結合して活動電位が生じる．におい分子は粘液に溶け込んだ状態で嗅毛へ結合する．

Column　嗅覚障害とストレス

　視覚・聴覚障害には身体障害認定等級があるが，嗅覚障害にはない．障害の度合いは小さいとみなされているが，生活のさまざまな面で困難が生じている．たとえば，嗅覚の低下は味覚の低下につながり，食欲の低下を引き起こす．また，調理の味つけに自信がもてなくなったり，腐敗臭に気づけなかったりする．さらに，煙やガスのにおいに気づかない生命リスクによるストレスも多い．そして，職業上，においが重要となる調理師，香料関係の仕事に携わっている人にとって嗅覚の低下は深刻な問題につながる[1]．

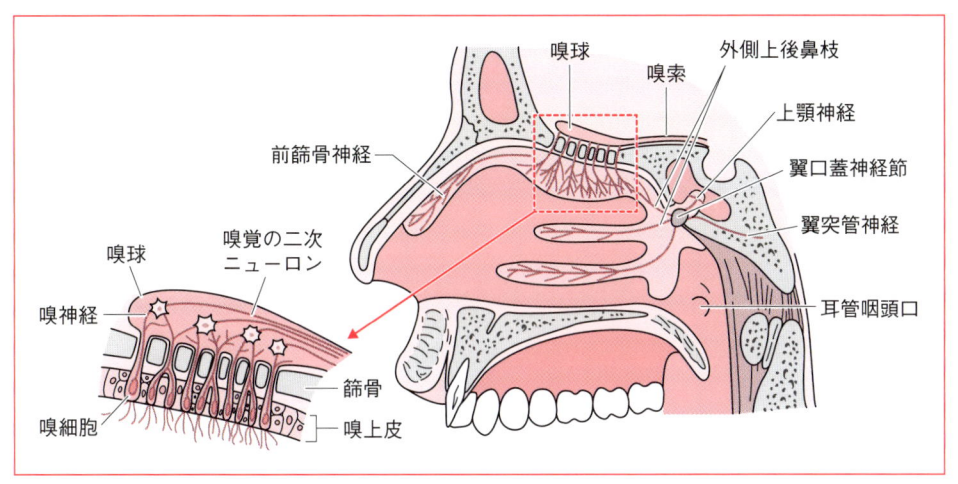

❻ 嗅覚受容器と嗅神経

2　においを認知するしくみ

- ヒトは数十万種ほどのにおい分子を嗅ぎ分けられるといい，約390種類の嗅覚受容器が機能している．
- 情報の混乱がないように，1つの嗅細胞は1種類の嗅覚受容器を発現している．あるにおい分子が入ってきた際，その化学構造に対応する複数の受容器に結合する．結合した受容器の組み合わせによって，どのようなにおいかが決定する．
- においは1種類のにおい分子ではなく，複数のにおい分子で構成されている場合が多い．たとえば，にんじんは約20種類のにおい分子が混じり合ったにおいといわれている．
- どんなにおいであっても嗅いでいると，やがて感じなくなる（順応）．この順応は嗅細胞と中枢の2領域で同時に起こる．

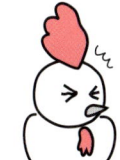

トイレに入ったときに「くさい！」と感じても，数分後にはあまり感じなくなる．それが"順応"なんだ！

【1　総　論〜5　嗅　覚】

引用文献
1) 近藤健二．ストレスと嗅覚．JOHNS 2015；31：325-8.

参考文献
・志村二三夫ほか編．栄養科学イラストレイテッド　解剖生理学―人体の構造と機能．改訂第2版．羊土社；2014．pp.208-16.
・内田さえほか編．人体の構造と機能．第4版．医歯薬出版；2015．pp.119-52.
・高野康夫編．エキスパート管理栄養士養成シリーズ　解剖生理学．第2版．化学同人；2012．pp.85-106.
・日本耳鼻咽喉科学会編．耳鼻咽喉科学用語解説集．金芳堂；2010．

6 視覚

- 眼は視覚(visual sensation)を感受する器官で,適刺激は光である.
- 視覚により,物体の形,色,距離,動きなどをとらえることができる.

1 眼球の形状・しくみとはたらき ❶

- 眼球(eyeball)は,眼窩(orbit)の中に位置しており,直径約24 mmの球状の器官である.
- 角膜と強膜によって外壁が形成され,中間層はぶどう膜(虹彩,毛様体,脈絡膜),内層は網膜から成り,強膜の前方は結膜に覆われている.
- 内部は水晶体,硝子体,房水から成る.

角膜

- 角膜(cornea)は縦径11 mm,横径12 mmのやや楕円形を呈する透明な組織で,中央部が約0.5 mm,輪部で約1 mmの厚さがある.
- 表層から角膜上皮,ボウマン(Bowman)層,角膜実質,デスメ(Descemet)膜,角膜内皮の5層で成る.
- レンズとしての役割もあり,眼球全体の屈折力60 D[*1]のうち40 Dを占めていて,水晶体よりも屈折力がある.

強膜

- 強膜(sclera)は角膜とともに,眼球の最外層の表面積の80%を形成する.
- 主に膠原線維から成り,厚さ約1 mmの強靱な膜である.

ぶどう膜

- ぶどう膜(uvea)は虹彩(iris),毛様体(ciliary body),脈絡膜(choroid)から成る.
- 血管が豊富で紫～黒色をしている.ぶどう膜の名前の由来は外観が果物のブドウに似ているからである.

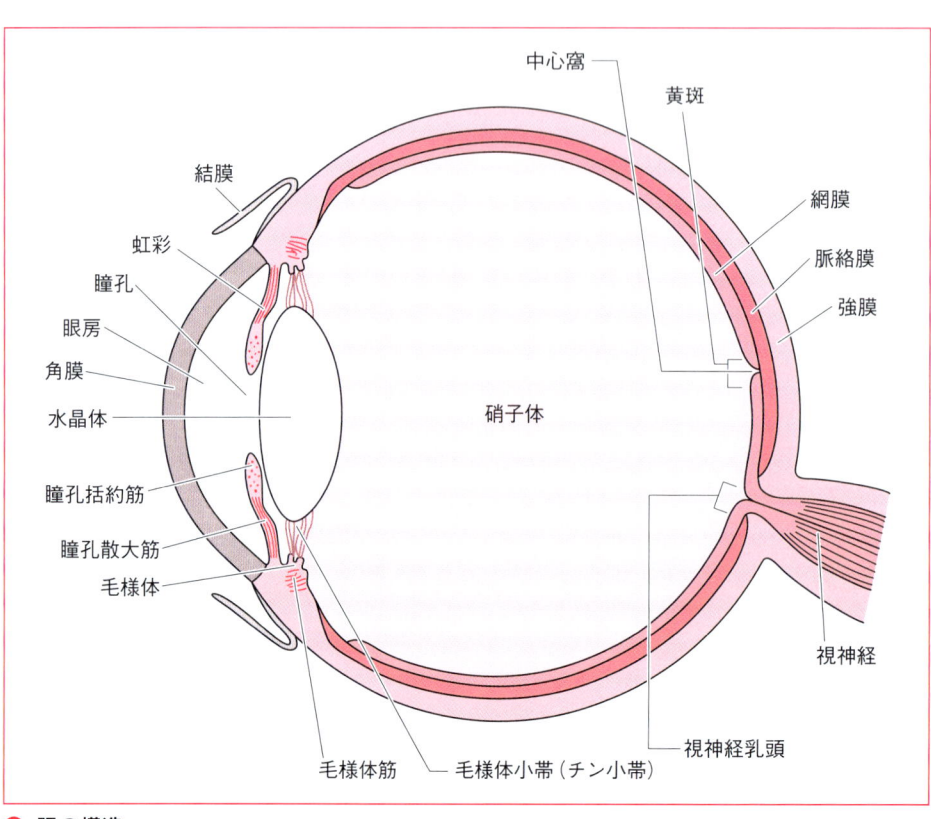

> ヒトの眼球は2歳で成人と同じ大きさになるんだ!

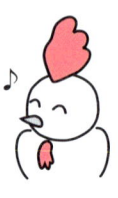

豆知識
屈折矯正手術(レーシック):エキシマレーザーで角膜を削ることによって,角膜のカーブを変え屈折を矯正する手術.

[*1] Dはジオプトリーと読み,屈折力の単位である.

豆知識
ぶどう膜炎:ぶどう膜は血流が豊富なため,眼炎症性疾患の好発部位となる.

❶ 眼の構造

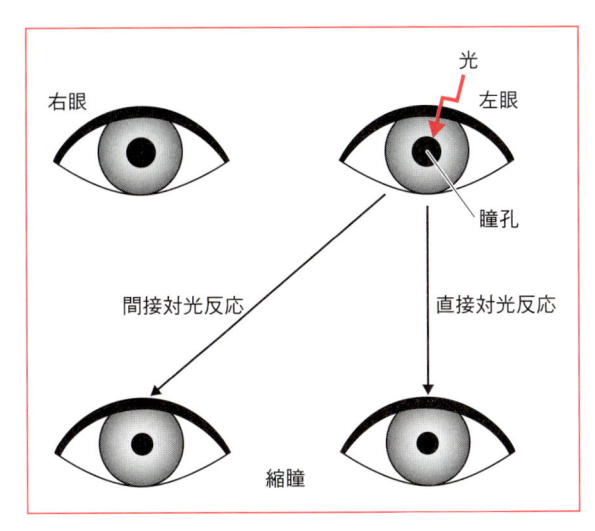

❷ 対光反応
直接対光反応と間接対光反応がある．直接対光反応は光刺激を受けた眼が縮瞳すること，間接対光反応は光刺激を受けた反対眼に縮瞳が起きることである．これは，光刺激を受けると視路の途中で中脳のエディンガー-ウェストファール（Edinger-Westphal）核の両側に入るため，どちらの眼に光が入ったとしても均等に縮瞳することによって起こる．

虹彩
- 水晶体前面の膜状組織で，中央に瞳孔（pupil）がある．虹彩の色は日本人では褐色であるが，白人では青〜灰色である．
- 明所で縮瞳，暗所で散瞳して眼内に入る光の量を調節している．カメラでいうと「絞り」に相当するはたらきをしている．

(1) 瞳孔
- 瞳孔径は乳幼児では2 mm程度だが，徐々に大きくなり，成人で約4 mmとなる．若い女性では，より大きい傾向にある．加齢とともに再び2 mm程度に縮瞳気味になる．

(2) 瞳孔運動
- 瞳孔径が大きくなることを散瞳，瞳孔径が小さくなることを縮瞳という．
- 交感神経は瞳孔散大筋を支配し散瞳にはたらき，副交感神経は瞳孔括約筋を支配し縮瞳にはたらいている．
- 光刺激によって反射的に縮瞳するが，これを対光反応（対光反射）という（❷）．
- 近くを見たとき，瞳孔は輻輳（同時に両眼が内側を向く：寄り目），調節，縮瞳する．これを近見三徴という．

毛様体
- 虹彩と脈絡膜のあいだにあり，毛様体小帯（チン〈Zinn〉小帯）*2で水晶体を支えている．
- 平滑筋である毛様体筋が収縮して水晶体が厚くなり，近くを見たときに網膜上に焦点を合わせることができる．これを調節といい，カメラでいう「接写機能」に相当するはたらきである．
- 房水*3を産生して無血管の組織である角膜や水晶体を栄養するとともに，眼圧の調節に大きな役割を果たしている．

脈絡膜
- 血管とメラニンがきわめて豊富であり，紫〜黒色に見える．メラニン色素が多いことにより眼外の光を遮断する役割を担っている．

網膜（❸）
- 網膜（retina）は3層の眼球壁*4のいちばん内層にあり，眼球の内面を覆う透明な膜状組織である．網膜を光学顕微鏡で観察すると，外層から内層に向かって，❹に示した10層から成っている．
- 網膜の神経細胞には5種類あり，光受容体である視細胞（杆体，錐体），双極細胞，神経節細胞，水平細胞，アマクリン細胞がある．
- 検眼鏡的には，網膜中央部は直径約4.5 mmの円形状で黄色を呈する部分を黄斑部という．黄斑部中央は陥凹しており中心窩という．中心窩は視細胞のみで形成されてい

●MEMO●
瞳孔径は正常でも左右で1 mm程度違うことがある．これを生理的瞳孔不同という．この場合は暗所と明所で左右差は変わらない．

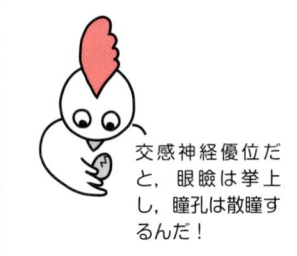

交感神経優位だと，眼瞼は挙上し，瞳孔は散瞳するんだ！

*2 毛様体上皮から起こった線維群が融合して線維束となったものである．

*3 房水は，毛様体小帯の線維の間隙を流れており，眼圧の調節，眼球形態の維持に重要なはたらきをしている．

●MEMO●
健常者でも緑内障患者でも深夜〜午前中に最高眼圧を示すことが多い．1Lの水を飲むと眼圧は数mmHg上昇する．

*4 眼球壁は，強膜（角膜），脈絡膜，網膜から成る．

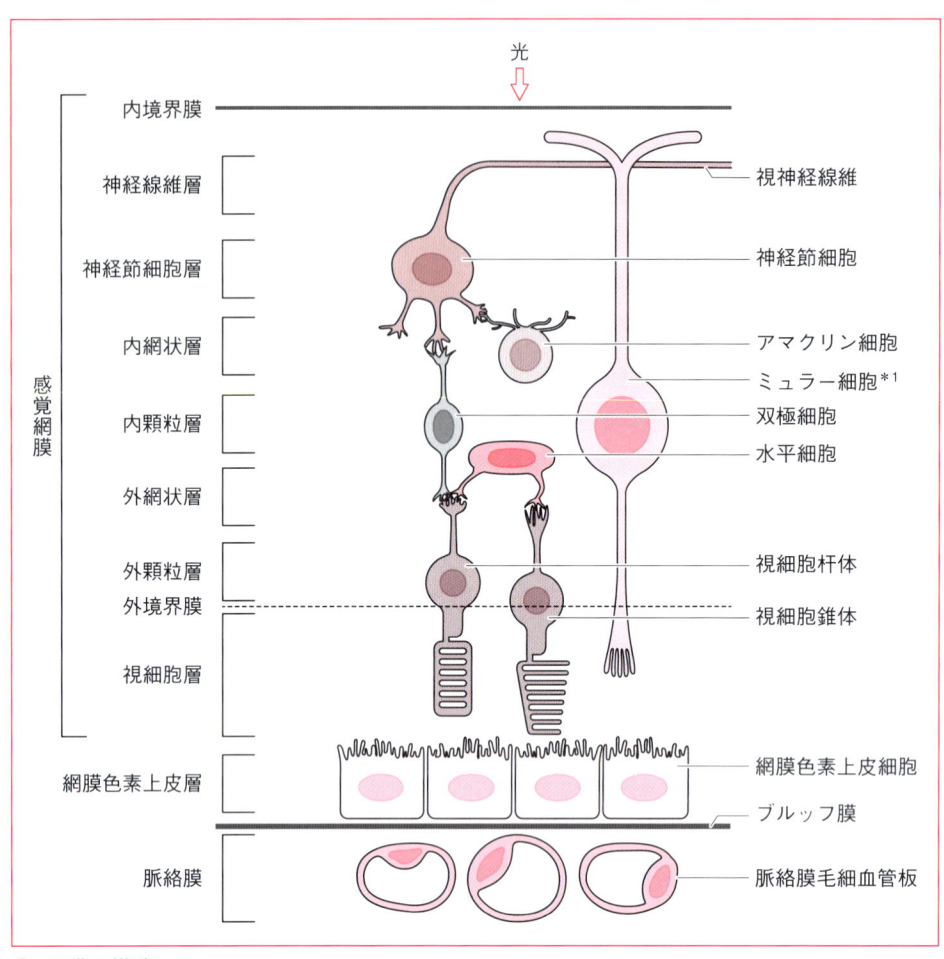

```
                                    光
                                    ↓
         内境界膜 ────────────────────────────────
         
         神経線維層                                      視神経線維
         
         神経節細胞層                                    神経節細胞
     感
     覚  内網状層                                        アマクリン細胞
     網                                                  ミュラー細胞*1
     膜  内顆粒層                                        双極細胞
                                                        水平細胞
         外網状層
         
         外顆粒層                                        視細胞杆体
         外境界膜 ────────────────────────────────       視細胞錐体
         
         視細胞層
         
         網膜色素上皮層                                  網膜色素上皮細胞
                                                        ブルッフ膜
         
         脈絡膜                                          脈絡膜毛細血管板
```

❸ 網膜の構造

＊1：ミュラー細胞とは網膜に存在するグリア細胞で，支持組織としてはたらくほか，変性網膜の修復や神経栄養因子の分泌などにはたらく．

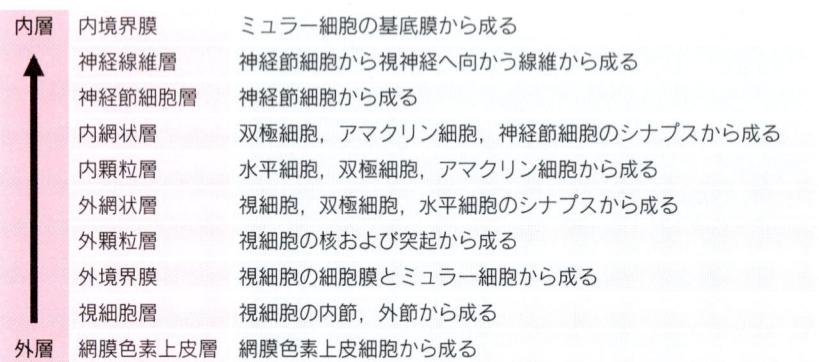

❹ 網膜の構成

内層 ↑ 外層		
内境界膜	ミュラー細胞の基底膜から成る
神経線維層	神経節細胞から視神経へ向かう線維から成る
神経節細胞層	神経節細胞から成る
内網状層	双極細胞，アマクリン細胞，神経節細胞のシナプスから成る
内顆粒層	水平細胞，双極細胞，アマクリン細胞から成る
外網状層	視細胞，双極細胞，水平細胞のシナプスから成る
外顆粒層	視細胞の核および突起から成る
外境界膜	視細胞の細胞膜とミュラー細胞から成る
視細胞層	視細胞の内節，外節から成る
網膜色素上皮層	網膜色素上皮細胞から成る

るため，最良の視力を得ることができる．

- 眼内に入ってきた光は，光受容細胞である視細胞（杆体，錐体）でとらえられる．
- 杆体は光に対して感受性が良く，主に暗所での視覚を担い，多くは網膜周辺部に存在する．
- 錐体は網膜の後極部に存在し，明所での視覚を担い，細かい文字や色を識別することができる．

水晶体

- 水晶体（lens）は虹彩の後方，硝子体の前方にある透明な両凸の形状をしている構造物で，前面のほうが緩やかな凸を成している．
- カメラのレンズの部分に相当する．直径約10 mmで，約20 Dの屈折力をもっている．

●MEMO●
発生学的に，網膜色素上皮層は眼杯の外壁から，視細胞より内層は内壁から発生するため，網膜剥離は網膜色素上皮と視細胞層のあいだで起こりやすい．

豆知識
夜盲：暗い所で見えにくい状態．主に杆体の機能障害による．網膜色素変性症やビタミンA欠乏症などで起きる．
ロドプシン：網膜の杆体細胞の外節には視物質であるロドプシンが存在する．ロドプシンはたんぱく部分のオプシンと色素部分のレチナールから成り，光によって分解される．レチナールはビタミンAから作られるためビタミンAが欠乏すると夜盲になる．

●MEMO●
水晶体と硝子体を臨床の場では中間透光体と呼ぶ．

❺ 視覚のしくみ

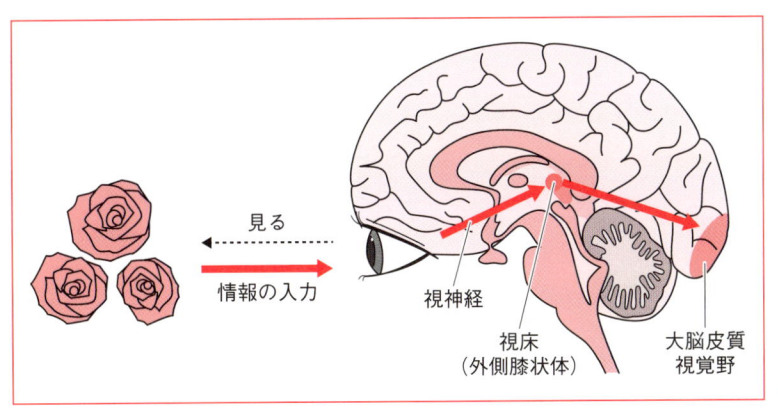

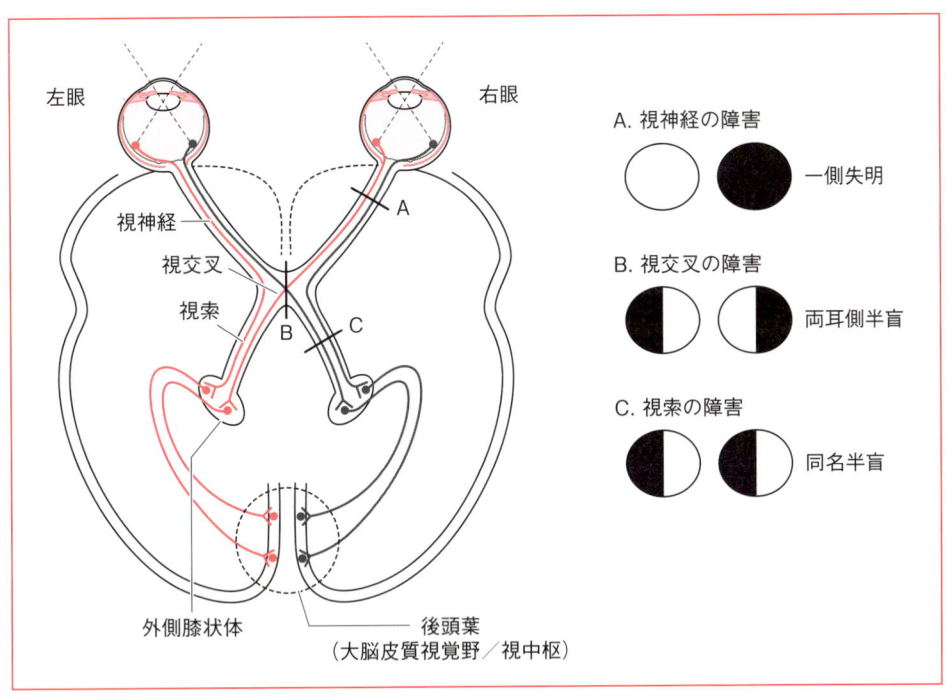

❻ 視路（視覚伝導路）と伝導路切断による視野欠損
A，B，Cの位置で視覚伝導路が切断されると視野の欠損が生じ，右図に示すA，B，Cのパターンがみられる．

- 表面から中央に向かって，水晶体嚢，水晶体上皮，皮質，核から成る．加齢とともに，水晶体の厚みが増して重くなり，色調も黄色に変化していく．

硝子体
- 硝子体（vitreous body）は約4 mLの体積があり，眼球の80％の容積を占めている．
- 透明なゲル状を呈し，コラーゲン線維とヒアルロン酸，水から成る．重量の99％は水である．
- 透光体として網膜に光を透過させるのに重要なはたらきがあり，眼球の形状維持や眼圧維持に重要である．
- 網膜と硝子体は接着しており，特に硝子体基底部や視神経乳頭，中心窩では接着が強い．
- 硝子体は加齢とともに液化し，60歳くらいで網膜から離れ，後部硝子体剥離をきたす*5．近視の強い人では眼球の前径が長く，20歳代で後部硝子体剥離が起きることもある．後部硝子体剥離が起きると，飛蚊症や光視症が自覚される．

視神経と視路
- 角膜，水晶体，硝子体を通過した光は，網膜の視細胞，双極細胞，神経節細胞を経て，視神経→視交叉→視索→外側膝状体→視放線→後頭葉（大脳皮質視覚野）に至る．この視覚に関係する経路を視路（視覚伝導路）と呼ぶ（❺，❻）．

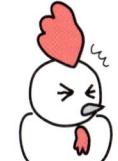

水晶体は加齢とともに厚く，硬く，重くなる！

*5 後部硝子体剥離にともない，網膜裂孔や網膜剥離が生じることがある．

【用語解説】
飛蚊症：加齢により硝子体の液化が進むと硝子体中に混濁が生じ，後部硝子体剥離が生じて眼球運動とともに移動する．そのため，蚊が飛んでいるように自覚する．
光視症：硝子体と網膜に牽引があると，機械的刺激で光を自覚する．

- 視神経線維は，強膜の一部である篩状板を通過した後に，髄鞘が軸索を覆って有髄化して視神経となる．後方に向かって視神経管を経て，頭蓋内に入って視交叉に到達する．
- 視交叉では鼻側網膜線維は交叉後，対側の視神経内を通り前方のフォン・ウィルブランド（von Wilbrand）の膝で後方に向かい，非交叉線維と合流し，視索に達する．
- 視索から側頭葉に入り，下方線維はマイヤー係蹄（Meyers loop）を経て，上方線維は直接後頭葉に入る．
- 視神経乳頭は横径1.5 mm，縦径1.7 mmの楕円形をしている．中央部は陥凹しており，乳頭陥凹部と呼ばれている．
- 視神経乳頭には視細胞がないため，この部分はマリオット（Marriott）盲点[*6]と呼ばれる生理的な暗点となっている．

● MEMO ●
視神経乳頭の陥凹の拡大は，緑内障の診断に重要である．

[*6] 視野の中心から耳側15°付近にある絶対盲点で，最高輝度指標を使っても知覚できない絶対暗点である．

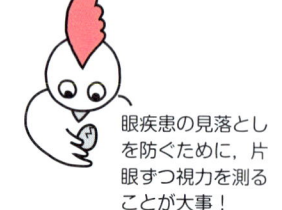

眼疾患の見落としを防ぐために，片眼ずつ視力を測ることが大事！

2 視機能とその検査

視　力

- 視力（visual acuity）とは，2点を分別できる能力のことで，自覚的検査で測定される．片眼を遮蔽して測った視力を片眼視力といい，通常の視力測定で用いられる．両眼を開放して測る視力もあり，片眼視力より良好なことが多い．これを両眼加算という．
- 日本では5 mの距離で片眼ずつ遮蔽して測定する小数視力が広く用いられる．小数視力では，最小視角の逆数が視力として用いられる．
- 眼鏡やコンタクトレンズで矯正した視力を矯正視力，矯正しない視力を裸眼視力という．視力といえば一般的に矯正視力のことである．

屈折・調節機能　(8)

- 調節とは，水晶体が厚くなって屈折力が強くなることであるが，通常，近くを見るときに生じる．
- 調節力がはたらいていない状態では，角膜と水晶体によって屈折が起こり，網膜上に像を結ぶものを正視という．網膜より後方に結像するものを遠視，前方に結像するものを近視という．また，眼の経線[*7]によって屈折力が異なり，眼内あるいは眼外で1点に結像しない屈折状態を乱視という．
- 屈折検査は視覚器にとってたいへん重要である．屈折検査により最高の矯正視力を出すことが眼鏡処方のみならず，眼疾患の発見に有用である．

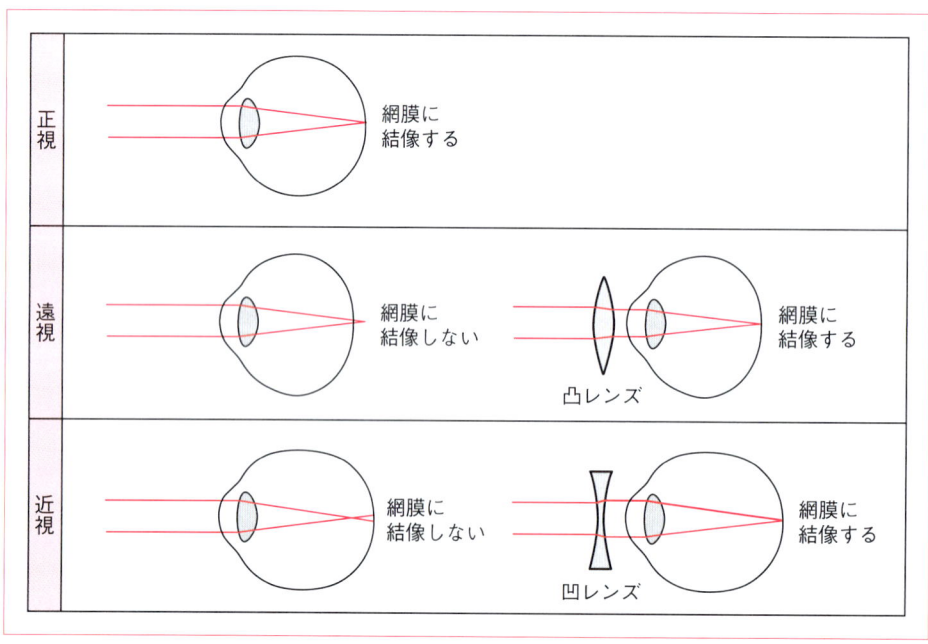

【用語解説】
最小視角：2つの点が離れていることを見分けられる最小の角度のことである．視力検査に使われるランドルト（Landolt）環（7）を5 mの距離から見ると，切れ目の視角は1分（1°の1/60）となり，これが見分けられれば，視力は最小視角の逆数の1.0となる．同様に，視力0.1では，ランドルト環の切れ目の最小視角は10分である．

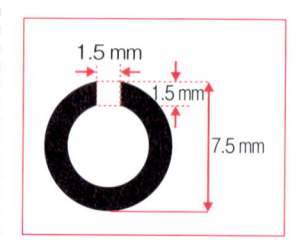

❼ ランドルト環

[*7] 角膜を地球に見立て，北極と南極を通って地表を囲む縦の線のこと．子午線と同義．

❽ 屈折異常とその矯正

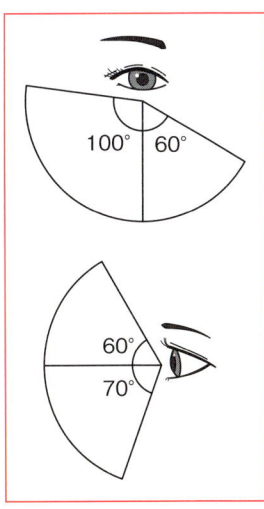

6 視覚

⑩ 色覚の分類

1色覚（まったく色を感じない）
●杆体1色覚
●錐体1色覚
2色覚
●1型2色覚：赤の欠損
●2型2色覚：緑の欠損
●3型2色覚：青の欠損
異常3色覚
●1型3色覚：赤の要素異常
●2型3色覚：緑の要素異常
●3型3色覚：青の要素異常
正常3色覚
●健常者

⑪ 色覚の検査方法

目的	検査法
スクリーニング	色覚検査表：石原式，大熊式，東京医大式
程度判定	色相配列検査：Panel D-15
異常の型の確定診断	アノマロスコープ

⑨ 視野の広がり

- 屈折検査には，自覚的検査と他覚的検査がある．
- 自覚的検査には赤緑検査[*8]があり，他覚的検査には，検影法，オートレフラクトメータがある．

視野

- 視野（visual field）とは，視線を固定した状態で見える範囲のことで，網膜から視中枢に至るまでの視路のどこが障害されるかにより，さまざまなパターンを示す（⑥）．
- 視野の広さは，鼻側60°，耳側100°，上方60°，下方70°である（⑨）．
- 中心窩に相当する部位が最も感度が高く，周辺になるほど感度が低くなる．
- 検査方法として，動的視野検査と静的視野検査がある．
- 動的視野検査：指標を動かし，同じ感度の点を結び合わせた等感度線を描いて視野範囲を決めていく．通常，ゴールドマン（Goldmann）視野計が用いられる．周辺視野の計測に優れている．
- 静的視野検査：指標を固定し，その光の明るさ（指標輝度）を変化させてその部位の網膜感度を図る方法である．中心視野の計測に優れている．ハンフリー（Humphrey）視野計が主に用いられる．

色覚

- 可視光線（400～800 nm）の中で色を感じる機能を色覚（color vision）という．
- 錐体には，青に対応する短波長感受性錐体（S錐体），緑に対応する中波長感受性錐体（M錐体），赤に対応する長波長感受性錐体（L錐体）の異なる3種類が存在する．それぞれ，420 nm，530 nm，580 nm付近に感度極大をもっている．
- 色覚の分類を⑩に示す．
- 色覚の検査方法には⑪のものがある．検査時は自然光下（間接光）で行うのが望ましい．
- 色覚異常には，先天性のもの[*9]と後天性のものがある．
- 先天性色覚異常：日本では男子の4～6％，女子の0.4～0.6％にみられる．2型3色覚のほうが1型3色覚より頻度が高く，赤緑異常が多くみられる．
- 後天性色覚異常：網膜や脈絡膜疾患では主に青黄異常が現れる．視神経疾患でも多くは青黄異常が現れる．視交叉以降の視路に生じた障害では赤緑異常が現れる．

3 眼球付属器の形状・しくみとはたらき

眼瞼

- 眼瞼（eyelids）は開閉することで眼球を保護する．また涙液を移動させることで眼球表面の恒常性の維持に重要な役割を果たす．

[*8] 赤緑検査で近視の場合，赤地と緑地で赤のほうが明瞭に見えたら近視の矯正が不十分であり，凹レンズを追加する．

豆知識

色覚の理論：ヤング・ヘルムホルツの三原色説とヘリングの反対色説が有名である．三原色説は，色覚に3要素（赤，緑，青）があり，3要素が同じ割合で刺激されると白色を感じ，色の区別はそれぞれの要素の刺激の比率で生じるというものである．反対色説は，すべての色は「赤・緑・黄・青・白・黒」の6色でできており，「赤-緑」「黄-青」「白-黒」がそれぞれ反対色であると定義されている．それぞれのペアを1つとして，3つの物質が網膜には存在し，すべての色から「赤か緑か」「黄か青か」「白か黒か」の3つの情報を取り出し，色を識別できると考えたものである．

[*9] 先天性色覚異常に有効な治療法はない．両親が正常でも母親が保因者の場合，色覚異常の男子が生まれる可能性がある．

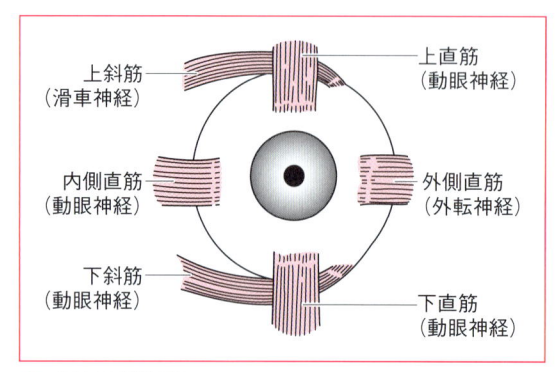

❶ 左眼の外眼筋
（　）内は支配神経を表す．

- 眼瞼の皮膚はヒトの皮膚のなかで最も薄いので，外傷や炎症で容易に発赤・腫脹する．
- 開瞼は上眼瞼挙筋と瞼板筋（ミュラー筋）によって行われる．上眼瞼挙筋は動眼神経支配，瞼板筋は交感神経支配である．一方，閉瞼は眼輪筋によって行われ，眼輪筋は顔面神経支配である．

結　膜（❶）

- 結膜（conjunctiva）は，角膜縁より後方の眼球表面と眼瞼の裏面を覆う粘膜で，眼球表面の状態の維持に重要である．

涙　器

- 涙器（lacrimal apparatus）は，涙液を分泌する涙腺および涙道から成る．
- 涙腺から分泌された涙液は，角結膜を潤し，上下涙点から涙小管を通り，涙嚢，鼻涙管を通り鼻腔に到達する．

外眼筋

- 眼球には4直筋（内側直筋，上直筋，外側直筋，下直筋）と2斜筋（上斜筋，下斜筋）の外眼筋（extra-ocular muscle）があり，そのはたらきによって眼球を滑らかに動かし，眼位を保ち正確に物を見ることができる（❶）．
- 下斜筋は，眼窩下縁から強膜に付着しているが，上斜筋と直筋はすべて眼窩後方にある総腱輪から前方に進み，強膜に付着している．
- 外側直筋は外転神経支配，上斜筋は滑車神経支配であるが，それ以外は動眼神経支配である．

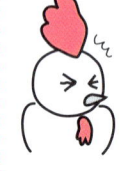

新生児はまだ涙液の分泌ができないので，泣き声は大きいけど涙は出ないんだ！

カコモンに挑戦!!

◆ 第24回-46
感覚器に関する記述である．正しいのはどれか．
(1) 音は，半規管によって電気信号に変換される．
(2) 蝸牛からの信号は，顔面神経により伝えられる．
(3) ロドプシンは，光の網膜照射によって分解される．
(4) 瞳孔は，強い光が網膜に照射されることによって散大する．
(5) 味蕾からの信号は，舌下神経により伝えられる．

解答＆解説

◆ 第24回-46　正解（3）
解説：正文を提示し，解説とする．
(1) 音は，蝸牛管によって電気信号に変換される．
(2) 蝸牛からの信号は，蝸牛神経により伝えられる．
(3) ロドプシンは，光の網膜照射によって分解される．
(4) 瞳孔は，強い光が網膜に照射されることによって収縮する．
(5) 味蕾からの信号は，舌咽神経（舌の後ろ側1/3）と顔面神経（舌の前側2/3）により伝えられる．

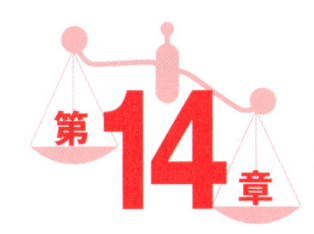

第14章 尿管・膀胱・尿道，男性生殖器

学習目標
- 尿管，膀胱，尿道の位置関係を理解する
- 腎臓で作られた尿がどのように流れ，体内から出ていくかを考える
- 男性生殖器のしくみについて学ぶ

要点整理
- 尿は，腎臓で生成された後，尿管を通り，いったん膀胱にためられる．その後，排尿反射により，尿道を通って体外に排出される．
- 尿は，膀胱排尿筋の弛緩と内尿道括約筋の緊張によって，膀胱内に保持（蓄尿）され，膀胱排尿筋の収縮と外尿道括約筋の弛緩によって，膀胱内から体外に排出（排尿）される．
- 精巣の機能は，精子の形成と男性ホルモン（テストステロン）の分泌である．前者はセルトリ細胞によって保持・保護された精細胞内で，後者はライディッヒ細胞でそれぞれ行われる．
- 精巣で形成された精子は，精管内を通って，精嚢分泌液とともに射精管に入り，前立腺部尿道の精丘に排出される．その後，尿道を通って体外に放出（射精）される．
- 前立腺がんの腫瘍マーカーであるPSAは，前立腺上皮から分泌される糖たんぱくである．
- EDとは，満足な性行為を行うのに十分な勃起が得られないか，または勃起が維持できない状態をいう．

1 尿管・膀胱・尿道

1 尿管の形状・しくみとはたらき（❶）

- 尿管（ureter）とは，腎臓[*1]で作られた尿の膀胱までの通り道で，後腹膜臓器である．
- 全長は25～30 cmで，3つの生理的狭窄部が存在する．上から，腎盂から尿管へ移行する部位（腎盂尿管移行部），総腸骨動脈をまたぐ部位（総腸骨動脈交叉部），膀胱へ入る部位（尿管膀胱移行部）である．
- 内側から，移行上皮で覆われた粘膜，平滑筋から成る筋層，結合組織から成る外膜の3層構造を呈している．
- 栄養血管は，上部は腎動脈，中部は腹部大動脈と内腸骨動脈，下部は下膀胱動脈である．

尿管の代表的疾患

尿管結石
- 腰背部疼痛と血尿を主症状とする．小さな結石は自然に排出されるが，尿管にとどまる結石に対しては，外科的処置が必要になる（体外衝撃波結石破砕術，経尿道的結石破砕術など）．
- 結石の成分は，シュウ酸カルシウムとリン酸カルシウムが多い．

尿管腫瘍
- 肉眼的血尿で発見されることが多い．そのほとんどが悪性（がん）である．尿管壁が薄いため，同じ尿路上皮がんであっても，腎盂がんや膀胱がんより予後は悪い．
- 治療は手術療法が基本である．

[*1] 8章「腎臓」（p.78）を参照．

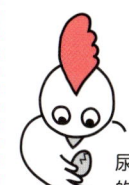

❶ 尿管には3つの生理的狭窄部があるんだ
①腎盂尿管移行部
②総腸骨動脈交叉部
③尿管膀胱移行部

豆知識
尿管結石で大きさが10×6 mm以下のものは，3か月以内にほぼ100％自然排石される．その際の疼痛に対して，鎮痛薬が必要となる場合もある．深夜から早朝に痛みが襲ってくることが多い．

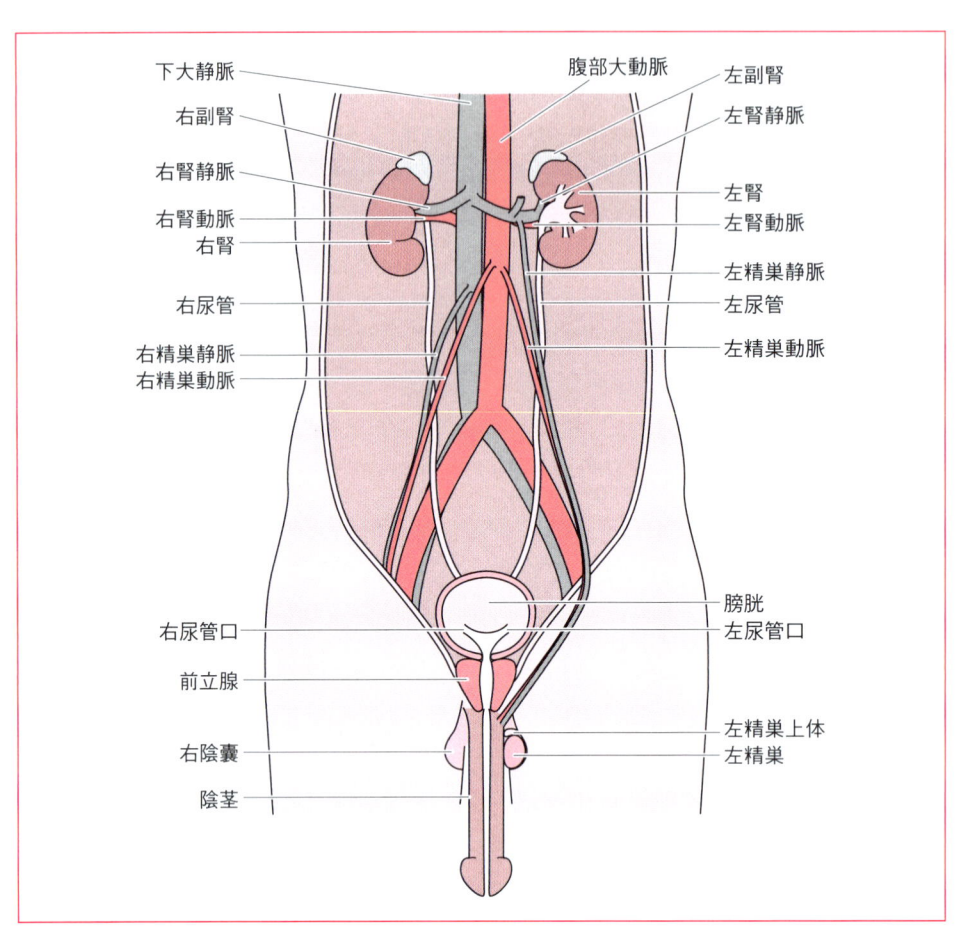

❶ 腎臓，尿管，膀胱およびその周辺臓器の位置関係

2　膀胱の形状・しくみとはたらき

- 腎臓から尿管へと流れてきた尿を一時的にためる場所が，膀胱（bladder）である．後腹膜臓器であるが，頂部は腹膜に覆われ，後方は男性では直腸に，女性では腟と子宮に接する．
- 膀胱も尿管と同様に3層構造となっており，内側から，移行上皮に覆われた粘膜，平滑筋層，漿膜で成る．
- 膀胱の下部（底部）は三角部（膀胱三角）と呼ばれ，左右の尿管が流入する尿管口と内尿道口とで三角形を形成する．
- 膀胱の血流は左右の内腸骨動脈から分枝した上・下膀胱動脈から供給される．

蓄尿と排尿のメカニズム（❷）

蓄尿

- 蓄尿とは，尿を膀胱内に蓄えることをいう．成人の場合，尿は膀胱内に最大約800 mLまでためられるが，普段は150〜200 mL程度で尿意が生じることが多い．
① 膀胱から仙髄に入った情報が脊髄を上行し，大脳皮質感覚野に伝わり，尿意を感じる（❷のa1で示す経路）．
② 同時に，胸腰髄の交感神経核から出た刺激が下腹神経を経由して膀胱に伝わり，排尿筋[*2]は弛緩するが内尿道括約筋[*3]は緊張し，尿を保持する（❷のa2で示す経路）．
- 通常，日中は2〜3時間，夜間は5〜6時間，尿を膀胱内に蓄えておける．

排尿

- 膀胱内の尿が内尿道口，尿道，外尿道口を経て体外に排出されることを排尿という．
① 通常，尿意を感じてトイレに行く場合，橋の排尿中枢からの刺激が仙髄の副交感神経を刺激し，排尿筋を収縮させる（❷のb1）．

[*2] 排尿筋は平滑筋から成り，膀胱平滑筋とも呼ばれる．

[*3] 内尿道括約筋も平滑筋から成り，膀胱括約筋とも呼ばれる．括約筋は輪状の構造をもつ筋肉を意味する．

1 尿管・膀胱・尿道

図：蓄尿と排尿のメカニズム

（図中ラベル）
- 皮質感覚野／皮質運動野／大脳
- 排尿中枢／橋（脳幹）
- 交感神経核／胸腰髄
- 副交感神経核／陰部神経核／仙髄
- 骨盤神経／下腹神経／膀胱
- 骨盤神経節／外尿道括約筋
- 収縮／弛緩／緊張

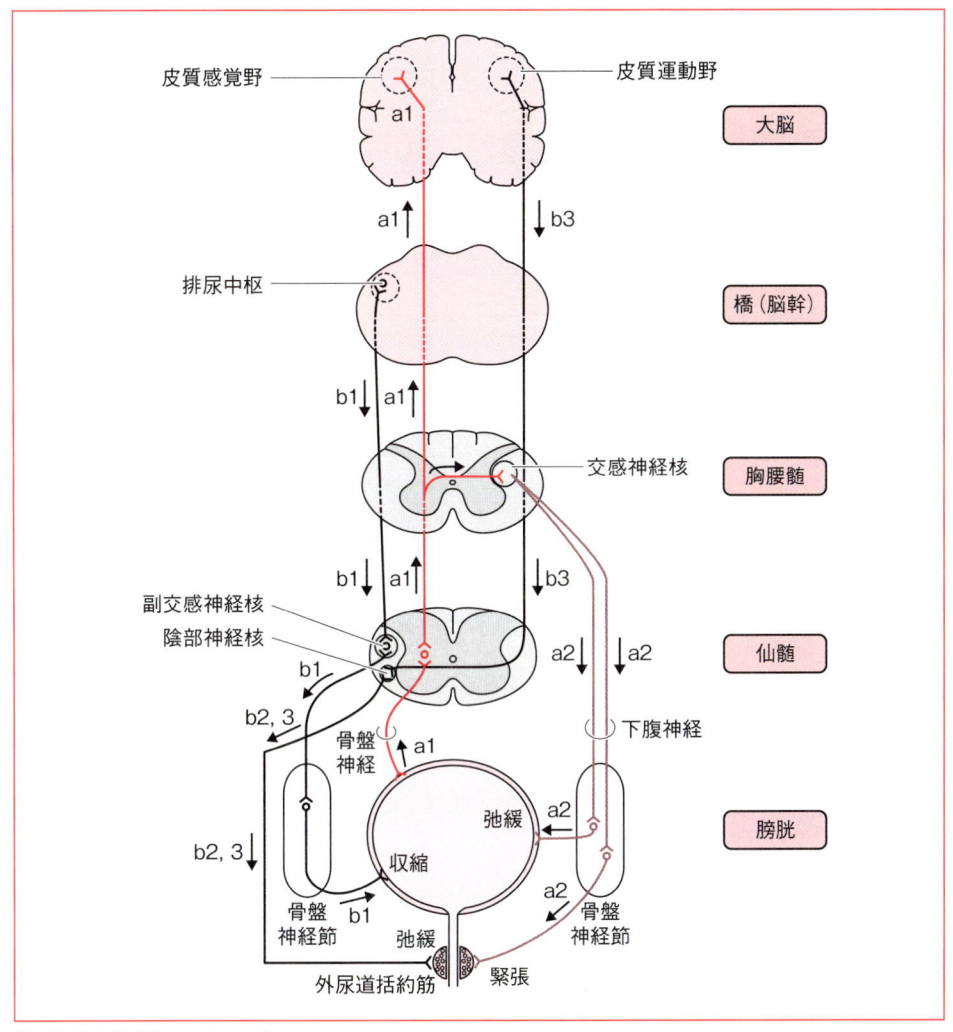

❷ 蓄尿と排尿のメカニズム

②また，仙髄の陰部神経核を刺激し，外尿道括約筋を弛緩させる（❷のb2）．

- 膀胱排尿筋の収縮と外尿道括約筋の弛緩（尿道内圧の低下）により，数秒以内に尿の排出が開始され，1分程度で終了する．
- 排尿は反射的に行われる（排尿反射）一方で，大脳皮質の運動野から出た命令により自分の意志で仙髄の陰部神経核を刺激し，排尿を抑制したり，逆に排尿を促したりもする（❷のb3）．
- 排尿開始までに30秒以上かかる場合を遷延性（遅延性）排尿，また排尿開始から終了までに3分以上かかる場合をぜん延性（延長性）排尿という．

膀胱の代表的疾患

急性膀胱炎
- 外尿道口から逆行性に細菌が入ることによって起きる膀胱の炎症*4．排尿時痛，血尿，残尿感，頻尿を起こす．
- 起炎菌は70〜80％が大腸菌で，ほかに肺炎球菌，プロテウスなどの腸管由来の菌によって引き起こされる．
- 抗菌薬が奏効するが，10％程度で治療抵抗性を示す．

膀胱腫瘍
- 肉眼的血尿から発見されることが多い．大部分が悪性（がん）である．
- 診断には膀胱鏡検査が不可欠で，CT検査，超音波検査も行われる．
- 治療は，80％は経尿道的切除術で治癒可能だが，膀胱全摘術やがん化学療法，放射線療法が必要な場合もある．

問題
ア．排尿の中枢は，脳幹の（　）にある．
イ．排尿は膀胱排尿筋の（　）と，外尿道括約筋の（　）によって起こる．
答え　ア．橋
　　　イ．収縮／弛緩

*4 膀胱炎は大部分が細菌感染によって起こる急性膀胱炎であるが，結核，放射線，原虫によって起こるものもある．間質性膀胱炎は尿貯留時の下腹部痛を特徴とする症候群で，原因不明である．

豆知識
肉眼的血尿：成人の場合，膀胱腫瘍をはじめとする尿路上皮腫瘍（腎盂腫瘍，尿管腫瘍）の主症状である．最初の血尿はすぐに止まり，その後数か月してから再度血尿をみることが多い．そのときには腫瘍は大きくなっている．

過活動膀胱
- 尿意切迫感（突然起こる我慢できない強い尿意）を必須の症状とする症候群をいう．
- 頻尿や切迫性尿失禁を伴う．

3 尿道の形状・しくみとはたらき

- 尿道（urethra）とは，膀胱底部の内尿道口から外尿道口までの部分をいう．

男性
- 全長17～20cmで，内尿道口を出ると，前立腺を貫き（前立腺部尿道），外尿道括約筋を通過し（膜様部尿道），陰茎の中を通って（海綿体部尿道），外尿道口に達する．
- 前立腺部と膜様部の尿道を後部尿道，海綿体部の尿道を前部尿道という．
- 尿道粘膜の遠位1/3は扁平上皮で，それ以外は移行上皮で覆われる．

女性
- 全長3～4cmで，内尿道口から腟の前壁に沿って進み，腟前庭に開口する．
- 男性に比べて，外尿道括約筋の発達が弱い．

尿道の代表的疾患
尿道炎
- 排尿時痛と外尿道口からの分泌物（排膿）を主症状とする疾患．性感染症（STI：sexually transmitted infections）によるものが多いが，それ以外でも起こりうる．
- STIによるものは，淋菌，クラミジアが代表的で，治療法（投与薬剤）は両者によって異なる．

尿道がん
- 尿道粘膜に発生する悪性腫瘍．
- 尿路のがんで唯一女性に多く，男性ではまれである．
- 悪性度が高く，早期の尿道膀胱全摘除術が必要となる．

2 男性生殖器

1 精巣の形状・しくみとはたらき

- 精巣（testis）は，左右の陰嚢内に位置する，強靭な白膜に覆われた，重さ10～15gの卵形の組織である．
- 精巣の機能は，精子の形成と男性ホルモン（テストステロン[*5]）の分泌である．
- 精巣内は多数の精巣小葉から成り，その内部は精細管と間質組織（ライディッヒ〈Leydig〉細胞と毛細血管）に満たされている．
- 精細管内部で精子形成が行われる．精細管の内腔には基底部にセルトリ〈Sertoli〉細胞が存在し，その上に3～4層の精子のもとになる細胞（精祖細胞，一次精母細胞，二次精母細胞，精細胞）があり，最も内側に精子が存在する．つまり，精祖細胞が一次，二次の精母細胞，精細胞を経て，精子に分化する．
- テストステロンの分泌は，精細管間質のライディッヒ細胞で行われ，黄体形成ホルモン（LH：lutenizing hormone）によって促進される．
- 精巣は腹部大動脈から分枝した精巣動脈によって栄養される（❶）．
- 精巣静脈は，左右でその走行が異なる．右は下大静脈に直接流入するが，左は左腎静脈に流入する．したがって，左腎静脈の圧を受ける左側に**精索静脈瘤**ができやすい．

精巣の代表的疾患
精巣腫瘍（精巣がん）
- 男性の悪性腫瘍の1％を占めるまれな疾患であるが，乳幼児～35歳に発生し，発見が

【用語解説】
頻尿：日中9回以上の排尿，または夜間就寝中に最低1回は尿意のために睡眠が中断されること．
切迫性尿失禁：尿意切迫感と同時またはその直後に不随意に尿が漏れることをいう．腹圧性尿失禁は運動や咳，くしゃみなど腹圧がかかったときに尿が漏れることを指す．

【用語解説】
性感染症（STI）：性行為およびその類似行為によって起こるすべての感染症を，性感染症という．梅毒，淋病，クラミジア，尖圭コンジローマ，性器ヘルペス，カンジダ，トリコモナス，後天性免疫不全症候群（AIDS：acquired immunodeficiency syndrome）など多岐にわたる．
なお，性病（梅毒，淋病，軟性下疳，鼠径リンパ肉芽腫の4つを指す）という病名は過去のものである．

[*5] 6章「3 性 腺」（p.60）も参照．

テストステロンは精巣（ライディッヒ細胞）から分泌されるんだ！

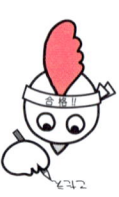

【用語解説】
精索静脈瘤：精索静脈の流れが停滞，逆流することによって静脈周囲の静脈叢が拡張し，瘤状となって，陰嚢内に触れる状態．左側に好発し，男性不妊症の原因になるといわれている．治療は高位静脈結紮術が行われる．

2 男性生殖器

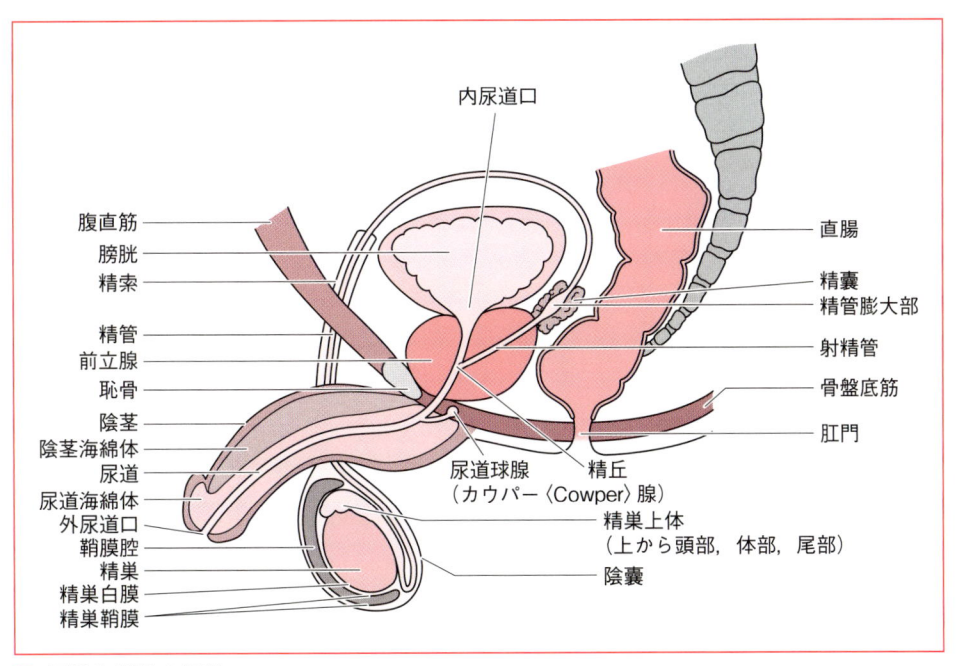

❸ 男性生殖器の解剖

遅れると予後不良となる．
- 精巣全体の腫大（石のように重くなる），または精巣内の硬結を触れることで発見される．
- 治療は，まず手術（高位精巣摘除術）を行って組織型を決め，放射線療法，がん化学療法が行われる．
- 適切な治療が行われた場合，たとえ転移があっても，5年生存率は，80〜100％である．

陰嚢水腫（陰嚢水瘤）
- 陰嚢内の鞘膜腔（❸）に組織液が貯留する疾患で，陰嚢全体が腫大して発見される．
- 精巣腫瘍と異なる点は，透光性があること，また超音波検査で黒く低エコー域に描出されることである．よって容易に鑑別できる．
- 治療は，穿刺吸引または根治術が行われる．

2 精巣上体の形状・しくみとはたらき（❹）

- 精巣上体（epididymis）は，精巣の後面にその上端から下端にかけて付着する組織である．上から頭部，体部，尾部に分かれる．
- 精巣の精細管内で分化した精子は，精巣網，精巣輸出管を通って精巣上体内にある精巣上体管に入り，精巣上体頭部・体部・尾部を経て精管に入る．精子は精巣上体ならびに後述する精管内を移動する際に成熟するといわれている．
- 精巣上体尾部では一時的に精子が蓄えられる．

3 精管の形状・しくみとはたらき（❸，❹）

- 精管（ductus deferens）は，上記の精巣上体管に続く精子の通り道である．
- 左右の陰嚢を出た後，動静脈とともに精索を形成し，左右の鼠径部を通って，腹腔内に入る．その後，膀胱の後面を走行し，精嚢[*6]の導管とともに射精管となり，前立腺内を通って前立腺部尿道の精丘に開口する．

4 前立腺の形状・しくみとはたらき（❸，❺）

- 前立腺（prostate）は膀胱の下部に位置する胡桃の実（または栗の実や三角形のおむすび）に似た形の腺組織である．直腸からの触診で直腸粘膜を通して触れることができる．

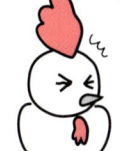

乳幼児の陰嚢が大きくなっているのをみて，「精がついた！」などと思わないこと
実は精巣腫瘍かも

[*6] 精嚢とは，膀胱の後面に位置する左右一対の結合組織である．精管が精管膨大部となって射精管に移行する場所に，精嚢の排出管が開口する．また精嚢は黄色の粘液を分泌し，精子に栄養を供給している．

153

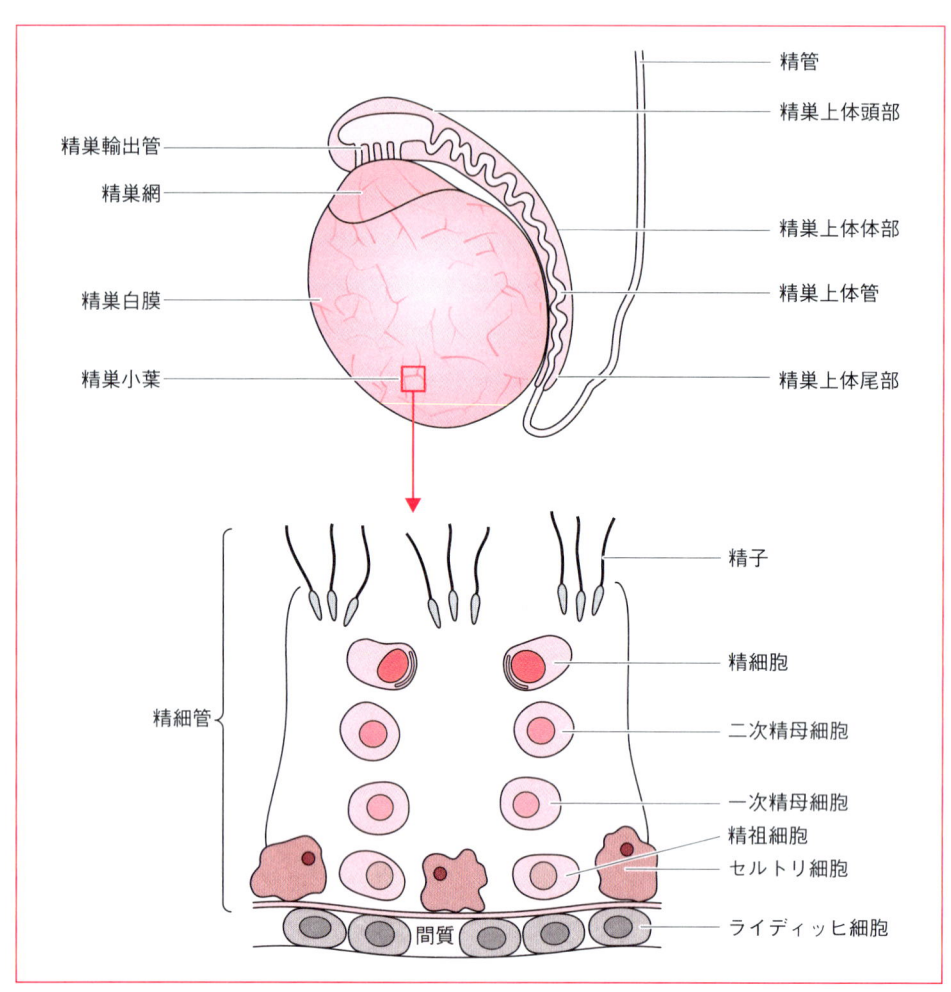

❹ **精巣と精細管の模式図**
一次精母細胞が減数分裂を行う．二次精母細胞，精細胞，精子の染色体数は23本となる．

- 前面は恥骨結合，両側は肛門挙筋，後面は直腸膨大部の前面に位置する．直腸膨大部と膀胱底部のあいだにはデノンビリエ（Denonvilliers）筋膜と呼ばれる強固な膜がある．
- 前立腺の底部（近位端）には内尿道括約筋が，尖部（遠位端）には外尿道括約筋がある．
- 膀胱内の尿は，内尿道口を通って，前立腺底部から尖部（前立腺部尿道），尿道へと進み，外尿道口へと達する．
- 精液は，前述したように，前立腺内の射精管を通って精丘に出た後，尿道を通って体外に放出（射精）される．
- 前立腺の腺組織のうち中心部（内腺）は前立腺肥大に，また辺縁部（外腺）は前立腺がんになりやすい．

前立腺の代表的疾患

前立腺肥大症

- 加齢とともに，前立腺の内腺が肥大し，尿道を圧迫し，排尿障害を生じる疾患．
- 初期では，軽度の排尿困難，膀胱刺激症状（頻尿，不快感）を感じる．さらに肥大が進行すると，排尿困難が増強して残尿（30〜100 mL）が発生し，努力性の排尿となる．そのまま放置すると，さらに残尿が100 mL以上に増え，慢性的に尿を出せない状態（尿閉）となり，腎機能も低下する．これらの症状は肥大の程度とは必ずしも一致しない．
- 治療には，内服治療（α_1受容体遮断薬，5α還元酵素阻害薬），手術（経尿道的切除術，経尿道的レーザー核出術）などがある．

【用語解説】
デノンビリエ筋膜：別名直腸膀胱中隔と呼ばれる．前立腺がんの前立腺全摘除術では，がんの根治性を高めるため，デノンビリエ筋膜を前立腺とともに完全に除去することが望まれる．

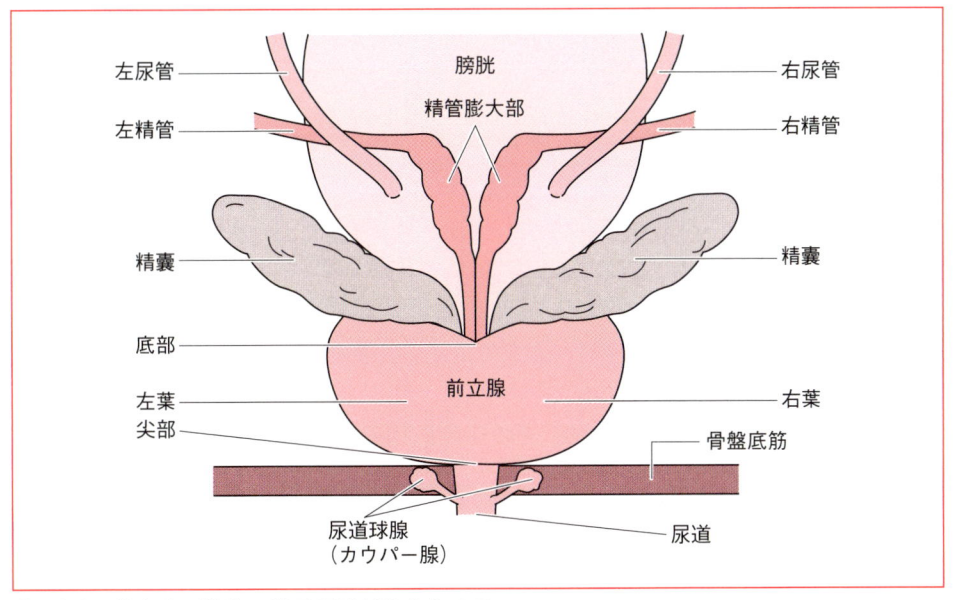

❺ 膀胱，前立腺の構造：後面（直腸側）からみる

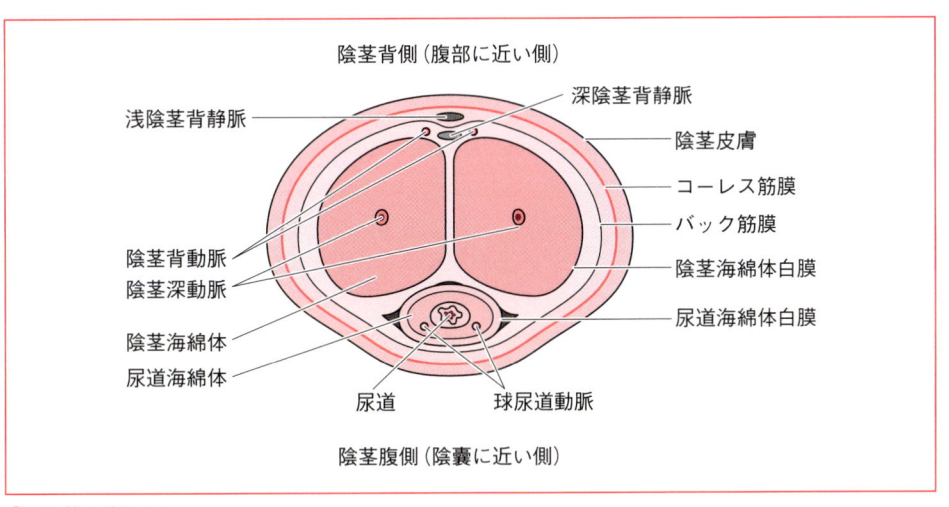

❻ 陰茎の断面図

前立腺がん

- 前立腺の外腺から発生する腺がん．前立腺肥大症と異なり，初期症状に乏しく，症状による診断は難しい．前立腺特異抗原（PSA：prostate specific antigen）が測定されるようになって急激に発見率が向上した．
- 国立がん研究センターによる2015年の部位別予測罹患数（男性）では前立腺がんが第1位である．
- 初期には前立腺に限局しているが，進行すると骨転移や所属リンパ節転移を生じる．
- 治療は手術療法，放射線療法，抗男性ホルモン療法，がん化学療法などが集学的に行われる．

5 陰茎の形状・しくみとはたらき（❸，❻）

- 陰茎（penis）は尿と精液の通り道であり，排尿と性交の機能を有する．
- 1つの尿道海綿体と2つの陰茎海綿体によって構成される．陰茎海綿体は恥骨下面に，また陰茎根部は，骨盤骨に固定されている．
- 内部を尿道が通る尿道海綿体は先端で亀頭となり，外尿道口へとつながる．
- 両海綿体はそれぞれ硬い白膜で覆われ，さらにバック（Buck）筋膜，コーレス（Colles）

【用語解説】
前立腺特異抗原（PSA）：前立腺上皮から分泌される糖たんぱくで，精子の運動に関与するといわれている．一部が血液中に放出されるため，血清PSAとして測定される（測定単位はng/mL）．基準値は4 ng/mLで，4〜10 ng/mLはグレイゾーンといわれ，前立腺がんが存在する確率は10〜30％である．30 ng/mLで50％，50 ng/mLを超えるとほぼ100％前立腺がんと診断される．最近では，検診でもPSAが測定されている．しかしながら，数％の前立腺がんではPSAの上昇がみられない．

PSAは，前立腺がんの腫瘍マーカーなんだ！

筋膜によって包まれている．
- 血流は陰部動脈から分かれた陰茎背動脈，陰茎深動脈，球尿道動脈によって支配されている．

陰茎の代表的疾患

勃起不全（ED）[1]
- 勃起不全（ED：erectile dysfunction）とは，満足な性行為を行うのに十分な勃起が得られないか，または維持できない状態をいう．また，このような状態が3か月以上持続することでEDと診断される．
- EDの危険因子は，加齢，喫煙，生活習慣病（高血圧，糖尿病，脂質異常〈高脂血症〉，肥満など），うつ状態，前立腺肥大症，睡眠時無呼吸症候群などがあげられる．
- 治療法は，まず原因疾患の治療と危険因子の除去が必要になる．そのうえで，ホスホジエステラーゼ5（PDE-5：phosphodiesterase 5）阻害薬が投与される．現在日本では，シルデナフィル（バイアグラ®），バルデナフィル（レビトラ®），タダラフィル（シアリス®）が処方可能である．
- ただし，治療の目的は，パートナーとの満足のいく性的関係を回復させることであり，単に硬い勃起を得ることではないとされている．

6　陰嚢の形状・しくみとはたらき（❸）

- 陰嚢（scrotum）は，精巣，精巣上体，精索を包む皮膚に覆われた袋である．
- 皮下には，まず肉様膜，次いで，外腹斜筋，内腹斜筋，腹横筋に覆われ，内腹斜筋は精巣挙筋となる．
- 陰嚢の最も内側には精巣鞘膜があり，2層で鞘膜腔[*7]を形成する．

[*7] 陰嚢水腫では，この鞘膜腔に組織液が貯留する．

引用文献
1) 日本性機能学会ED診療ガイドライン2012年版作成委員会．ED診療ガイドライン2012年版．リッチヒルメディカル；2012．pp.5-26．

参考文献
- 伊藤正男ほか総編．医学大辞典．医学書院；2003．
- 栗田　孝，八竹　直監，奥山明彦編．TEXT泌尿器科学．第3版．南山堂；2005．pp.3-21．
- 赤座英之監，並木幹夫，堀江重郎編．標準泌尿器科学．第9版．医学書院；2014．pp.10-25．
- 日本性感染症学会．性感染症　診断・治療ガイドライン2011．日本性感染症学会誌 2011；22：10-3．

カコモンに挑戦!!

◆ 第29回-45
生殖器系の構造と機能に関する記述である．正しいのはどれか．1つ選べ．
(1) 卵胞刺激ホルモン（FSH）は，テストステロンの分泌を刺激する．
(2) 精子には，22本の染色体が存在する．
(3) テストステロンは，前立腺から分泌される．
(4) 性周期の卵胞期には，エストロゲンの分泌が高まる．
(5) 性周期の黄体期には，子宮内膜が脱落する．

◆ 第26回-45
生殖器とその内分泌機能に関する記述である．正しいのはどれか．1つ選べ．
(1) セルトリ細胞は，テストステロンを分泌する．
(2) ライディヒ細胞は，精子形成細胞を保持・保護する．
(3) 黄体形成ホルモン（LH）は，セルトリ細胞を刺激する．
(4) 子宮筋腫は，閉経後に好発する．
(5) 子宮内膜症は，エストロゲン依存性である．

解答＆解説

◆ 第29回-45　**正解(4)**
解説：正文を提示し，解説とする．
(1) 黄体形成ホルモン（LH）は，テストステロンの分泌を刺激する．
(2) 精子には，23本の染色体が存在する．
(3) テストステロンは，精巣から分泌される．
(4) 性周期の卵胞期には，エストロゲンの分泌が高まる．
(5) 性周期の月経期には，子宮内膜が脱落する．

◆ 第26回-45　**正解(5)**
解説：正文を提示し，解説とする．
(1) ライディッヒ細胞は，テストステロンを分泌する．
(2) セルトリ細胞は，精子形成細胞を保持・保護する．
(3) 黄体形成ホルモン（LH）は，ライディッヒ細胞を刺激する．
(4) 子宮筋腫は，40歳代で好発し，閉経後は退縮することが多い．
(5) 子宮内膜症は，エストロゲン依存性である．

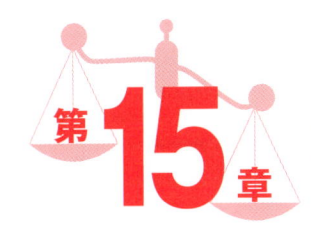

第15章 女性生殖器，乳房

学習目標
- 子宮・卵巣を中心とした女性生殖器および乳房の形状・しくみとはたらきを学ぶ
- 妊娠と分娩のしくみを学ぶ
- 月経のしくみを学ぶ

要点整理
- 女性生殖器は，外性器（外陰）と内性器（腟，子宮，卵巣，卵管）から成る．
- 乳房は，10～20個程度の乳管腺葉系があり，乳頭に開口し乳汁分泌を行う．
- 受精卵は，細胞分裂（卵割）をしながら卵管を移動し子宮内腔に着床する．
- 分娩は，胎児およびその付属物を母体から排出または娩出することである．
- 月経周期は，視床下部−下垂体−卵巣系のフィードバック機構が軸となっている．

1 外性器（外陰）の形状・しくみ ❶

- 外陰（vulva）は，恥丘，大陰唇，小陰唇，陰核，腟前庭，前庭球，バルトリン（Bartholin）腺，会陰から成る．

①恥丘：恥骨結合前方の脂肪組織に富む隆起した部位である．思春期以降に陰毛を認める．

②大陰唇：恥丘から会陰に至るあいだに存在する皮下脂肪に富む皮膚のヒダである．

③小陰唇：大陰唇の内側にある皮膚のヒダであり，陰毛はない．

④陰核：陰核海綿体があり，性的興奮時に勃起する．

⑤腟前庭：陰核と小陰唇に囲まれ，前方に外尿道口とスキーン（Skene）腺の開口部，後方に腟口とバルトリン腺の開口部を含んだアーモンド形の部位である．腟口には処女膜があり，これを境に腟前庭と腟を分ける．

⑥前庭球：腟前庭の両側皮下にある．性的興奮時に膨隆する一対の棒状海綿体組織であ

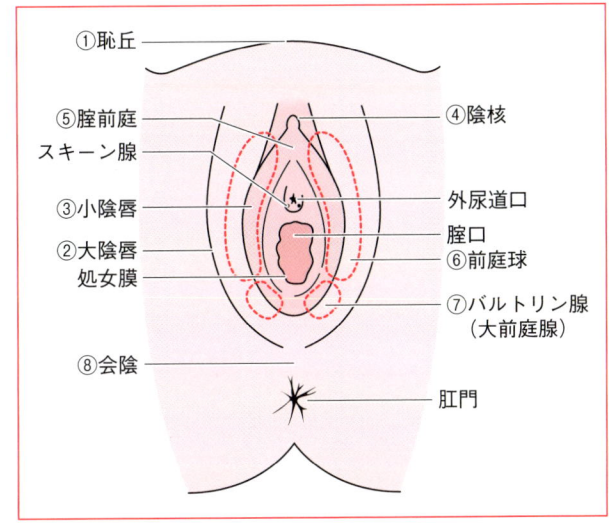

❶ 女性外性器の構造

る．

⑦バルトリン腺：大前庭腺ともいう．腟前庭の後部皮下にあり，性的興奮時に粘液を分泌する直径1cm大の球状の腺である．

⑧会陰：大陰唇と肛門のあいだの部位で，正中には会陰縫線がある．

● MEMO ●
バルトリン腺膿瘍：バルトリン腺に感染を起こすと，膿瘍形成を認める．腫脹と疼痛があり，抗菌薬や消炎剤投与を行う．難治性の場合は，切開排膿や造袋術など手術療法が行われる．

2 内性器の形状・しくみ

- 女性内性器は，腟，子宮，卵巣，卵管から成る．

1 腟

- 腟（vagina）は，腟前庭と子宮頸部をつなぐ管状器官で，長さは7～10 cmである．
- 性交の際には陰茎が挿入され，分娩時には産道となる部位である．
- 子宮頸部への移行部を円蓋と呼び，性交時には後腟円蓋に精液が貯留する．
- 腟粘膜には多数の横ヒダがみられる．腟粘膜上皮は，重層扁平上皮から成る．
- 腟内にはデーデルライン（Döderlein）桿菌と呼ばれる常在菌が存在し，乳酸を生成して腟内を酸性に保ち，他の細菌繁殖を防ぐ．

豆知識
腟炎：感染性腟炎と萎縮性腟炎がある．感染性腟炎の原因は，大腸菌や真菌の感染が多い．治療は抗菌薬や抗真菌薬投与である．萎縮性腟炎は，主に閉経以後に生じる．エストロゲン低下が原因であり，治療にはエストロゲン製剤を投与する．

2 子宮

- 子宮（uterus）は，膀胱と直腸のあいだにある平滑筋主体の臓器である．全長約7 cmで，下方1/3を子宮頸部，上方2/3を子宮体部とする．子宮体部の頂の部分を子宮底部という．
- 子宮は，子宮円索（子宮円靱帯），基靱帯，膀胱子宮靱帯，仙骨子宮靱帯から支持されている．子宮動脈は，内腸骨動脈から分枝し，内子宮口の高さで上下に分かれ，子宮を栄養する．

子宮はだいたい鶏卵ぐらいの大きさなんだ！

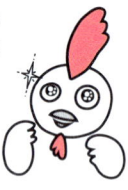

子宮頸部

- 子宮頸部の下方を子宮腟部と呼ぶ．子宮頸部の内腔は管状（子宮頸管）になっており，上方は内子宮口を通じて子宮内腔につながる．下方は外子宮口として腟に開く．
- 子宮腟部粘膜は角化を伴わない重層扁平上皮で覆われ，子宮頸管は粘液を分泌する円柱上皮で覆われている．この両者の境目を扁平・円柱上皮接合部（SCJ：squamo-columnar junction）と呼ぶ．

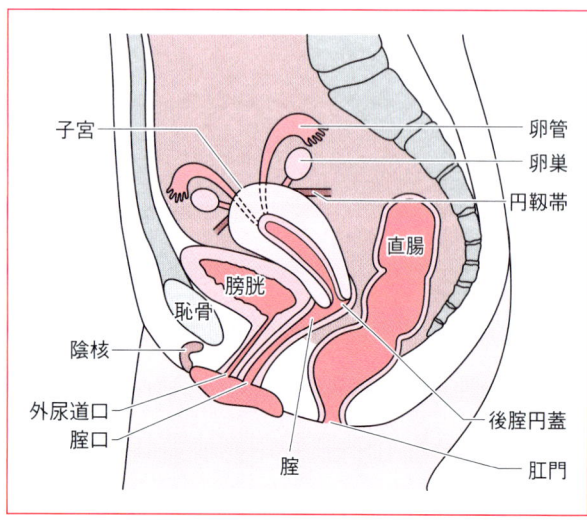

❷ 女性内性器の構造

❸ 子宮の構造
子宮は①子宮頸部と②子宮体部に区別される．

関連疾患

(1) 子宮頸がん
- 子宮がんには子宮頸がんと子宮体がんがある．子宮頸がんは，子宮頸部のSCJに発生する．HPVが原因とされている．多くは扁平上皮がんであるが，最近は腺がんが増える傾向にある．

子宮体部
- 子宮内膜，筋層，漿膜の3層から成る．
- 子宮内膜は，筋層に近い基底層と表層の機能層に区別される．性成熟期女性では卵巣から分泌されるホルモンにより機能層が周期的変化を示す[*1]．
- 子宮筋層は子宮壁の主体をなす平滑筋から成る．
- 子宮漿膜は腹膜の一部で子宮の最外層にあり，両端は子宮広間膜に前方は膀胱漿膜に，後方はダグラス（Douglas）窩腹膜を経て直腸漿膜に移行する．

関連疾患

(1) 子宮体がん
- 内膜がんとも呼ばれる子宮内膜から発生するがんである．多くは腺がんである．閉経後不正出血，肥満，未産婦などが危険因子とされる．

(2) 子宮筋腫
- 平滑筋から発生する良性腫瘍である．過多月経や月経困難症または不妊症，流早産の原因になることがある．子宮筋腫は，エストロゲン依存性であり，性成熟期に増大する．閉経以降は小さくなり，臨床症状に乏しくなる．薬物療法や手術療法がある．

(3) 子宮内膜症
- 子宮内膜あるいはその類似組織が子宮内膜層以外の骨盤内臓器に存在し，月経痛，下腹部痛，性交痛，排便痛などの痛みや不妊症などの症状をきたす．性成熟期に発生しエストロゲンによって増殖・進行する．手術療法や薬物療法がある．

3 卵巣（❷, ❹, ❺）

- 卵巣（ovary）は，子宮の両側にある2〜3cm大のやや扁平な約6gの実質性器官である．卵子を貯蔵，排卵および性ホルモン（エストロゲンやプロゲステロン）[*2]を分泌するはたらきがある．
- 固有卵巣索（卵巣固有靱帯），卵巣堤索（骨盤漏斗靱帯）および卵巣間膜によって骨盤壁に固定されている．卵巣動脈は腹部大動脈より直接分枝し，卵巣堤索を通り，卵巣・卵管を栄養する．
- 組織学的に卵巣門と表層の皮質および深層の髄質から成る．

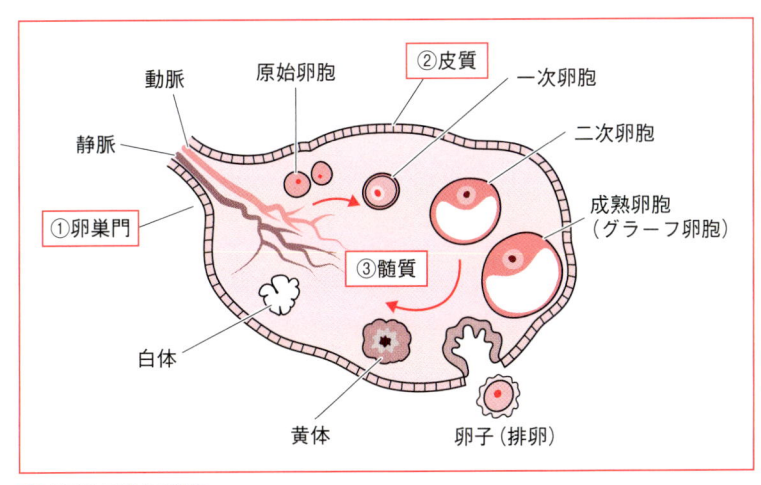

❹ 卵巣の微細構造

豆知識

HPV：ヒトパピローマウイルス（human papillomavirus）の略で，皮膚に感染する型と粘膜に感染する型があり，100種類以上が発見されている．HPVの一部の型（16型や18型）が子宮頸がんの原因になることが知られている（ハイリスクHPV）．

[*1] 詳細は，本章「5 月経のしくみ」（p.162）を参照．

豆知識

不妊症：妊娠を望み，性交時に避妊をしないで1年以上妊娠しない場合を不妊症と呼ぶ．約10%のカップルが不妊症と診断される[1)]．不妊原因は女性因子として排卵障害，クラミジア感染などによる腹腔内癒着や卵管閉鎖，子宮形態異常などがある．男性因子は，精液性状不良や勃起不全などがある．

[*2] 6章「3 性 腺」（p.60）を参照．

豆知識

卵巣がん：卵巣上皮から発生するがんであり，腺がんが主である．手術療法やがん化学療法が行われるが，その他のがんと同様に進行がんの完治は困難である．

❺ 卵巣と卵管の構造

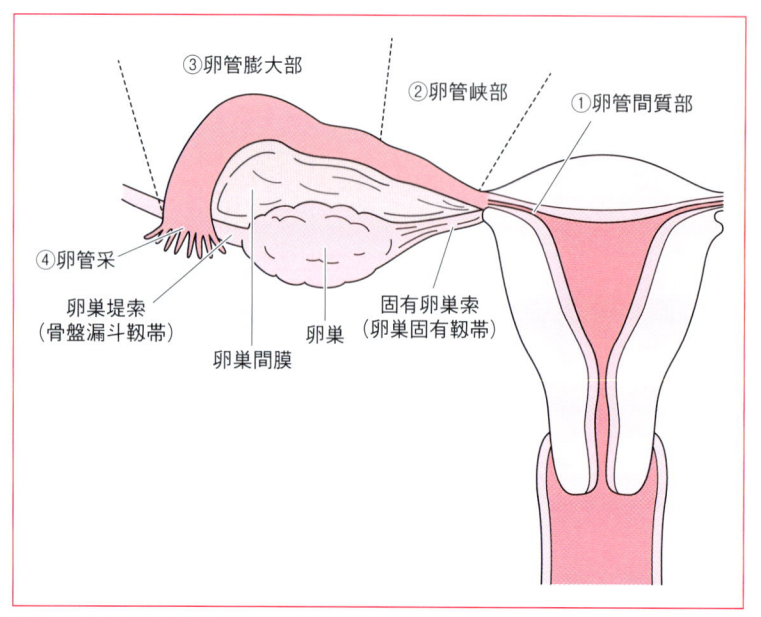

①卵巣門：血管や神経が入る部分である．
②皮質：卵子を含む卵胞があり，卵細胞とそれをとりまく顆粒膜細胞と莢膜細胞から成る．脳下垂体前葉から分泌されるFSH（follicle-stimulating hormone；卵胞刺激ホルモン）により原始卵胞→一次卵胞→二次卵胞→グラーフ卵胞（成熟卵胞）と発達して，排卵となる．
③髄質：多数の動脈，静脈，平滑筋線維がある．

4 卵 管（❺）

- 卵管（uterine tube）は，子宮底部から卵巣までの約10cmの管で，子宮広間膜上縁を横走し，精子の進入路，受精卵の輸送路になる．
- 卵管間質部，卵管峡部，卵管膨大部，卵管采から成る．
①卵管間質部：子宮筋層内の部分．
②卵管峡部：子宮側1/3が狭くなっており，峡部と呼ぶ．
③卵管膨大部：卵巣側2/3が太くなっており，卵管膨大部と呼ぶ．
④卵管采：卵管外側端はラッパ状に広くなり腹腔に開口し，その周縁には卵管采が放射状に広がる．排卵された卵は，卵管采から卵管内に取り込まれる．
- 受精は卵管膨大部で行われる．受精卵は，卵管粘膜上皮の腺毛や卵管蠕動により子宮へ輸送される．

豆知識
異所性妊娠（子宮外妊娠）：受精卵は，卵管を通り子宮内腔へ達する．子宮内腔以外への着床は異所性妊娠であり，妊娠の1～2％といわれている．異所性妊娠のほとんどは卵管妊娠であり，卵巣妊娠，腹腔内妊娠，子宮頸管内妊娠などもある．卵管妊娠の好発部位は卵管膨大部であり，卵管破裂を起こし，腹腔内出血を招く．出血性ショック状態で診断されることもある．

3 乳 房（❻）

- 乳房（breast）は，体表から順に，皮膚，皮下脂肪，乳腺実質，乳腺後隙，大胸筋・胸壁の層構造になっている．
- 乳腺実質には線維性結合組織の中に約15～20の乳管腺葉系（腺房）があり，それぞれが放射状に配列して乳管を経て乳頭に開口しており，授乳期には母乳を分泌する．
- クーパー（Cooper）靱帯は，皮下脂肪の中にある皮膚と乳腺実質をつなぐ膜状の結合組織である．

豆知識
乳がん検診：乳房超音波やX線を使用した乳房撮影（マンモグラフィー）が用いられている．

❻ 乳房の構造

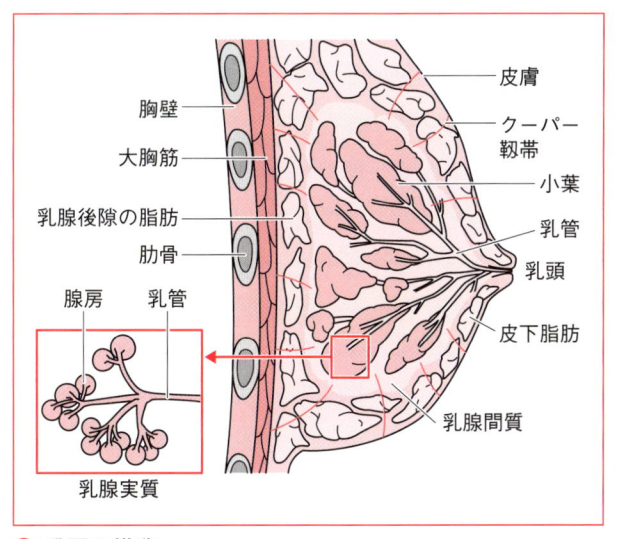

4 妊娠と分娩

- 妊娠(pregnancy)とは，受精卵が着床することで成立し，出産(あるいは流産)するまでの状態のことを指す．

1 受精と着床(❼)

- 以下の経過をたどる．
①腟内に射精された精子は子宮頸管，子宮内腔，卵管を遡上する．
②排卵された卵は卵管采から卵管内に取り込まれる．
③卵管膨大部で受精する．
④受精卵は卵割と呼ばれる細胞分裂をしながら桑実胚，胚盤胞を経て子宮内腔へと向かう．
⑤胚盤胞は子宮内膜に着床後，胎芽，胎児へと成長する．

2 分娩

- 分娩(delivery)とは，胎児およびその付属物(胎盤や臍帯)が母体から娩出されるこ

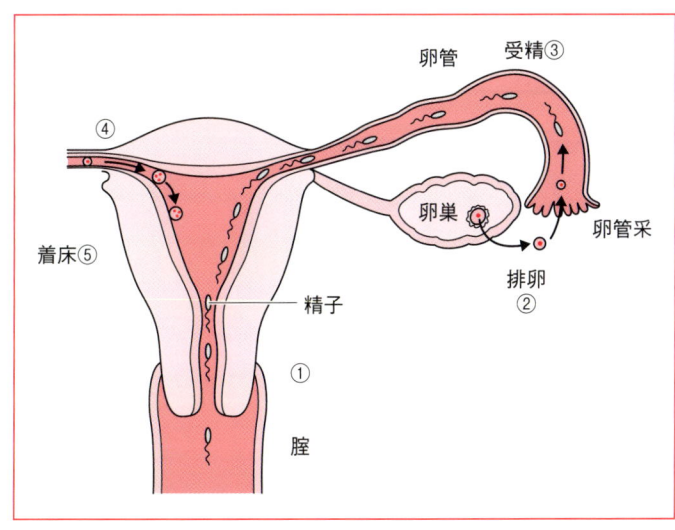

● MEMO ●
妊娠週数の数え方：最終月経第1日目から起算する．満の日数または満の週数で表す．したがって，最終月経第1日目は妊娠0週0日である．排卵を妊娠2週0日とし，妊娠40週0日を分娩予定日と呼ぶ．妊娠月数は慣習により「かぞえ」を用いる．妊娠第何か月と呼ぶが，第を省略して妊娠何か月とすることもある．

❼ 受精と着床

とをいう．

- 下垂体後葉から分泌されるオキシトシン[*3]により子宮収縮が起こる．規則的で強い子宮収縮が始まると子宮口は開大する．通常，胎児は頭が下の頭位である．胎児は，骨盤内を回旋しながら進んでくる．
- 分娩には三要素あり，産道，娩出力，胎児（および付属物）を示すが，それぞれの状態や相互関係が分娩の難易を決定する．

[*3] 授乳時の乳汁排出（射乳）を促す作用ももつ．

5 月経のしくみ（❽～❿）

1 月経

- 卵巣から分泌されるエストロゲンとプロゲステロンの影響を受け，一定の周期で子宮内膜が増殖，分泌，剥離を繰り返す現象を月経（menstruation）という．

2 月経周期

- 月経周期の軸となるのは，視床下部-下垂体-卵巣系のフィードバック機構である．
- 月経周期は，内分泌状態から卵胞期，排卵，黄体期，月経期の4つに分けられる．

①卵胞期：間脳視床下部から分泌されるGnRH（gonadotropin-releasing hormone：性腺刺激ホルモン〈ゴナドトロピン〉放出ホルモン）が，下垂体を刺激する．これにより下垂体前葉からFSH（follicle-stimulating hormone：卵胞刺激ホルモン）が分泌される．FSHにより卵巣内の原始卵胞が成熟卵胞に発育する．成熟卵胞から卵胞ホルモン（エストロゲン）が分泌され，この影響で子宮内膜は増殖する．エストロゲンがピークになると下垂体はLH（lutenizing hormone；黄体形成ホルモン）を分泌する．

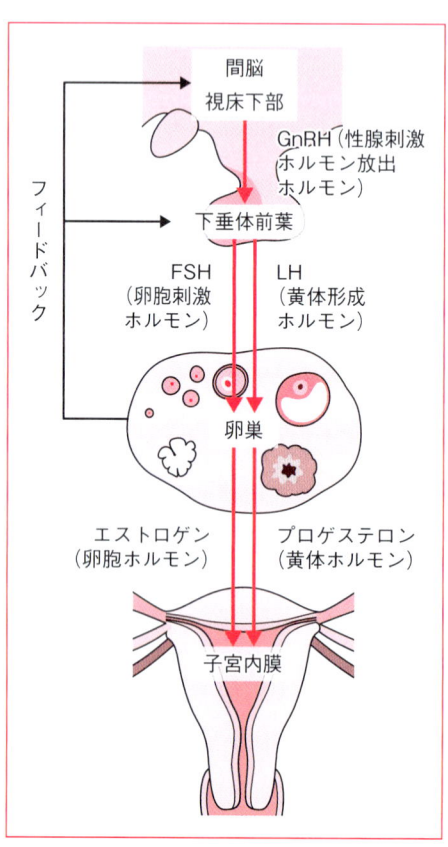

❽ 視床下部-下垂体-卵巣系のフィードバック機構

豆知識

妊娠高血圧症候群：「妊娠20週以降，分娩後12週までに高血圧がみられる場合，または高血圧に蛋白尿を伴う場合のいずれかで，かつこれらの症状が単なる妊娠の偶発合併症ではないもの」と日本産科婦人科学会では定義している．母体の痙攣発作（子癇）や子宮内胎児発育不全，胎児死亡を起こすことがある．治療や予防には生活指導や栄養管理が重要である．

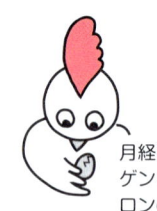

月経は，エストロゲンとプロゲステロンの影響を受けるんだ

豆知識

排卵障害と月経異常：視床下部-下垂体-卵巣系のうち，どこかに障害が起こると排卵しなくなる．障害の原因はさまざまであるが，排卵障害は，結果として無月経や月経不順など月経異常や不妊症を引き起こす．

5 月経のしくみ

②排卵：LHサージ（LHが一過性に多量に放出される現象）により排卵が誘発され，排卵する．

③黄体期：排卵後に卵胞は黄体になり，黄体から黄体ホルモン（プロゲステロン）が分泌される．黄体ホルモンは子宮内膜を分泌期へ誘導し，妊娠準備段階（着床準備）に入る．

④月経期：妊娠しないと黄体は白体となり，黄体ホルモン分泌が消失し内膜剥離が起こり，月経になる．妊娠しないと，この周期が繰り返される．

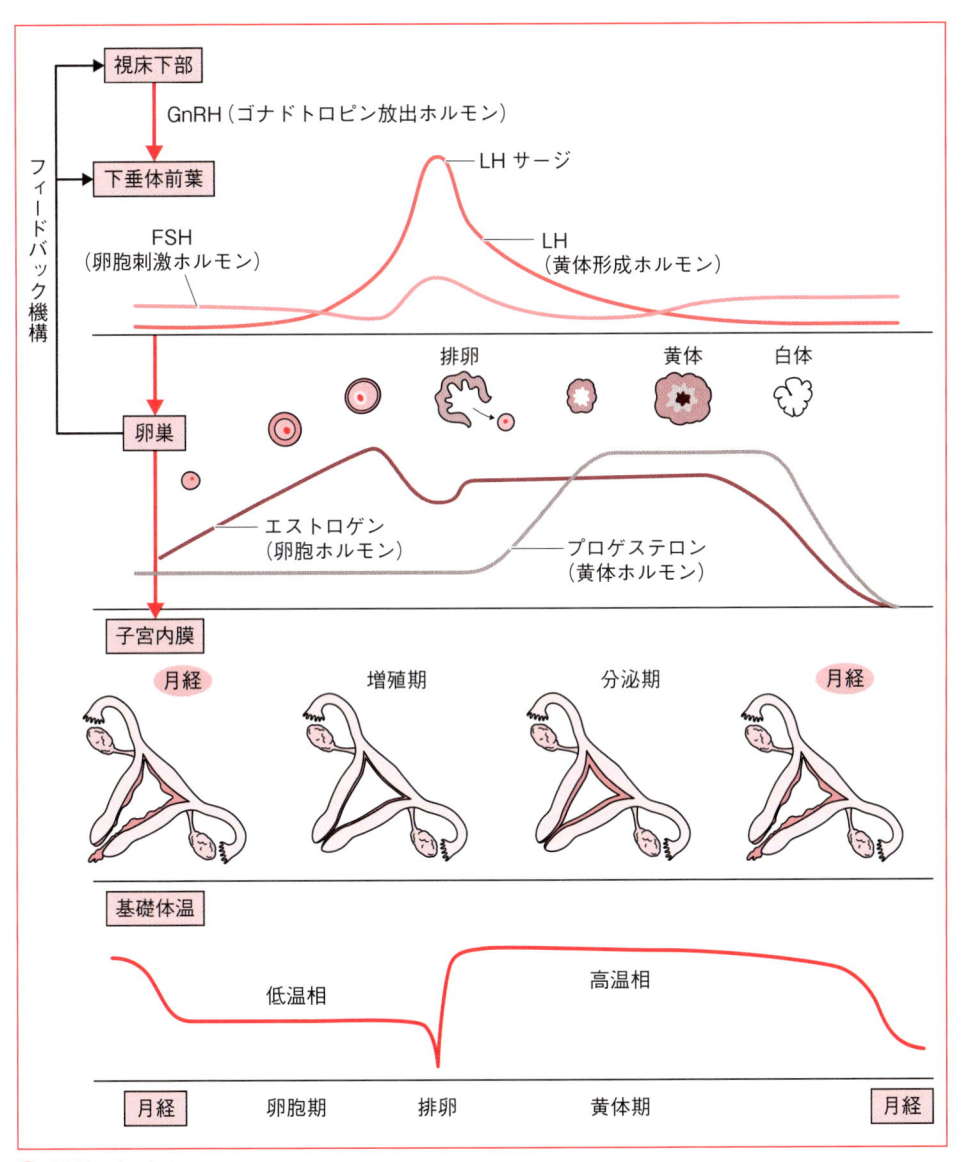

豆知識

低用量ピル：経口避妊薬であるピルは，エストロゲンとプロゲステロンの合剤である．ピルを内服すると血中のエストロゲンとプロゲステロン濃度が高くなる．このため視床下部からのGnRHが分泌されなくなり，排卵しなくなる．またピルは，子宮内膜へはたらきかけて着床阻害や頸管粘液変化をもたらし，精子の子宮内進入を抑制する．これらの作用のため避妊効果がある．副効用として月経周期の安定化，月経困難症の改善などがあげられる．

【用語解説】

基礎体温：早朝覚醒時に測定した口腔内温を基礎体温という．卵胞期には低温相が続き，排卵後には黄体から分泌されるプロゲステロンが体温調節中枢（視床下部）に作用して約0.5℃体温上昇させ高温相となる．高温相が2週間続くと妊娠診断に結びつく．

❾ 月経のしくみ

❿ 月経周期にかかわるホルモンのまとめ

名　称	分泌臓器	主なはたらき
GnRH（性腺刺激ホルモン〈ゴナドトロピン〉放出ホルモン）	視床下部	下垂体に作用しゴナドトロピン（FSHやLH）を分泌させる
FSH（卵胞刺激ホルモン）	下垂体前葉	卵胞を発育させる
LH（黄体形成ホルモン）	下垂体前葉	排卵や黄体形成を促す
エストロゲン（卵胞ホルモン）	卵巣	子宮内膜を増殖期にする
プロゲステロン（黄体ホルモン）	卵巣	子宮内膜を分泌期にする 妊娠準備状態にする

引用文献
1) 堤　治監，藤原敏博編．山王病院　不妊診療メソッド．金原出版；2013．p.13．

参考文献
- 内田さえほか編．人体の構造と機能．第4版．医歯薬出版；2015．pp.365-88．
- 志村二三夫ほか編．栄養科学イラストレイテッド　解剖生理学—人体の構造と機能．改訂第2版．羊土社；2014．pp.134-41．
- 高野康夫編．エキスパート管理栄養士養成シリーズ　解剖生理学．第2版．化学同人；2012．pp.225-42．
- 青峰正裕ほか．イラスト解剖生理学．第2版．東京教学社；2015．pp.193-211．
- 公益社団法人　日本産科婦人科学会．産婦人科研修の必修知識 2011．日本産科婦人科学会；2011．pp.409-15．
- 堤　治監，藤原敏博編．山王病院　不妊診療メソッド．金原出版；2013．pp.2-12．
- 荒木　勤．最新産科学　正常編．改訂第21版．文光堂；2008．pp.5-91．
- 岡本愛光監．ウィリアムス産科学．原著24版．南山堂；2015．pp.18-39．
- K.L.Moore著，星野一正訳．受精卵からヒトになるまで．第2版．医歯薬出版；1987．pp.11-28．

カコモン に挑戦!!

◆ 第28回-46
性周期に関する記述である．正しいのはどれか．1つ選べ．
(1) 排卵後，卵胞は白体から黄体へと変化する．
(2) プロゲステロンは，子宮内膜を増殖・肥厚させる．
(3) プロラクチンは，排卵を誘発する．
(4) 卵胞期に，エストロゲンの分泌が高まる．
(5) 黄体期に，基礎体温は低下する．

◆ 第25回-49
生殖器系の疾患に関する記述である．正しいのはどれか．
(1) 子宮内膜症は，閉経期に好発する．
(2) 子宮筋腫には，エストロゲン依存性が認められる．
(3) ヒトパピローマウイルス感染は，子宮体がん発生と関連性が深い．
(4) 子宮体がんは，扁平上皮がんの頻度が高い．
(5) PSAは子宮頸がんの腫瘍マーカーである．

解答&解説

◆ 第28回-46　正解(4)
解説：正文を提示し，解説とする．
(1) 排卵後，卵胞は黄体化する．黄体は，妊娠がないとやがて萎縮して白体となる．
(2) エストロゲンは，子宮内膜を増殖・肥厚させる．プロゲステロンは増殖した内膜を分泌期に導き，妊娠準備状態を作る．
(3) LHサージ（一過性のLH急速分泌）は，排卵を誘発する．プロラクチンは，妊娠中の乳腺発達と分娩後の乳汁産生を促す．
(4) 卵胞期に，エストロゲンの分泌が高まる．
(5) 黄体期に，基礎体温は高くなる．

◆ 第25回-49　正解(2)
解説：正文を提示し，解説とする．
(1) 子宮内膜症は，閉経前に発症する．子宮体部関連疾患(p.159)参照．
(2) 子宮筋腫には，エストロゲン依存性が認められる．
(3) ヒトパピローマウイルス感染は，子宮頸がん発生と関連性が深い．16型や18型などハイリスクグループが知られている．子宮体部関連疾患参照．
(4) 子宮体がんは，腺がんの頻度が高い．子宮頸がんは重層扁平上皮がんの頻度が高い．
(5) PSA (prostate specific antigen；前立腺特異抗原)は前立腺がんの腫瘍マーカーである．子宮頸がんの腫瘍マーカーとしては扁平上皮がんの場合，SCC (squamous cell carcinoma) 抗原が有用である．

索　引

( ) 内の語は直前の語と同義である場合を示す．
[ ] 内の語は省略されている場合がある．

和文索引

あ

アウエルバッハ神経叢	13, 15
悪玉コレステロール	71
アクチン	3
あくび	44
アシデミア	85
アセチルコリン	36, 120
圧受容体反射	36
アディポサイトカイン	50
アデノイド	39
アデノシン三リン酸	1, 68
アデノシン二リン酸	69, 93
アドレナリン	36, 55
アナジー	101
アポたんぱく	72
アポトーシス	104
アミノ酸	14, 74, 75
アミノペプチダーゼ	14
アミロース	15
アミロペクチン	15
アミン類	51
アルカレミア	85
アルドステロン	55, 83
アルブミン	94
アンジオテンシンⅡ	36
安静時代謝	67
アンドロゲン	60

い

胃	19
胃液	20, 101
異化	1, 66
閾値	135
胃・結腸反射	23
移行上皮	4
胃小窩	19
異所性妊娠	160
胃腺	20, 21
一次止血	95
一酸化炭素中毒	43
一酸化窒素	36
伊藤細胞	27
インクレチン	63
陰茎	155
インスリン	62, 63
咽頭	17, 39
咽頭扁桃	39
陰嚢	156
陰嚢水腫（陰嚢水瘤）	153

う

ウェルニッケ中枢	109
運動器症候群	132
運動野	108

え

永久歯	16
栄養素	66
液性免疫	98, 103
エストロゲン	60, 162
エネルギー代謝	66
エネルギー代謝率	67
エピトープ	102
エピネフリン	55
エフェクターT細胞	103
エリスロポエチン	86, 89
遠位尿細管	79, 82
嚥下	18
遠視	146
延髄	111
エンテロキナーゼ	14

お

横隔膜	44
黄色骨髄	122
黄体	163
黄体形成ホルモン	54, 60, 152, 162
黄体ホルモン	60, 163
オキシトシン	54, 162
オージオグラム	137
オステオン	123
オッディ括約筋	22
オートファジー	76
オドランド小体	9

か

外眼筋	148
外肛門括約筋	24
外呼吸	42, 43
外耳	135
外性器（外陰）	157
回旋枝	32
回腸	21
外転神経	118
解糖系	68
灰白質	108
外分泌	50
海綿質	123
カイロミクロン	15, 71
外肋間筋	44
化学的消化	14, 19
過活動膀胱	152
過換気症候群	48
下気道	38
蝸牛	136
蝸牛神経	137
核	3
角化細胞	7
核酸	76
角層	9
拡張期血圧	36
獲得免疫	97, 98, 102
角膜	142
下垂体	53, 110
下垂体後葉ホルモン	54
下垂体前葉ホルモン	53
ガストリン	20
滑車神経	118
活性化経路	100
活性型ビタミンD	65, 82, 86
滑面小胞体	2

カテコラミン	55
ガラクトース	14, 68
顆粒球	91, 98
顆粒層	9
カルシウム	64, 121
カルシトニン	57, 65, 124
カルボキシペプチダーゼ	14
カロリーリストリクション	130
感音難聴	138
感覚	135
感覚器	134
肝管	25, 26
換気血流比不均等	47
眼球	142
眼瞼	147
肝硬変	28
冠状動脈	32
肝小葉	26
関節	131
関節包	131
汗腺系	11
肝臓	25
杆体	143, 144
間脳	53, 110
顔面神経	118, 140
顔面神経麻痺	118

き

気管	40
器官	4
気管支	41
気管支喘息	41
基質	9
キーゼルバッハ部位	39
基礎体温	163
基礎代謝	66
吃逆	44
基底層	8
基底板	9
基底膜	9
気道	38, 39, 42
気導	137
機能的残気量	45
機能的終動脈	32
キモトリプシノーゲン	14
キモトリプシン	14
嗅覚	140
嗅覚野	109
球形嚢	138
嗅細胞	140
吸収	13, 14
嗅神経	117, 140
急性膵炎	29
橋	110
胸腔	38
胸式呼吸	44
胸腺	100, 103
胸膜	41
強膜	142
巨核球	93
キラーT細胞	98
筋萎縮	129

165

近位尿細管	79, 82
筋原線維	128
近視	146
筋線維	128
筋組織	6
筋肉	127
筋肉萎縮	129
筋［肉］肥大	129

く

空腸	21
クエン酸回路	68
くしゃみ	42, 44
屈筋	129
クッパー細胞	27
クーパー靱帯	160
クモ膜	113
クラススイッチ	103
クララ細胞	41
グリア	106, 107
グリコーゲン	27, 69
クリステ	1
グリセリン	15
グリソン鞘	27
グルカゴン	62, 69
グルカゴン様ペプチド-1	63
グルクロン酸抱合	27
グルココルチコイド	55
グルコース	14, 68
くる病	125, 126
クレアチニン	81
クレチン症	58
クレブス回路	68
グレリン	20
クロマチン	3, 8

け

毛	10
頸動脈小体	47
血圧	35
血液	6, 87
血液凝固	95
血液凝固因子	95
月経	162
結合組織	5
血漿	87, 93
血漿浸透圧	54
楔状束	112
血漿たんぱく	94
血小板	93
血清	93
血栓	93, 95
結腸	22
血糖調節機構	63
血尿	81
結膜	148
ケトアシドーシス	71
解毒作用	27
ケモカイン	91
ケラチノサイト	7
ケラチン	7
言語野	109

こ

好塩基球	92, 98
交感神経	120
口腔	16
膠原線維	5, 9, 123, 124
抗原提示細胞	8, 98, 102

虹彩	143
好酸球	92, 98
高山病	46
光視症	145
鉱質コルチコイド	55
膠質浸透圧	94
甲状腺	57
甲状腺機能異常	58
甲状腺刺激ホルモン	54, 57
甲状腺ホルモン	57
甲状軟骨	40
後脊髄小脳路	112
酵素	66, 74
拘束性換気障害	47
抗体	98
好中球	91, 98
喉頭	40
喉頭蓋	40
高尿酸血症	77
後腹膜臓器	13
硬膜	113
肛門	22
抗利尿ホルモン	84
誤嚥性肺炎	41
呼吸	42, 48
呼吸器	38
呼吸数	45
呼吸性アシドーシス	48, 85
呼吸性アルカローシス	48, 85
呼吸中枢	47
鼓索神経	140
孤束核	140
五単糖リン酸回路	69
骨格筋	127
──収縮と弛緩	128
骨芽細胞	6, 124
骨幹端	123
骨強度	125
骨細胞	6
骨質	122
骨髄	88, 89, 100
骨髄系幹細胞	88, 89
骨組織	6
骨粗鬆症	124
骨代謝	124
骨代謝マーカー	125
骨端線	123
骨導	137
骨軟化症	125, 126
骨密度	125
骨梁	123
ゴナドトロピン	54
鼓膜	136
固有肝動脈	25, 26
ゴルジ体（ゴルジ装置）	3
コルチ器	136
コルチゾール	55
コレシストキニン	20, 30
コレシストキニン-パンクレオザイミン	28
コレステロール	70, 71
混合性換気障害	47

さ

最小視角	146
最大吸気位	46
最大呼気位	46
サイトカイン	92, 98, 100
細胞	1
細胞骨格	3

細胞死	104
細胞傷害性T細胞	98, 103, 104
細胞小器官	1
細胞性免疫	98, 104
細胞膜	1, 3
細網線維	5, 9
サイロキシン	57
サーファクタント	43
サルコペニア	129
サルコペニア肥満	129, 130
サルコメア	128
酸塩基平衡	48, 85
残気量	45
三叉神経	118
酸素解離曲線	90
酸素飽和度	44
三半規管	139

し

歯	16
視覚	142
視覚野	109
耳管	39
色覚	147
色素細胞	7
子宮	158
子宮筋腫	159
子宮頸部	158
糸球体	79, 82
子宮体部	159
糸球体濾過量	81
子宮内膜症	159
死腔	45
軸索	6, 107
刺激伝導系	32
止血	95
視交叉	146
自己分泌	50
視細胞	143, 144
支持組織	5
脂質	70
脂質代謝	27, 71
食後・空腹時──	72
視床	110
視床下部	53, 110
視床下部ホルモン	53
耳小骨	136
視神経	117, 146
耳石器	138
脂腺	10
自然免疫	97, 98, 101
舌	17, 140
シナプス	6, 107, 108
ジペプチダーゼ	14
脂肪	15
脂肪細胞	9
脂肪酸	15
脂肪酸合成	72
視野	147
しゃっくり	44
シャント	47
縦隔	38
周期性四肢麻痺	58
集合管	83
収縮期血圧	35
重層上皮	5
十二指腸	21
絨毛	21
主気管支	40

166

和文索引

樹状突起	6
主膵管	29
受精	161
受動輸送	14
主要組織適合遺伝子複合体	101
循環血漿量	54
順応	135, 141
消化	13, 14
消化管	12
――運動	13
消化管ホルモン	20, 28
消化態	14
松果体	54
上気道	38, 39
硝子体	145
硝子軟骨	6, 124
小十二指腸乳頭	22, 29
脂溶性ホルモン	51
小腸	20
情動	135
小脳	111
上皮組織	4
小胞体	2
静脈	35
静脈洞	89
静脈弁	35
食事誘発性熱産生	67
食道	18
女性生殖器	157
女性ホルモン	60, 61
ショ糖	68
自律神経	119
視力	146
視路（視覚伝導路）	145
腎機能	81
心筋	128
伸筋	129
神経系	106
神経膠細胞	106, 107
神経細胞	106, 107
神経組織	6
神経内分泌	50
腎小体	79
新生児呼吸促迫症候群	43
心臓	31
腎臓	78, 89
靱帯	131
身体活動レベル	67
伸展受容器	48
心電図	33
心電図波形	34
浸透圧	84
腎動脈	79
心拍出量	34
真皮	9
深部感覚	139
心不全	34
心房性ナトリウム利尿ペプチド	83, 84

す

膵液	29
推算糸球体濾過量	81
髄鞘	107
水晶体	144
膵臓	29, 62
錐体	143, 144, 147
錐体路	108, 112
膵島	30, 62
髄膜	112

水溶性ホルモン	51
スクロース	68
ステロイドホルモン	50, 60

せ

精管	153
性感染症	152
精索静脈瘤	152
正視	146
精子	152
性腺	60
性腺刺激ホルモン	54
性腺刺激ホルモン放出ホルモン	60
性腺ホルモン	60
精巣	60, 152
精巣腫瘍（精巣がん）	152
精巣上体	153
精巣静脈	152
声帯	40
成長ホルモン	53
成長ホルモン放出ホルモン	53
精嚢	153
声門	40
咳	42, 44
赤色骨髄	122
脊髄	112
――の血管	114
脊髄視床路	112
脊髄神経	112, 119
脊髄神経叢	119
セクレチン	20, 29, 30
舌咽神経	118, 140
舌下神経	118
赤筋	129
赤血球	86, 89, 90
舌神経	140
接着結合	4
接着複合体	4
舌乳頭	17
切迫性尿失禁	152
セルトリ細胞	152
セルロース	68
線維芽細胞	5
線維軟骨	6, 124
前下行枝	32
染色体	3
前脊髄小脳路	112
善玉コレステロール	71
前庭	136, 138
前庭神経	139
蠕動運動	13, 18
全肺気量	46
線溶	96
前立腺	153
前立腺がん	155
前立腺特異抗原	155
前立腺肥大症	154

そ

走化性因子	91
造血	88
造血因子	89
造血幹細胞	88
僧帽弁	32
組織	4
咀嚼	13
疎性結合組織	5
ソマトスタチン	20, 53, 62
粗面小胞体	2

た

体液	83
対光反応（対光反射）	143
代謝	66
代謝水	83
代謝性アシドーシス	85
代謝性アルカローシス	85
大十二指腸乳頭	22, 26, 29
体循環	34
大腿骨近位部骨折	124
大腸	22, 23
大動脈小体	47
タイトジャンクション	4
大脳	108
大脳基底核	110
唾液腺	17
多列上皮	4
痰	42
単球	91, 92, 98
単極胸部誘導	33
単極肢誘導	33
短鎖揮発性脂肪酸	23
胆汁	15, 22, 27
胆汁色素代謝	27
男性生殖器	152
弾性線維	5, 9
弾性軟骨	6, 124
男性ホルモン	60, 61, 152
胆石	28
単層上皮	4
胆道	28
胆嚢	28
たんぱく質	14, 19, 74, 75
たんぱく質代謝	27, 74
蛋白尿	80

ち

知覚野	109
蓄尿	81, 150
腟	158
腟炎	158
窒素出納	76
チトクロームP450	27
緻密質	123
緻密斑	80
着床	161
中間径フィラメント	3
中空性器官	12
中耳	136
中心体	3
中心乳糜腔	21
虫垂	22
中枢神経系	106
中脳	110
中和	99
腸陰窩	21
聴覚	135
聴覚野	109
腸肝循環	28, 91
腸間膜	13
長骨	123
超生体染色	89
腸内フローラ	15
聴力	137
直腸	22

つ

| 痛風 | 77 |

爪	11

て
ディッセ腔	27
低用量ピル	163
デオキシリボ核酸	3, 76
適刺激	135
デキスキナーゼ	14
デキストリン	14
テストステロン	60, 152
デスモソーム	4, 8, 9
鉄	20, 90
デノンビリエ筋膜	154
デヒドロエピアンドロステロン	55
伝音難聴	138
電解質コルチコイド	55
デンプン	15, 68

と
同化	66
動眼神経	117
瞳孔	143
瞳孔運動	143
糖鎖	3
糖質	14, 68
糖質コルチコイド	55
糖新生	69
糖代謝	27, 68
洞房結節	32
動脈	35
動脈血酸素分圧	43
特殊感覚	134
ドーパミン	55
トランスサイレチン	94
トランスフェリン	94
トランスポーター	14
トリグリセリド	70, 71
トリプシノーゲン	14
トリプシン	14
努力性肺活量	46
トリヨードサイロニン	57
トール様受容体	102
トロンボキサンA_2	93
トロンボポエチン	89, 93
貪食	91

な
内肛門括約筋	24
内呼吸	42, 43
内耳	136
内耳神経	118
内性器	158
内尿道括約筋	150
ナイーブT細胞	103
内分泌	50
内分泌負荷試験	52
ナチュラルキラー細胞	91
軟口蓋	16
軟骨	124
軟骨基質	5
軟骨性骨発生	122
軟骨組織	5
軟膜	114

に
肉眼的血尿	151
肉腫	121
二次止血	95
ニッスル小体	6
乳歯	16
乳糖	68
乳頭層	9
乳房	160
ニューロン	6, 106, 107
尿	80, 85
尿管	149
尿管結石	149
尿管腫瘍	149
尿細管	79, 82
尿酸	76
尿酸代謝	76
尿糖	81
尿道	152
尿道炎	152
尿道がん	152
妊娠	161
妊娠高血圧症候群	162

ね
ネクローシス	104
ネフロン	79
粘膜	101
粘膜関連リンパ組織	101

の
脳回	108
脳幹	110
脳幹網様体	111
脳室	115
脳神経	117
脳脊髄液	115
脳腸相関	13, 15
能動輸送	14
脳の血管	114
のどぼとけ	40
ノルアドレナリン（ノルエピネフリン）	36, 55, 120

は
肺	41
肺活量	45
肺機能	45
肺気量分画	45
杯細胞	42
肺循環	34, 46, 47
排尿	150
排尿筋	150
排便	23
肺胞	41
肺胞気動脈血酸素分圧較差	43
肺胞内酸素分圧	43
肺胞内二酸化炭素分圧	43
肺門	41
排卵	160, 163
排卵障害	162
ハウストラ	22
バウヒン弁	22
白質	108
薄束	112
白体	163
破骨細胞	6, 124
橋本病	58
バセドウ病	58
バソプレシン	54, 83, 84
パターン認識受容体	101
パチニ小体	9
白筋	129
白血球	91
鼻	38
パネート細胞	21
ハバース管	123
バルサルバ洞	32
バルトリン腺膿瘍	158
半規管	136, 139
反射	135, 139

ひ
皮下組織	9
鼻腔	38
皮質脊髄路	112
微小管	3
ヒス束	33
ヒスタミン	92
脾臓	101
ビタミンA	144
ビタミンD	65, 124～126
ビタミンK	95, 124
非たんぱく質エネルギー／窒素比	76
鼻中隔	38
必須アミノ酸	74
ヒト白血球抗原	102
ヒドロキシアパタイト	64
非必須アミノ酸	74
皮膚	7, 101
飛蚊症	145
病原体関連分子パターン	101
標準肢誘導	33
表皮	7
ビリルビン	27, 91
頻尿	152

ふ
ファーター乳頭	22, 26
フィードバック調節	51
フィブリノーゲン	87, 93
フォルクマン管	123
フォンウィルブランド因子	93
不感蒸泄	83
副交感神経	120
副甲状腺ホルモン	64, 82, 124
腹式呼吸	44
副腎	54, 78
副腎アンドロゲン	55
副神経	118
副腎髄質ホルモン	55
副腎皮質刺激ホルモン	54
副腎皮質刺激ホルモン放出ホルモン	55
副腎皮質ホルモン	54
副膵管	29
副鼻腔	39
腹膜垂	22
不整脈	33
物質代謝	66
物理的（機械的）消化	14, 19
ぶどう膜	142
不妊症	159
プラスミン	96
プリン体	76
プルキンエ線維	33
フルクトース	14, 68
ブルンネル腺	21
フレイル	130
ブローカ中枢	109
プロカルボキシペプチダーゼ	14
プロゲステロン	60, 163
フローサイトメトリー法	81
プロテオグリカン	124

プロラクチン	54
分娩	161
噴門	19

へ

平滑筋	128
閉経	54
平衡感覚	138
閉塞性換気障害	47
ペプシノーゲン	20
ペプシン	20
ペプチダーゼ	14
ペプチドホルモン	50
ヘミデスモソーム	8
ヘモグロビン	43, 89, 90
ヘリコバクター・ピロリ	21
ヘーリング・ブロイエル反射	48
ベル現象	118
ヘルパーT細胞	98, 103, 104
変形性関節症	131
変形性膝関節症	132
弁尖	32
扁桃組織	16
ペントースリン酸回路	69
扁平・円柱上皮接合部	158
ヘンレのループ	79, 82

ほ

抱合	27
膀胱	150
膀胱炎	151
膀胱腫瘍	151
房室結節	33
房水	143
傍分泌	50
ボウマン嚢	79
傍濾胞細胞	57, 65
補体	99
勃起不全	156
骨	64, 121
ポリペプチド	14
ホルモン	50
——の代謝	27
——の分泌調節	51

ま

マイスネル神経叢	15
膜消化	14
膜侵襲複合体	100
膜性骨発生	122
マグネシウム	121
膜迷路	136
マクロファージ	98
末梢神経系	106, 115
マリオット盲点	146
マルターゼ	14
マルトース	14
マルトトリオース	14
慢性甲状腺炎	58
慢性腎臓病	86
慢性閉塞性肺疾患	44

み

ミエリン鞘	107
味覚	139
味覚野	109
ミセル	15
密性結合組織	5
ミトコンドリア	1
ミネラルコルチコイド	55
脈絡膜	143
味蕾	17, 140

め

迷走神経	118
メカノセンサー	64
メッツ	67
めまい	139
メラトニン	54
メラニン	7
免疫	97
免疫寛容（免疫トレランス）	101
免疫グロブリン	42, 98, 103
免疫細胞	98

も

毛細血管	35
網状層	9
網赤血球	89
盲腸	22
毛包	10
網膜	143
毛様体	143
門脈	25, 26

や

夜盲	144

ゆ

有棘層	8
有毛細胞	136
幽門	19
輸送担体	14
ユビキチン・プロテアソーム系	76

よ

葉気管支	41
予備吸気量	45
予備呼気量	45

ら

ライディッヒ細胞	152
ラクターゼ	14
ラクトース	14, 68
卵管	160
卵形嚢	138
ランゲルハンス細胞	8
ランゲルハンス島	30, 62
乱視	146
卵巣	60, 159
ランドルト環	146
ランビエの絞輪	108
卵胞	160, 163
卵胞刺激ホルモン	54, 60, 162
卵胞ホルモン	60, 162

り

リソソーム	3
リゾチーム	42, 101
利尿薬	82
リパーゼ	15
リーベルキューン腺	21
リボ核酸	76
リボソーム	2
リポたんぱく	70, 71
リポたんぱくリパーゼ	72
リン	64
リン脂質	70
リンパ	6
リンパ球	92, 98
リンパ系	35
リンパ系幹細胞	88
リンパ節	101
リンパ組織	100

る

涙器	148
類骨	125

れ

レーシック	142
レチナール	144
レチノール結合たんぱく	94
レニン	86
レニン-アンジオテンシン[-アルドステロン]系	36, 55, 84
連合野	110

ろ

ロコモティブシンドローム	132
ロドプシン	144

わ

ワルダイエル咽頭輪	16

数字・記号索引

1回換気量	45
1秒量	46
I型肺胞上皮細胞	41
II型肺胞上皮細胞	41, 43
2,3-DPG	90
12誘導	34
%肺活量	45

欧文索引

A

$AaDO_2$	43
ACTH	54, 55
ADH	84
ADP	69, 93
ANP	83, 84
APC	102
ATP	1, 68

B

B細胞	91, 92, 98, 103
B細胞受容体（BCR）	102

C

Ca	64, 121
CD番号	103
COPD	44
Cr	81

D

DIT	67
DNA	3, 76

E

ED	156
eGFR	81

F

FCM	81
FEV$_{1.0}$	46
FSH	54, 60, 162

G

G-CSF	89
GFR	81
GH	53, 54
GIP	20, 63
GLP-1	20, 63
GM-CSF	89
GnRH	60, 162

H

HDL	71
HLA	102
HPV	159

I

IDL	71
Ig	94
IgA	42
IGF-1	54

L

LDL	71
LH	54, 60, 152, 162
LHサージ	61, 163
LPL	72

M

M-CSF	89
Mたんぱく	94
MAC	100
MALT	101
METs	67
MHC	101, 102
mRNA	2

N

NK細胞	91, 93, 98, 102, 104
nonthyroidal illness syndrome	58
NPC1L1	71
NPC／N	76

P

PACO$_2$	43
PaCO$_2$	44
PAL	67
PAMPs	101
PaO$_2$	43
PAO$_2$	43
PCSK9	72
PRL	54
PRR	101
PSA	155
PTH	64, 82

R

RNA	76
rRNA	2

T

T3	57
T4	57
T細胞	91, 92, 98, 103
T細胞受容体（TCR）	102
TCA回路	68
TG	70, 71
TLR	102
TRH	57
TSH	54, 57
TSH放出ホルモン	57
TXA$_2$	93

V

VLDL	71

ギリシャ文字索引

α細胞	62
α-アミラーゼ	14
β細胞	62, 63
β酸化	71
δ細胞	62

中山書店の出版物に関する情報は，小社サポートページを御覧ください．
https://www.nakayamashoten.jp/support.html

本書へのご意見をお聞かせください．
https://www.nakayamashoten.jp/questionnaire.html

Visual栄養学テキストシリーズ

人体の構造と機能および疾病の成り立ち I
解剖生理学

2016年12月 5 日　初版第1刷発行
2025年 1 月20日　初版第3刷発行

監　修………津田謹輔・伏木　亨・本田佳子
編　集………福島光夫
発行者………平田　直
発行所………株式会社　中山書店
　　　　　　〒112-0006　東京都文京区小日向 4-2-6
　　　　　　TEL 03-3813-1100（代表）
　　　　　　https://www.nakayamashoten.jp/
装　丁………株式会社プレゼンツ
印刷・製本……株式会社　真興社

ISBN 978-4-521-74284-7
Published by Nakayama Shoten Co., Ltd.　　　　　　　　Printed in Japan
落丁・乱丁の場合はお取り替えいたします．

・本書の複製権・上映権・譲渡権・公衆送信権（送信可能化権を含む）は株式会社中山書店が保有します．
・ JCOPY 〈出版者著作権管理機構　委託出版物〉
　本書の無断複写は著作権法上での例外を除き禁じられています．複写される場合は，そのつど事前に，出版者著作権管理機構（電話 03-5244-5088，FAX 03-5244-5089, e-mail : info@jcopy.or.jp）の許諾を得てください．

本書をスキャン・デジタルデータ化するなどの複製を無許諾で行う行為は，著作権法上での限られた例外（「私的使用のための複製」など）を除き著作権法違反となります．なお，大学・病院・企業などにおいて，内部的に業務上使用する目的で上記の行為を行うことは，私的使用には該当せず違法です．また私的使用のためであっても，代行業者等の第三者に依頼して使用する本人以外の者が上記の行為を行うことは違法です．

Visual 栄養学テキスト

栄養学を楽しく学べる新しいテキストシリーズ!!

監修
- 津田謹輔（帝塚山学院大学学長・人間科学部教授）
- 伏木　亨（龍谷大学農学部教授）
- 本田佳子（女子栄養大学栄養学部教授）

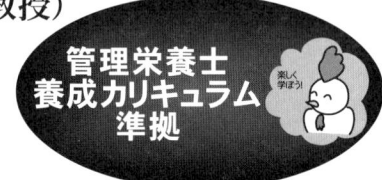

管理栄養士養成カリキュラム準拠

- ❁ **冒頭にシラバスを掲載し**，授業の目的や流れ，学習目標が一目で把握できる．
- ❁ 単元ごとに「**学習目標**」と「**要点整理**」を明示．重要なポイントが一目瞭然．
- ❁ 文章は簡潔に短く，図表を豊富に用いて，複雑な内容でも一目で理解できる．
- ❁ サイドノートの「**豆知識**」「**MEMO**」「**用語解説**」などで，本文の理解を促進．
- ❁ 理解度を知るために，**過去の国家試験問題から厳選した「過去問」**で腕試し．

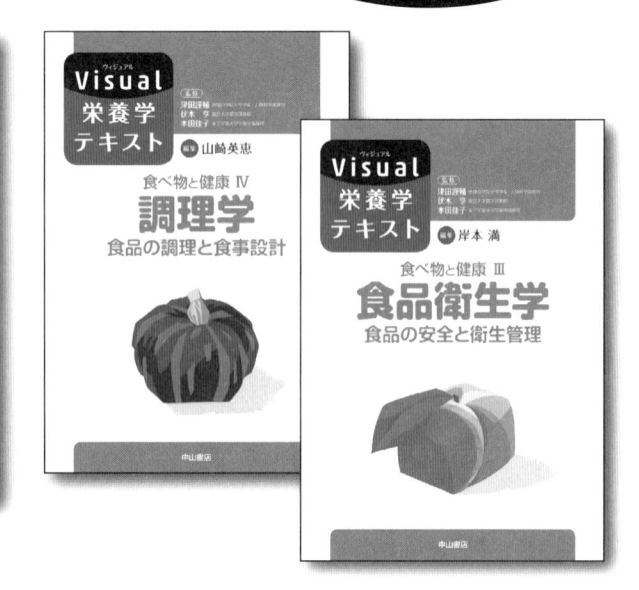

シリーズの構成

◉ 社会・環境と健康	
◉ 人体の構造と機能および疾病の成り立ち　I.　解剖生理学	定価（本体 2,700 円＋税）
◉ 人体の構造と機能および疾病の成り立ち　II.　生化学	定価（本体 2,700 円＋税）
◉ 人体の構造と機能および疾病の成り立ち　III. 疾病の成り立ち	定価（本体 2,700 円＋税）
◉ 食べ物と健康　I.　食品学総論　食品の成分と機能	定価（本体 2,700 円＋税）
◉ 食べ物と健康　II.　食品学各論　食品の分類・特性・利用	定価（本体 2,700 円＋税）
◉ 食べ物と健康　III. 食品衛生学　食品の安全と衛生管理	定価（本体 2,700 円＋税）
◉ 食べ物と健康　IV. 調理学　食品の調理と食事設計	定価（本体 2,700 円＋税）
◉ 基礎栄養学	
◉ 応用栄養学	定価（本体 2,700 円＋税）
◉ 栄養教育論	定価（本体 2,700 円＋税）
◉ 臨床栄養学　I.　総論	定価（本体 2,700 円＋税）
◉ 臨床栄養学　II. 各論	定価（本体 2,700 円＋税）
◉ 公衆栄養学	
◉ 給食経営管理論	

※タイトルは諸事情により変更する場合がございます．

ヴィジュアルな誌面構成でわかりやすいシリーズ全15タイトル！

A4 判／並製／2 色刷（一部 4 色刷）／各巻 150 〜 200 頁程度／本体予価（2,700 円＋税）

中山書店　〒112-0006　東京都文京区小日向4-2-6　TEL 03-3813-1100　FAX 03-3816-1015
https://www.nakayamashoten.jp/